症例で学ぶ

高次脳機能障害

病巣部位からのアプローチ

鈴木匡子／編著
山形大学大学院医学系研究科高次脳機能障害学講座教授

■執筆者（執筆順）

丹治　和世	山形大学大学院医学系研究科高次脳機能障害学講座　准教授	
大槻　美佳	北海道大学大学院保健科学研究院　准教授	
三村　　將	慶應義塾大学医学部精神・神経科学教室　教授	
繁野　玖美	世田谷区立総合福祉センター成人担当	
菊池　大一	中村記念病院神経内科　医長	
藤井　俊勝	東北福祉大学健康科学部 兼 感性福祉研究所　教授	
橋本　律夫	国際医療福祉大学病院神経内科　教授	
下村　辰雄	秋田県立リハビリテーション精神医療センター　副センター長	
竹下千映子	秋田県立リハビリテーション精神医療センターリハビリテーション部	
遠藤　佳子	東北大学病院リハビリテーション部	
今村　　徹	新潟医療福祉大学大学院医療福祉学研究科保健学専攻言語聴覚学分野　教授	
朴　　白順	京都大学大学院人間・環境学研究科認知・行動科学講座	
月浦　　崇	京都大学大学院人間・環境学研究科認知・行動科学講座　准教授	
上田　敬太	京都大学医学研究科脳病態生理学講座（精神医学）	
松田　　実	東北大学大学院医学系研究科高次機能障害学分野　准教授	
寺田さとみ	東京大学医学部附属病院神経内科	
武田　克彦	国際医療福祉大学三田病院神経内科　部長	
鈴木　匡子	山形大学大学院医学系研究科高次脳機能障害学講座　教授	
平山　和美	山形県立保健医療大学作業療法学科　教授	
太田　久晶	札幌医科大学保健医療学部作業療法学科　教授	
石合　純夫	札幌医科大学医学部リハビリテーション医学講座　教授	
中川　賀嗣	北海道医療大学心理科学部　教授	
永井知代子	帝京平成大学健康メディカル学部言語聴覚学科　教授	
櫻井　靖久	三井記念病院神経内科　部長	
斎藤　尚宏	山形大学大学院医学系研究科高次脳機能障害学講座	
早川　裕子	横浜市立脳血管医療センターリハビリテーション部	
高橋　伸佳	千葉県立保健医療大学リハビリテーション学科　教授	
佐藤　睦子	総合南東北病院神経心理学研究部門　科長	
飯塚　　統	東北大学大学院医学系研究科高次機能障害学分野	
森　　悦朗	東北大学大学院医学系研究科高次機能障害学分野　教授	
西川　　隆	大阪府立大学大学院総合リハビリテーション学研究科　教授	
前島伸一郎	藤田保健衛生大学医学部リハビリテーション医学II講座　教授	
大沢　愛子	国立長寿医療研究センター機能回復診療部	
伊関　千書	山形大学医学部第三内科（神経内科）	

序

「高次脳機能障害は難しい」という臨床家の声をよく聞く．それはなぜかと考えるに，失語，失行，失認など個々の症候に関する知識はあっても，目の前の患者をどう診察して，どの所見をとるべきかがわからないのが大きいと思われる．ましてや実際の患者は複数の高次脳機能障害を併せもつことが多いため，その診断は容易ではない．しかし，系統的に適切な診察をすれば，複雑にみえる症候を解きほぐすことは可能である．また，必要な神経心理学的検査を適宜選んで行えば，経過観察やリハビリテーションに役立つことがある．このようなことは，経験を積んだ指導者のもとで共に患者を診ながら学ぶのが最善だが，そのような機会はなかなか得られないのが実状である．

そこで，本書はさまざまな症候を示す症例を呈示して，なるべく実際の診察に添うような形で，高次脳機能障害を診断していくプロセスを再現したいと考えた．紙上ですべてを伝えることは困難だが，初診時の所見をもとに，適切な検査を選択実施し，その結果を解釈して症候の診断に至る流れがわかるように，症例を詳細にご呈示いただいた．実際の症例を追体験することで，診察の進め方，考え方を学ぶ一助となれば幸いである．また，診察に役立つ基礎知識や用語を，「診察メモ」，「用語メモ」として適宜挿入し，症例の理解を深められるようにしてある．

本書のもう一つの特徴は，症例を症候ごとに呈示するのではなく，おおまかな病巣別に記載する形にしたことである．MRI/CTが普及しているわが国では，高次脳機能障害について診察を依頼される場合，おおまかな病巣部位はすでにわかっていることが多い．病巣部位が近似していても，諸要因により症候が同じとは限らないが，病巣部位と症候にゆるやかな関連があることも事実である．したがって，病巣の広がりから出現しうる高次脳機能障害を予測することができれば，効率的な診察・診断につながる．逆に，診察によって，画像で示された病巣部位より機能障害の範囲は広いことが明らかになることもある．なお，実際の病巣は複数の領域にまたがっていることが多いが，本書では症例を選ぶ手がかりとなるように，最も強い機能障害を呈している部位を基準に分類してある．正確な病巣に関しては，症例ごとに確認しながら読み進めていただきたい．

本書で用いた用語に関しては日本神経学会の神経学用語集に準拠して統一したが，高次脳機能障害の症候に関する用語はまだ見解が一致していないものも多い．その場合は原則として著者の表記に従ったが，章により異なるなど混乱をきたす可能性のある場合は，編者の判断で統一してある．不備な点，適切でない部分などお気づきになった場合は，忌憚のないご意見，ご助言をお寄せくださるようお願いしたい．

本書に掲載された症例は，全国で高次脳機能障害の臨床に携わっている専門家が自ら経験した症例についてご呈示いただいたものである．貴重な症例をお寄せいただいた著者の皆様に深謝するとともに，これらの症例を通して高次脳機能障害への理解が深まり，臨床に役立つことを心から願っている．

終わりに，本書の企画から発刊にいたるまでご尽力いただいた中外医学社の岩松宏典氏，中畑謙氏にも謝意を記す．

2014年9月

山形大学大学院医学系研究科
高次脳機能障害学講座 教授
鈴木 匡子

目 次

Chapter 1　前　頭　葉

[主病巣が外側]
- CASE 01　うまく話せない．〈丹治和世〉　2
- CASE 02　話せない．〈大槻美佳〉　7
- CASE 03　言葉が出にくい．右手足が動きにくい．字が書けない．〈大槻美佳〉　13

[主病巣が内側底面]
- CASE 04　（家人より）やる気はあるのに行動が伴わない．性格が変わってしまった．〈三村　將，繁野玖美〉　20
- CASE 05　（家人より）新しいことが覚えられない．〈菊池大一，藤井俊勝〉　25
- CASE 06　左下肢が動かない．うまく話せない．〈橋本律夫〉　33

[主病巣が外・内側]
- CASE 07　（家人より）行動がおかしい．家事をしない．〈下村辰雄，竹下千映子〉　37

Chapter 2　側　頭　葉

[主病巣が外側]
- CASE 08　人の話す言葉がわからない．雑音に聞こえる．〈丹治和世〉　44
- CASE 09　言葉がうまく出てこない．〈遠藤佳子〉　49
- CASE 10　右側がよく見えない．自動車の自損事故を起こした．〈大槻美佳〉　56

[主病巣が内側]
- CASE 11　もの忘れすると周囲から言われる．（家人より）もの忘れ．〈今村　徹〉　61

[主病巣が前部]
- CASE 12　（家人より）会話がちぐはぐ．自宅のトイレの場所がわからない．〈朴　白順，月浦　崇，上田敬太，藤井俊勝〉　68
- CASE 13　2回目の手術後に記憶が悪くなった．言葉がパッと出てこない．〈遠藤佳子〉　76
- CASE 14　言葉が出てこない．言葉が理解できないことがある．〈松田　実〉　81

Chapter 3　頭頂葉

[主病巣が外側]

- CASE 15　右手で物が取り出しにくい．……〈寺田さとみ，武田克彦〉 90
- CASE 16　眼がおかしい．疲れると目の前のものを探せないことがある．……〈鈴木匡子〉 94
- CASE 17　駐車場に車を入れるとき，ずれた．字が書けない．……〈平山和美〉 101
- CASE 18　特に困っていることはない．（家人より）左側にあるものに気づかない．……〈太田久晶，石合純夫〉 108
- CASE 19　声が出にくい．（家人より）左側の身体や空間に注意を向けられない．病識が乏しい．……〈太田久晶〉 113
- CASE 20　右手に力が入らない．左手も動かしずらい．…〈中川賀嗣〉 119
- CASE 21　もの忘れがひどい．料理が作れない．計算ができない．……〈永井知代子〉 129
- CASE 22　漢字が思い出せなくなった．……〈永井知代子〉 135
- CASE 23　言葉がうまく話せない．……〈松田　実〉 141
- CASE 24　言葉が出ない．……〈櫻井靖久〉 148

[主病巣が外側・皮質下]

- CASE 25　板書が遅い．一度に書き写すことができない．……〈斎藤尚宏〉 153
- CASE 26　計算ができない．右下肢のびりびり感．………〈平山和美〉 161
- CASE 27　道具の持ち方がしっくりこない．……〈早川裕子〉 168

[主病巣が内側]

- CASE 28　方向感覚がなくなった．……〈高橋伸佳〉 174

Chapter 4　後頭葉

[主病巣が外側]

- CASE 29　仮名文字が読めない．……〈櫻井靖久〉 180

[主病巣が内側]

- CASE 30　道に迷う．人の顔がわからない．……〈高橋伸佳〉 185
- CASE 31　物を見ても何かわからない．字が読めない．顔を見ても誰かわからない．色がなく白黒の世界に見える．……〈平山和美〉 190

CASE 32　焦点が合わない．右側が見えない．……………〈櫻井靖久〉198

CASE 33　眼は最近よくなった．寝たり起きたり，
　　　　　ものを食べるときの動作が大変だったが，
　　　　　この頃よほど上手になった．………………………〈鈴木匡子〉203

CASE 34　右視野が見にくい．目の前が淡いピンク色に見える．
　　　　　顔の識別ができない．…………………………〈永井知代子〉208

Chapter 5　大脳深部

[視床]　　　　CASE 35　（家人より）傾眠．反応が鈍い．………………〈橋本律夫〉214
[視床・内包]　CASE 36　（家人より）もの忘れする．元気がなくなった．〈丹治和世〉220
[基底核]　　　CASE 37　（声が）こもっているような感じ．……………〈佐藤睦子〉226
[乳頭体・脳弓] CASE 38　（家人より）もの忘れ．………………〈飯塚　統，森　悦朗〉231

Chapter 6　白質ほか

[脳梁前部]　　CASE 39　左手が思いどおりに動かない．………………〈西川　隆〉236
[脳梁膨大部]　CASE 40　特になし．……………………………………〈鈴木匡子〉246
[びまん性軸索損傷] CASE 41　（家人より）もの忘れ．………〈前島伸一郎，大沢愛子〉250
[水頭症]　　　CASE 42a　（家人より）うまく歩けない．………………〈伊関千書〉256
　　　　　　　CASE 42b　（家人より）転びやすい．…………………〈伊関千書〉259
[小脳]　　　　CASE 43　（家人より）不注意である．促されないとすぐに
　　　　　　　　　　　　行為をやめてしまう．……………〈大沢愛子，前島伸一郎〉264

　　　　　　　和文索引 …………………… 269
　　　　　　　欧文索引 …………………… 273

■本書で使用する主な検査

Autobiographical Memory Interview（AMI）	（日本語訳なし）
Auditory Verbal Learning Test（AVLT）	聴覚性言語学習検査
Auditory Verbal Learning Test, Rey（RAVLT）	Rey 聴覚性言語学習検査
Behavioural Inattention Test（BIT）	BIT 行動性無視検査
Behavioural Assessment of the Dysexecutive Syndrome（BADS）	BADS 遂行機能障害症候群の行動評価
Benton Visual Retention Test（BVRT）	ベントン視覚記銘検査
Clinical Assessment for Attention（CAT）	標準注意評価法*
Clinical Assessment for Spontaneity（CAT）	標準意欲評価法*
Digit Symbol-Coding	符号課題
Frontal Assessment Battery（FAB）	FAB 前頭葉機能検査
Galveston Orientation and Amnesia Test（GOAT）	（日本語訳なし）
Hasegawa Dementia Scale-Revised（HDS-R）	改訂 長谷川式簡易知能検査スケール*
Judgment of Line Orientation（JLO）	（日本語訳なし）
Luria's Fist-Edge-Palm Test	（　〃　）
Mini Mental State Examination（MMSE）	ミニメンタルステートテスト
Montreal Cognitive Assessment（MoCA）	モントリオール簡易認知機能検査
Pointing Span Test	聴覚的言語把持検査
Raven's Coloured Progressive Matrices（RCPM）	レーヴン色彩マトリックス検査
Rivermead Behavioral Memory Test（RBMT）	リバーミード行動記憶検査
Rey Complex Figure Test	Rey 複雑図形検査
Standard Language Test of Aphasia（SLTA）	標準失語症検査*
Symbol Digit Modalities Test（SDMT）	（日本語訳なし）
Trail Making Test（TMT）	トレイルメーキングテスト
Visual Perception Test for Agnosia（VPTA）	標準高次視知覚検査*
Western Aphasia Battery（WAB）	WAB 失語症検査
Wechsler Adult Intelligence Scale-Third Edition（WAIS-III）	WAIS-III 成人知能検査
Wechsler Intelligence Scale for Children-Fourth Edition（WISC-IV）	WISC-IV 知能検査
Wechsler Memory Scale-Revised（WMS-R）	ウェクスラー記憶検査
Wisconsin Card Sorting Test（WCST）	Wisconsin カード分類検査

*初めから日本語で作成された検査

Chapter 1 前 頭 葉

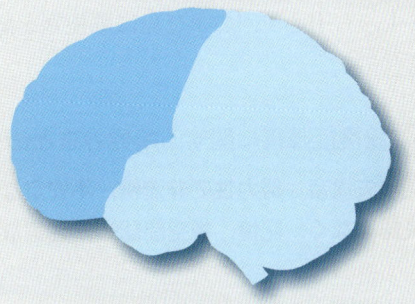

CASE 01

前頭葉外側

症例01　77歳　左利き男性　教育歴16年　元会社経営者

主訴： うまく話せない．

I　現病歴

　喘息の加療のため受診していた病院で呼吸機能を測定中，突然声が出なくなった．言葉の理解や文字を読む際に問題はなかったが，かな文字を書く際に，いつもよりも誤りが多いことに気づいた．食事をすると，口の中の左側に食べ物がたまりやすいことに気づいたが，そのほかに明らかな麻痺や感覚の異常はなかった．当日神経内科外来を受診，脳梗塞の診断で入院，6日後に当科に紹介となった．

II　初診時現症

　意識清明で診察には協力的．神経学的には構音の異常を認めるほかは特記すべき異常なし．口舌顔面の運動を含め，脳神経系に異常なし．口舌顔面失行なし．自発話は努力性で非流暢，プロソディーの障害あり．構音に歪みがみられ，音韻系列の誤り（sequential error）が目立つ．理解，読解には異常なし．書字には時折平仮名の誤りがみられるほかは異常なし（図1-1）．見当識，記憶，行為，認知，構成，計算には異常なし．口舌顔面失行もみられなかった．
①WAIS-R 成人知能検査；言語性 IQ 131，動作性 IQ 103
②WAB 失語症検査；復唱，語列挙のほかは正常範囲内
③Edinburgh Handedness Inventory；側性係数（利き手度）－70（左利き）
　MRI上，右中心前回および島に脳梗塞を認めたほか，左の頭頂葉に陳旧性の脳梗塞を認めた（図1-2）．

III　高次脳機能障害に関する所見のまとめ

1. 純粋失構音：努力性で非流暢，不安定な構音異常．ごく軽度の書字障害
2. 失語はなく，記憶，視空間認知，注意などその他の高次脳機能障害なし

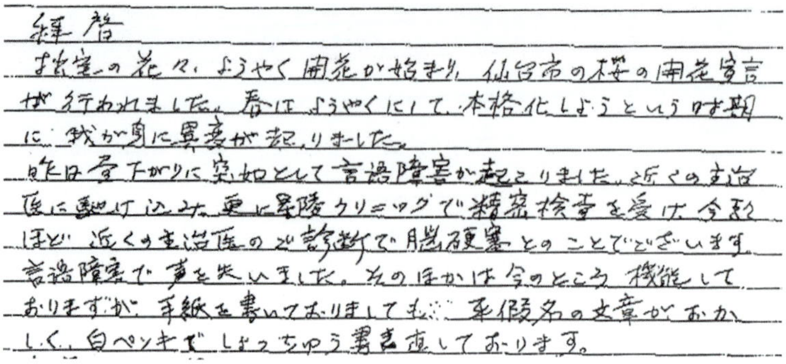

図 1-1　発症翌日の自発書字
平仮名にエラーが多いことの内省が記載されている．

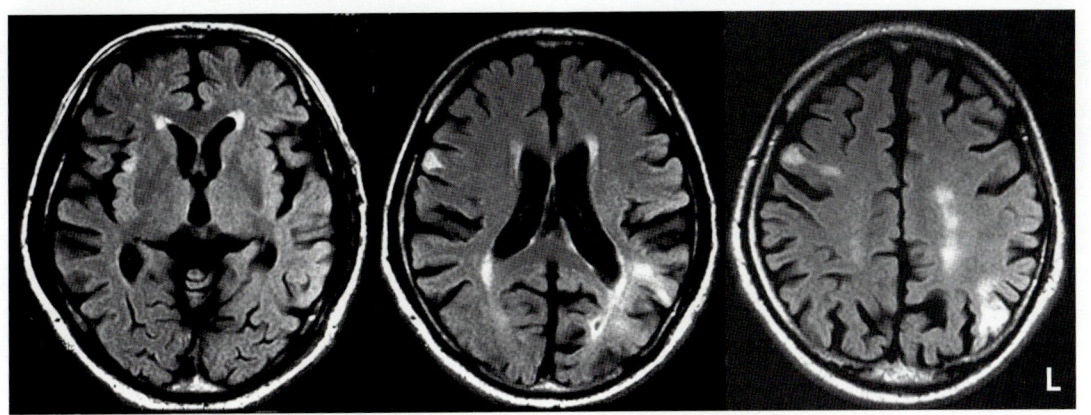

図 1-2 頭部 MRI FLAIR 画像水平断
右中心前回および島に脳梗塞の高信号域を認めたほか，左の頭頂葉にも高信号域を認めた．

Ⅳ 症状診断のポイントと鑑別

1. 失構音の診断について

　運動性の発話異常（motor speech disorder）は大きく構音障害と失構音に分けられる．構音障害（dysarthria）は，中枢または末梢神経の損傷による構音運動の筋制御の障害によって生ずる発話障害の一群で，構音筋の麻痺，脱力，失調による口頭でのコミュニケーション障害を指す[1]．構音障害では，構音異常は単語の長さによる影響が少なく，エラーのパターンは一定であることが多い．一方，失構音は，意図した音節を実際の音声として実現できない状態．音節の構音時の変形ではなく，構音活動の前段階で起こる異常であり，実現される音に一定の予測性はなく，変動が多いとされる[2]．類似概念の発語失行には診断基準がいくつかあるが，そのうち代表的なものとして Wertz らは，①努力性，試行錯誤，groping（探索・模索），自己修正，②プロソディーの異常，③同じ発話を行う際の，構音の一貫性の欠如，④発話の開始困難，をあげている[3]．失構音，発語失行のほかにアナルトリー，純粋語唖など，さまざまな名称があるが，本質的にはそれらの用語の指す症候には大差ないと考えられている[4]．日常の臨床では，純粋失構音症例に遭遇することはごく少なく，失構音に構音障害や運動性失語を合併する例が大半である．そのため，失構音による症状とそれ以外の仕分けが必要で，この点が失構音の診断をわかりにくくする一因である．典型的な純粋失構音症例は，音節単位の構音において歪みや誤りがみられても，何度か試みるうちに正しく構音できることが多い．構音の異常の特徴を正確に記述するのは困難な場合が多いので，「時折正常な構音も可能」ということをもって診断基準にある「構音の一貫性の欠如」であると判断すればよい．

2. 書字の評価

　失語と失構音の鑑別の手段として最も簡便に行えるのは書字の評価である．書字の際に喚語困難や文法の障害などの異常を伴えば，純粋失構音よりはブローカ失語に近い病態と考えられる．しかし，本症例のように，書字の際の文の構成や喚語に問題なく，失構音に比較して異常が軽度である場合は，失語とは区別して，失構音の範疇でとらえたほうがわかりやすい[5]．本症例のように失構音例に軽度の書字障害を伴う例は多い．とりわけ書字についてチェックすべきポイントは省略である．単語内で，後に書かれるべき文字が先立って出現すると考えると，省略も系列化の異常として解釈できる．この点については，構音の系列化の異常と共通する機序が考えられる．

V 詳細な検討

音節レベル，単語レベル，会話場面に分けて，聴覚的印象に基づく構音のエラーの評価を行った．音節レベルでは，単音節であればエラーがみられても何度か繰り返すうちにほぼ正常な構音が可能であった．単語レベルでは，呼称・復唱よりも自発話でのほうが失構音の出現頻度は高かった．入院後まもなく，5分間の自発話を録音し，構音異常の性状について詳細な検討を行った[6]．評価者3人のうち1人が録音された会話のテープ起こしを行い，聴覚印象をもとに構音のエラーの性質について音素レベルで分析を行った．音節や音素について，まずは転置，逆行性同化，順行性同化などの音韻系列のエラーと，歪みなどの音韻系列以外のエラーに分類し，続いて音韻系列のエラーの下位分類を行った．エラーの評価は3人の評価者のうち2人以上の意見が一致したものを選別した（約10％に意見の不一致があり，その後の分析から除外した）．表1-1にその結果を示す．音韻系列のエラーが過半数を占め，その性状としては，後にくるべき音素・音節が先立って現れる逆行性同化（prepositioning）が大半を占めた．図1-3に具体例を示す．

VI 症状と病巣の関係

MRIでは，右半球の中心前回および島に限局的な梗塞巣がみられた．通常失構音は言語優位半球の病巣で観察されることが多い[7]．一時言語優位半球の島が発語失行の責任病巣であるとの主張がなされたが，後にこの説については疑義が唱えられている[8]．Hillisらによる多数例の検討によれば，

表 1-1 5分間の自発話の中でみられた構音異常の分類

音韻系列のエラーが過半数を占め，なかでも逆行性同化がその大半を占めた．

音韻系列以外のエラー（歪み，置換など）	47.3%
音韻系列のエラー	52.7%
逆行性同化（prepositioning）	44.6%
順行性同化（postpositioning）	6.8%
音位転換（metathesis）	1.3%

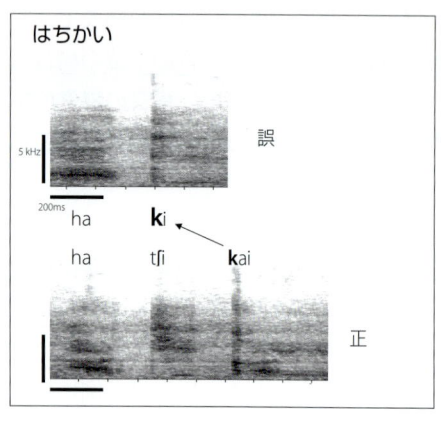
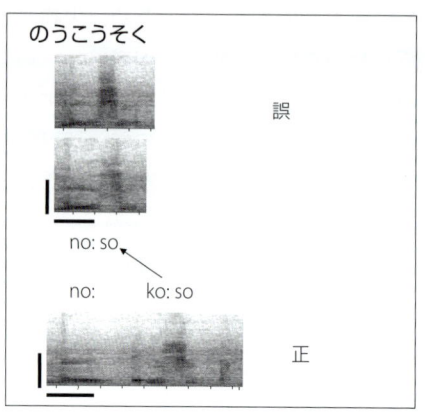

図 1-3 逆行性同化（prepositioning）の例

「はちかい」が「はき」に，「のうこうそく」が「のうそ」になっている．繰り返すうちに正しい構音にいたることが可能になっており，伝導失語でみられる接近行為様である．

発語失行と関連が深い病巣は言語優位半球のBroca野という結果であったが，この研究では失語を含む症例がほとんどであり，病巣についてもある程度の拡がりをもつ症例が多いので，純粋な発語失行の病巣を正確に反映しているとは言いがたい．本邦における純粋な失構音・発語失行の症例報告では，中心前回に限局的な病巣によるものが多い．一方で，中心前回の損傷で構音異常をきたした症例について，構音の異常を詳細に検討せずに皮質性構音障害（dysarthria）の診断で報告している例もある．皮質性構音障害は，左右いずれの損傷でも生じ得るが，失構音は言語優位半球で生じることが多い．本症例でも，左利きであることに加えて，左側の頭頂葉に陳旧性脳梗塞があるが，無症候性であったことを併せて考えると，今回梗塞巣がみられた右半球が言語優位半球である可能性が高い．中心前回の中での病巣の位置としては，松田による多数例の検討では，「上下でいうと下部だが，上中下で分ければ中部」であり[9]，本症例の病巣も同様である．

最近，中心前回の皮質領域に病巣が限局する脳梗塞の2症例において，一方はプロソディー障害が中心，他方は子音の歪みを中心とする構音の異常を呈し，症状に乖離がみられたことが報告されている[10]．病巣が中心前回に限局する症例の中でも症状はさまざまである．中心前回は一次運動野と同義として扱われることもあるが，その構造はけっして一様ではなく，外側部そして前方は運動前野（6野）であるということを強調しておきたい．構音における運動前野の働きには不明な点が多いが，運動前野には聴覚入力も豊富にあり，語音に選択的な聴覚反応がみられることも知られている．構音のプログラミングについて，単純な運動よりも言語過程に近い，言語野と運動野の中間的機能を有する可能性が高い．

Ⅶ 本例から学ぶ診察のポイント

失構音の診察には，まずは基本的な神経学的診察を行い，所見をできるだけ正確に記載することが重要である．失語を合併する場合には構音異常以外の失語症状（特に書字の異常）の正確な評価が必要である．失構音の性状については，聴覚印象によって分類しようとしても，「歪み」とか「プロソディーの異常」と表現する以上に詳細に評価，記述するのは困難なことが多い．本症例では，歪み，プロソディーの異常のほかに音節・音素のレベルで系列化の異常がみられたため，構音異常の性質を記述することが可能であった．音韻の系列化の誤りは，後方病巣の伝導失語に伴うものとみなされるのが通常だが，本症例で観察された系列障害は，後方でみられる音韻明瞭な音韻性錯語とは異なる．

失構音症例の先行研究で，純粋な音韻系列化異常の報告は少数だが存在する．このうち笹沼が報告した症例では，言語優位半球の中心前回を含む前方病巣の脳梗塞を発症してから7ヵ月の時点では本症例と同様，系列化の異常が優勢であった[11]が，発症6年後の所見では，系列化の異常は目立たなくなり，構音の歪みが中心となった[12]．笹沼らはこの症例の構音の歪みについて，内視鏡を用いて詳細な検討を行い，その結果，不安定性の生ずるメカニズムとして重要なのは構音器官の運動のタイミング異常であると結論した．つまり失構音では，音声生成の階層的な処理過程として挙げられている3つのレベル（音素の選択・配列レベル，音素列を構音運動へ変換するためのプログラミングレベル，発話運動実行レベル）[12]のあらゆるレベルでの時系列的誤りがみられる可能性がある．各レベルの障害の比重によって症状の多様性が生ずるものと考えられる．例えばプロソディーの異常と記述される症状の中にも，音声学的なタイミング異常が原因となっている症例もあると思われる．構音異常の性質を詳細に調べ，画像所見から推定される病巣の分布も考えあわせ，どこまでが言語の問題，どこまでが運動の問題かということを軸に評価すれば，失構音の症状の本質に近づけるものと思われる．

【参考文献】

1) Darley FL, Aronson AE, Brown JR. Motor speech disorders. Philadelphia: Saunders; 1975. p.304.
2) 山鳥　重. 神経心理学入門. 東京：医学書院；1985.
3) Wertz RT, LaPointe LL, Rosenbek JC. Apraxia of speech in adults: The disorder and its management. Orlando: Grune & Stratton; 1984.
4) 大槻美佳. Anarthrie の症候学. 神経心理学. 2005; 21: 172-82.
5) Schiff HB, Alexander MP, Naeser MA, et al. Aphemia: clinical-anatomic correlations. Arch Neurol. 1983; 40: 720.
6) Tanji K, Suzuki K, Yamadori A, et al. Pure anarthria with predominantly sequencing errors in phoneme articulation: a case report. Cortex. 2001; 37: 671-8.
7) Duffy JR. Motor speech disorders: substrates, differential diagnosis, and management. Mosby; 2005.
8) Hillis AE, Work M, Barker PB, et al. Re-examining the brain regions crucial for orchestrating speech articulation. Brain. 2004; 127: 1479-87.
9) 松田　実. 非流暢性発話の症候学. 高次脳機能研究. 2007; 27: 139-47.
10) Kasahata N. Speech disturbances due to left precentral cortical lesions. Neurocase. 2014; 20: 328-37.
11) Sasanuma S. Speech characteristics of a patient with apraxia of speech. Annual Bulletin, Research Institute of Logopedics and Phoniatrics, University of Tokyo. 1971; 5: 85-9.
12) 笹沼澄子. Apraxia of Speech の再検討. 神経心理学. 2005; 21: 157-71.

〈丹治和世〉

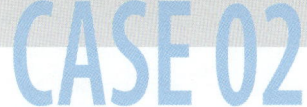

>[症例02] 52歳　右利き男性
>
>[主訴：] **話せない．**

I 現病歴

　朝，トイレに行った際に言葉が出ないことに気づいた．その後，右半身の動きも悪くなり，某病院でMRIにて脳梗塞を指摘され，入院治療を行った．発症1ヵ月後に，言語症状の精査・リハビリテーション目的で，当病院を受診した．

II 初診時現症

　意識は清明で，病識もある．

1．神経学的所見

脳神経系；軽度に右Ⅶ，Ⅻ麻痺を認めた．
運動系・感覚系・協調運動系；異常なし．

2．神経心理学的所見

1）言語・言語関連

発語；構音の歪みや音の連結不良が顕著であり，音韻性錯語も認めた．構音の歪みは，時と場合により変動し，一貫性がなかった．時に無声音にもなった．
　目的語をほとんど発することができないため，質問に対して適切に返答できず，提示した物品の呼称もまったくできなかった．

理解；検査者の口述にはおおむね問題なく従え，はい-いいえの意思表示にも大きな誤りが認められなかったことより，口頭言語の理解障害は軽度と推測された．

口部顔面動作；舌運動は右Ⅻ麻痺のため，右方への動きが遅い．舌打ちでは，上下口唇を合わせる動きのみしかできず，口笛の形もできなかった．

書字；自身の名前の1文字も書けなかった．

2）視空間認知・構成能力

立方体の模写；線の細かい揺れなどはあるがおおむね可能．

手指パターン模倣

　指折り動作；左右とも問題なし．
　手指パターン模倣；キツネ・チョキなど一側手の模倣は左右とも可能だったが，両手を用いた形の模倣（例：右1指と左2指，右2指と左1指をつけて四角の形を作る）などはできなかった．

3）上肢の動作・行為

　さようなら，おいでおいで，歯みがき，金づちで釘を打つ動作など，左右いずれの手でも問題なくできた．

III 高次脳機能障害に関する所見のまとめと次の方針

　初診時現症から，本例は，失構音，喚語障害，書字障害などがみられ，失語症があると判断された．関連所見として口部顔面失行も認めた．また，構成障害を認めたが，視空間認知，動作・行為には問

題は認めなかった．

　次の段階の詳細な検査として，1. 言語機能の系統的検査：WAB 失語症検査(WAB: Western Aphasia Battery)，2. 全般的知的機能(レーヴン色彩マトリックス検査)などを施行した．

IV　詳細な検討

1. 言語機能の系統的検査：WAB 失語症検査

II. 話し言葉の理解	B.	単語の聴覚的認知：	52/60
	C.	継時的命令　　　：	31/80
III. 復唱		：	0/100
IV. 呼称	A.	物品呼称　　　　：	0/60（＊モーラ数の想起も不可）
	B.	語列挙　　　　　：	0個/分
V. 読み	A.	文章の理解　　　：	26/40
	B.	文字による命令文：10/20（音読 0/10，遂行 10/10）
	C.	文字単語と物品の対応　漢字 3/3　仮名 3/3
	D.	文字単語と絵の対応　　漢字 3/3　仮名 3/3
	F.	話言葉の単語と文字単語の対応　仮名 2/2　漢字 2/2
	G.	文字の弁別　　　： 6/6
VI. 書字	＊名前の 1 文字も書き出せず中止．		

　本例の言語症状は，失構音と喚語障害を中心として，文レベルの理解障害や書字障害なども加わっていた．これらの特徴から，失語型の中でも，Broca 失語と診断された．

2. 全般的知的機能

　レーヴン色彩マトリックス検査；31/36（＊50〜59歳平均：34.2±2.127）
　全般的な知的機能に問題は認めなかった．

以上より本例の高次脳機能障害は以下のようにまとめられた．
1. **Broca 失語**
2. **口部顔面失行**
3. **構成障害**

V　経過

　発症 2ヵ月後，3ヵ月後，7ヵ月後の WAB 失語症検査の推移を示す．

				2ヵ月後	3ヵ月後	7ヵ月後
II. 話し言葉の理解		B.	単語の聴覚的認知	60/60		
		C.	継時的命令	75/80	80/80	
III. 復唱				64/100	95/100	99/100
IV. 呼称		A.	物品呼称	44/60	57/60	60/60
		B.	語列挙	3個/分	13個/分	19個/分
V. 読み		A.	文章の理解	40/40		
		B.	文字による命令	17/20	20/20	
VI. 書字		D.	単語の書き取り漢字		6/6	
			仮名		4.5/6	6/6

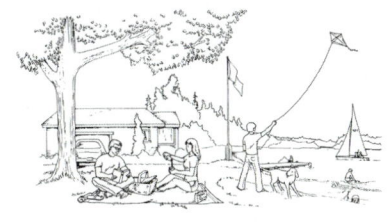

図 2-1 発症 2 ヵ月後と 4 年後の WAB 失語症検査の情景画の書字

　経過としては，2 ヵ月後から喚語（語想起），文レベルの理解などは徐々に改善を示した．喚語（語想起）が改善したことで，発話量が増え，コミュニケーションも容易になった．さらに発症 3 ヵ月後には，呼称で 9 割以上正答でき，文レベルの理解にもほとんど問題がなくなり，7 ヵ月後には両者ともほぼ正常域の成績となった．一方で，失構音はある程度は改善を示したが，発症 7 ヵ月後，失語症が検出されなくなった時点でも残存したため，その後もリハビリテーションを継続した．また，書字障害も最初の 2 ～ 3 ヵ月で大きく改善を示し，その後も徐々に改善はしたが，発症後 7 ヵ月の時点でも明らかな障害が残存していた．

　以上のように，本例は発症時，重度の Broca 失語であったが，発症後 2 ～ 3 ヵ月で顕著な改善を示し，7 ヵ月後の WAB 失語症検査では口頭言語に問題ないレベルにまで回復し，発症 1 年以内に復職した．しかし，一方で，失構音と書字障害は残存した．特に，失構音に関しては，構音の歪みは軽減したが，音の連結不良は改善せず，発症後 4 年を経た時点でも，音の連結不良は残存していた．書字は，発症 3 ～ 4 年後よりほぼ問題ないレベルに改善したが，それでも，まだ誤りが残存していた．図 2-1 には発症 2 ヵ月後と 4 年後の WAB 失語症検査の情景画の書字による表現（VI-B）の一部を示す．

VI 症状と病巣の関係

　病巣は左中大脳動脈領域で，左中心前回・中心後回～その皮質下～島後部に至る部位に梗塞巣がみられた（図 2-2）．

　失語症の症状のうち，症候として一般的な検査で検出しうる最小単位は要素的症状と称されている．この要素的症状は責任病巣の部位が明らかになっており[1～3]，局在徴候として臨床的価値が高い．左中心前回およびその皮質下損傷では失構音が出現し[1～3]，下前頭回や島およびその皮質下の損傷では喚語（語想起障害）が出現[4]しうるので，本例の病巣で失構音＋喚語（語想起）障害が出現したことは局在症状として矛盾はない．

VII 本例から学ぶ診察のポイント

1. 要素的言語症状から病巣を推測できる

　局在徴候として有用である言語の要素的症状は，①失構音，②（失構音を含まない）音韻性錯語，③喚語（語想起）障害，④単語レベルの理解障害であり，これらの組み合わせで病巣を推測することができる[3～7]．その意味で，失語症患者に対峙するときはまず，これらの①～④の有無を判断することが

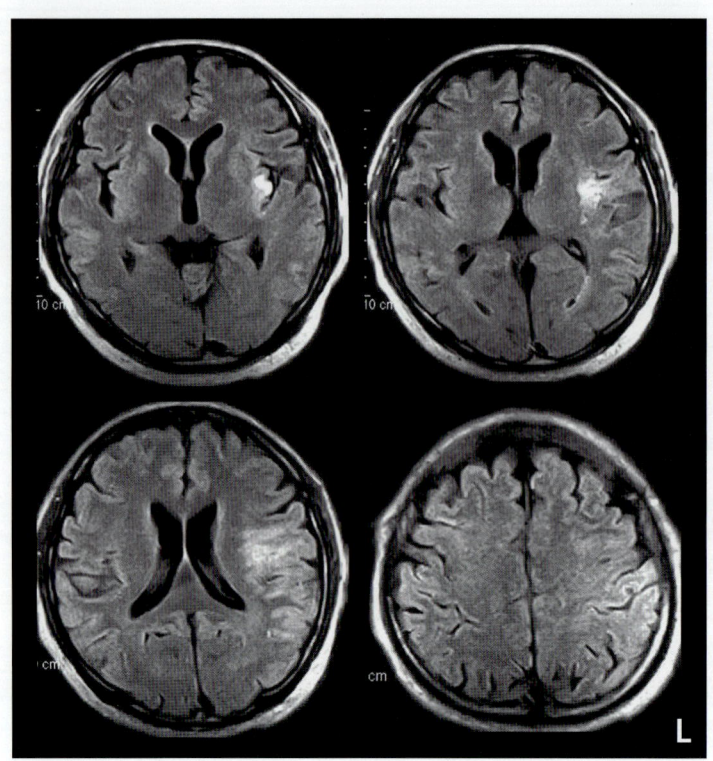

図 2-2 MRI FLAIR 水平断

重要となる．判断方法の詳細[3~7]は他稿を参照されたい．

2. 失語症分類と要素的症状

　失語症分類として最も汎用されているのは古典的失語症分類とよばれているものである．これはもともと，失語症の原因として最も多い脳血管障害（脳梗塞）によって頻発する症候群を基本として提起されたものである．したがって，Broca失語，Wernicke失語などの失語型はすべて脳血管症候群であり，梗塞巣の拡がりによって規定される一つの症状群のパターンである．これらの分類は，例えば，脳血管障害で多々知られている症候群（例：Wallenberg症候群）などと同様に，臨床家がその名称から症状や病態を思い起こせる共通言語（用語）として有用であるが，この名称（分類）を用いなければ病巣や症状を明らかにできないわけではない．特に，1980年代後半から画像診断の発達によって，病巣-要素的症状の対応が明らかになり，必ずしも失語症候群へ分類しなくても，要素的症状の組み合わせで責任病巣を知ることができるようになっている．また，近年は，脳血管障害の臨床自体が変化してきたことにより，古典的な失語症候群に当てはまらない症状群も増えた．一例として，血栓溶解療法（rt-PA）などの治療介入により，これまでと異なる病巣の拡がりを呈することも少なくないからである．また，変性疾患による失語症の報告も増え，それらも当然，脳血管障害症候群の病巣範囲では説明できない．これら，近年の動向に対して，要素的症状と病巣の対応を検討する方法の合理性が提唱されている[3, 5, 7]．

　本例は，要素的症状の組み合わせとして，失構音＋喚語障害を認めたので，病巣としては，まず，左中心前回＋下前頭回の近傍and/orその皮質下に及んでいることが推測される．加えて，単語レベルでの理解障害は認めなかったので，病巣が中前頭回など前方に拡がってはいないことが推測される．このように画像を見る前に，実際の病巣はほぼ推測可能である．

3. Broca 失語とその病巣

　本例は口頭言語の症状として，失構音，喚語（語想起）障害，文の理解障害などを認めた．これらの症状は先述した古典的失語症分類に当てはめると，Broca 失語にみられる症状の組み合わせである[5,6]．Broca 失語には大きく 3 つの中核症状がある．失構音，喚語障害，文レベルの障害（文の理解および産生）である．3 つめの文レベルの障害とは，文の理解障害と，自ら文を産生する能力の両者が含まれる．Broca 失語は時に「運動失語」などと表現されるが，この表現は正しくない．なぜならば，これは"運動"機能のように，表出系のみに障害があるような表現であるが，Broca 失語は表出のみに障害があるわけではなく，文レベルの理解にも障害が生じる症候群だからである．さて，この 3 つの症候（失構音，喚語障害，文の理解および産生障害）が一続きの限局病巣で出現しうるのは，左下前頭回から左中心前回 and/or その皮質下の病巣の拡がりのパターンのみである．ただし，一続きの限局病巣の場合には，この 3 つの症状の中で失構音と喚語障害があれば，文レベルの障害を確認しなくてもそれだけで，その病巣部位は左下前頭回から左中心前回 and/or その皮質下と推測できる．なぜならば，失構音と喚語障害があって，文理解の障害がないというパターンは，特殊な場合（失構音を生じる部位と，喚語障害を生じる部位に，それぞれ限局した病巣が 2 ヵ所存在するというような場合）以外には，存在しないからである．したがって，日常臨床では，失構音と喚語障害を確認できれば Broca 失語の診断としてほぼ十分であり，この 2 つの症状は Broca 失語と診断するための必須症状と称される（図 2-3）．一方，単語レベルの理解障害はあってもなくても，Broca 失語か否かの判断には関係しない．このような失語型判断に関係しない症状は容認症状と称される（図 2-3）．

　Broca 失語の病巣は，"Broca 野"であると長い間信じられてきたが，これは誤りである．このことは 1980 年代に画像診断が発達してきてから，国際的にもコンセンサスを得ている．正確には Broca 失語が出現するには，左中心前回（and/or その皮質下）かつ，下前頭回（and/or その皮質下）に病巣があることが必要である．これは左中心前回が失構音の，下前頭回が喚語障害の責任病巣であることからも自明であろう．ちなみに，Broca 野のみが損傷された場合には，失構音は出現せず，喚語障害と文レベルの障害（理解および産生）のみを呈する．このような症候の組み合わせ（喚語障害＋文レベル

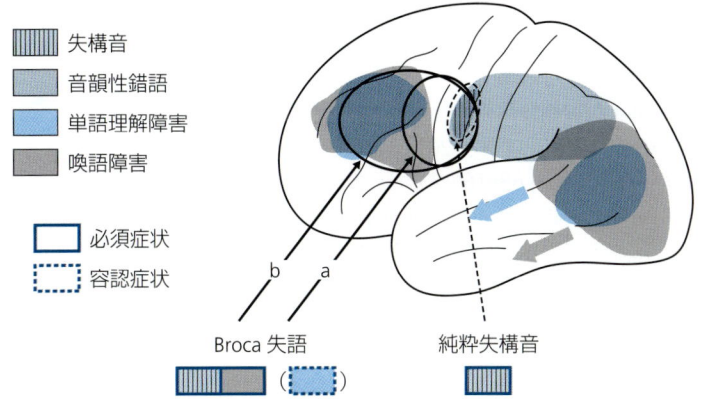

図 2-3 要素的言語症状と Broca 失語，純粋失構音の関係

破線で囲んであるのは，失構音の責任病巣である左中心前回である．この部位に限局した病巣があれば，純粋失構音を呈する．この部位を含み，下前頭回へ病巣が拡がれば，Broca 失語を呈する．すなわち，失構音＋喚語障害の症状である．Broca 失語は，単語の理解障害はあってもなくてもよいので，矢印 a のような病巣の場合には単語の理解障害がない Broca 失語に，b のような病巣の場合には単語理解障害を伴う Broca 失語となる．

の障害)を呈する症候群は Broca 領域失語と称されている[8]．

4. Broca 失語の経過

　失語症の経過は，病巣の拡がり，病因や背景疾患，年齢などさまざまな要因によって異なる．一般的には，例えば，左中大脳動脈領域全般にわたるような広い病巣による重度の Broca 失語では，ある程度の改善はしても，失構音や喚語障害は重度のまま残存することが多い．ただし，残存能力を生かして，言いたい単語を書字や絵，身ぶりで表現する方法を習得することはある程度可能であり，病態に合わせたリハビリテーションが重要である．また，本例のように下前頭回の Broca 野近傍に直接の侵襲がきわめて少ない場合には，中心前回の症状(失構音)のみが残存し，純粋失構音(図 2-3)に近い形になることが少なくない．また，失構音の症状の中でも特に音のつながり不全は残存しやすく，これらに対して適切なリハビリテーション介入が必要である．

5. 発語障害が重度の場合に留意すること

　失構音が重度の患者が呼称課題でも重度の障害を呈した場合，留意すべきは，その呼称課題での失点は，①発語障害(失構音)のせいなのか，②喚語(語想起)自体に問題があるのかを区別しておくことである．すなわち，発語障害(失構音)が重度である場合，呼称課題で重度の障害を呈しても，このことのみで喚語(語想起)障害が重度とは判定できない．なぜならば，失構音などの発語障害が重篤な場合には，喚語(語想起)ができていても，それを表出できない場合があるからである．このような場合を鑑別するのに，書字ができる患者では書称(対象を見せて，文字でその名称を書く)をさせるのが一つの方法である．本例のように書字にも障害がある場合には，対象を見せて，その目標単語のモーラ数を指で折って，モーラ数を返答してもらう方法が有効である．モーラ数は，日本語の音の最小単位で，例えば，「えんぴつ」なら 4 モーラ，「洗濯バサミ」なら 7 モーラとなる．本例はこのモーラ数も正しく返答することができなかった．したがって，喚語(語想起)にも障害があると判断された．呼称障害が，失構音によるものなのか，喚語障害によるものなのか，いずれの要素が大きいのかを明らかにすることは，リハビリテーションを行ううえでも重要な情報になる．

【参考文献】

1) 大槻美佳．Anarthrie の症候学．神経心理学．2005; 21: 172-82．
2) 松田　実，鈴木則夫，長浜康弘，他．純粋語唖は中心前回症候群である：10 例の神経放射線学的・症候学的分析．神経心理学．2005; 21: 183-90．
3) 大槻美佳．言語機能の局在地図．高次脳機能障害研究．2007; 27: 231-43．
4) 大槻美佳．言語機能における島の役割．神経心理学．2014; 30: 30-40．
5) 大槻美佳．言語野の神経学．神経内科．2008; 68: 166-73．
6) 大槻美佳．失語症の定義とタイプ分類．神経内科．2008; 68: 155-65．
7) 大槻美佳．失語症の診療―最近の進歩―．臨床神経学．2008; 48: 853-6．
8) 相馬芳明，大槻美佳，吉村菜穂子，他．Broca 領域損傷による流暢性失語．神経内科．1994; 41: 385-91．

〈大槻美佳〉

CASE 03

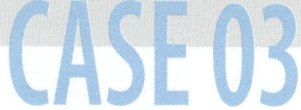

前頭葉外側

症例03 60歳 右利き男性 自営業

主訴：言葉が出にくい．右手足が動きにくい．字が書けない．

I 現病歴

朝目覚めて，起き上がろうとしたが，右上下肢が動きにくく起き上がれなかった．言葉も出にくく，昼頃まで様子をみていたが改善しないので，家人が救急要請し，来院した．

II 現症（発症から10日後）

来院時，意識 JCS 1-3．
脳神経系；ほとんど発語できない．そのほか，左共同偏視，右顔面神経麻痺．
運動系；右上下肢不全麻痺・腱反射亢進．
感覚系；（右半身で反応なく，低下が推測されたが，言語反応が曖昧のため確定できず）
協調運動系；右不全麻痺のため，評価困難．左では問題なし．

入院後，徐々に発語が増えた．発語には変動のある構音の歪みや音韻性錯語を認め，軽度の失構音と考えられた．失構音はその後軽減し，発症10日後の言語評価の時点では，ごく軽度の痕跡を認めるのみであった．また，入院1週間後から，ベッドサイドでメモを書こうとして，文字がうまく書けないことに気づいた．図3-1はメモの一部であるが，ここでは数字や仮名・漢字，アルファベットなどのような文字がみられるが，いずれも字形が崩れたり，不明瞭であり，何度か書き直しを試みているが成功していない様子がうかがえた．

全身状態の安定および意識障害の改善を認めた後，詳細な神経心理学的な評価は発症10日後から開始した（表3-1）．

WAB失語症検査では，物品呼称課題と書字課題で失点を認めた．そのほかの言語理解，行為，構成能力・視空間認知・計算などに問題はなく，全般的知的機能の指標であるレーヴン色彩マトリックス検査も正常域であった（表3-1および図3-2a）．

物品呼称課題の失点は，ナイフとフォークにおいて，ナイフを「フォーク」，フォークを「スプーン」，洗濯バサミを「クリップ」とした誤りであった．

書字に関しては，WAB失語症検査の書字による表現では，脱字や文字置換がみられた（図3-2b）．また，単語の書き取り，50音の書き取りなどの簡単な仮名文字の書字でも障害が認められた．

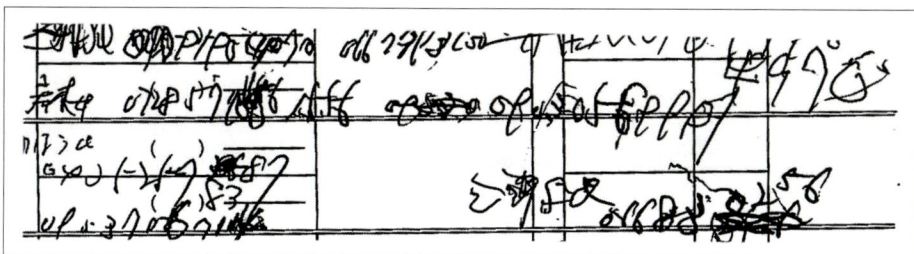

図3-1 ベッドサイドで書いたメモ

表 3-1 神経心理学的評価

WAB 失語症検査			
	II. 話し言葉の理解	B. 単語の聴覚的認知	：60/60
		C. 継時的命令	：80/80
	III. 復唱		：100/100
	IV. 呼称	A. 物品呼称	：52/60
		B. 語列挙	：16個/分
		C. 文章完成	：10/10
		D. 会話での応答	：10/10
	V. 読み	A. 文章の理解	：40/40
		B. 文字による命令文	：20/20
	VI. 書字（右手）	A. 指示に従って書く	：6/6
		B. 書字による表現	：30/32
		C. 書き取り	：10/10
		D. 単語の書き取り	：漢字 5.5/6
			仮名 5.5/6
		E. 五十音と数	：19.5/22.5
		F. 文字と数を聞いて書く	：7.5/7.5
		G. 写字	：10/10
	VII. 行為		
		右手：60/60	
		左手：60/60	
	VIII. 構成		
		A. 描画	：30/30
		B. 積木問題	：8/9
		C. 計算	：24/24
		D. レーヴン色彩マトリックス検査	：31/37
トークンテスト			：165/167（＝ 99%）

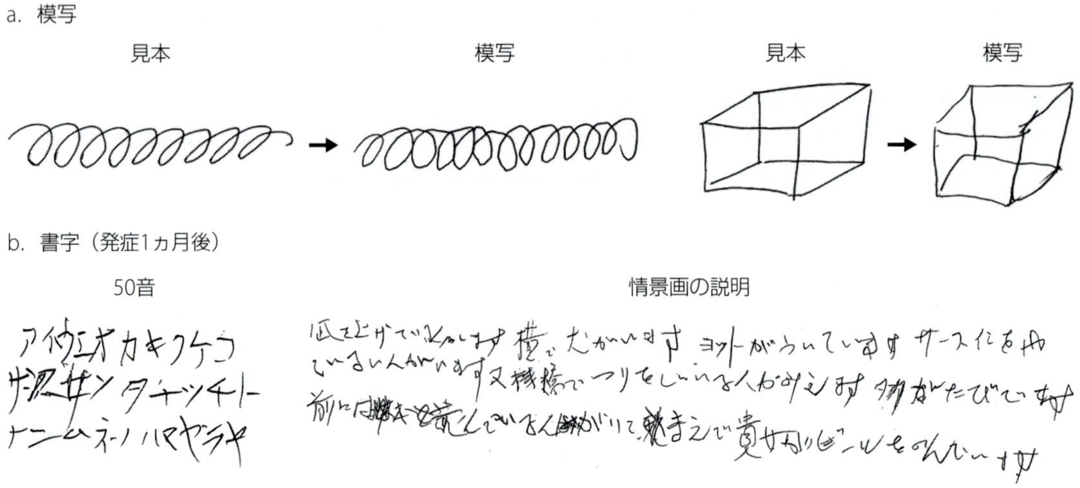

a. 模写

見本　　　　模写　　　　　　　見本　　　　模写

b. 書字（発症1ヵ月後）

50音　　　　　　　　　　　情景画の説明

図 3-2 WAB 失語症検査

トークンテストでは99％の正答で，文レベルの理解は問題なしと判断された（表3-1）．

Ⅲ 高次脳機能障害に関する所見のまとめ（発症〜10日後）

1. 失構音（軽度） → 改善
2. 喚語障害（軽度） → 改善
3. 書字障害 → 残存

Ⅳ 症状診断のポイントと鑑別

　本例は，発症当日にはほとんど発語がみられなかったが，翌日より徐々に発語が増えた．発語には，時と場合により変動する構音の歪みがみられ，これは失構音と考えられた．失構音は徐々に改善し，発症10日後の評価ではほぼ消失しており，ごく稀に構音の歪みと音韻性錯語が認められる程度になった．この時点での呼称能力に関しては，20物品の呼称課題において，3つの物品呼称に誤りがあったが，その内容は，ナイフを「フォーク」，フォークを「スプーン」，選択バサミを「クリップ」というような類似カテゴリー内の物品間における意味性錯語であった．そのほかは正答できており，動物名の列挙などの語想起課題にも問題を認めなかった．また，トークンテストでは99％の正答率できわめて良好であり，文レベルの理解に問題を認めなかった．以上より，本例は特定の失語型を示唆する明らかな所見は認めないと考えた．

　一方，書字に関しては，発症早期には図3-1，1ヵ月後も図3-2bに示されるように，字体の乱れと誤字脱字などがみられ，病前，自営業で帳簿つけなど，書字は日常業務で行っていたことを考慮すると，明らかな書字障害があると考えた．

　そのほかの認知機能に関しては，WAB失語症検査で可能なスクリーニングにおいて，行為，構成能力・視空間認知・計算，全般的知的機能など，いずれにも問題は認めなかった．

Ⅴ 詳細な検討および経過

　発症の約2ヵ月後では，発語に失構音や音韻性錯語はまったく認めず，WAB失語症検査では，物品呼称は60/60と問題なく，書字に関しても，初回で失点のあった「書字による表現」の課題で32/32，「単語の書き取り」課題で漢字6/6，仮名6/6，五十音と数の書き取りで22.5/22.5とすべて満点になっていた．ただし，内容としては，多々の書き間違いがあり，それに気づいて訂正するということを繰り返して正答に至っていた．自覚的にも，書きにくさが残存していると訴えがあった．この時点で，詳細な検査（小学校1〜2年生の書字検査）を施行した．

①小学校1〜2年生の書字検査；
　　仮名書字　42/47
　　漢字書字　41/47
②WAB失語症検査の書取課題；図3-3を参照．

　小学校1〜2年生の書字検査では，誤りの内容として，仮名では形態の誤り，別文字への置換，遅延反応（開始までに30秒以上），漢字では形態の誤りなどがみられた．図3-3はWAB失語症検査の書き取り課題であるが，ここで，「〜入れなさい」と書くべきところを，「〜入れないさ」と，「い」と「さ」が入れ替わっている．また，「えんぴつ」が「えんひつ」になるような脱落などもみられた．

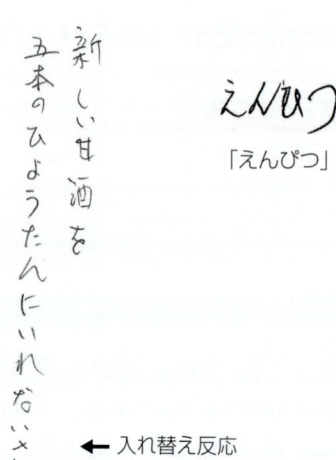

← 入れ替え反応

図 3-3 書字（発症 2 ヵ月後）

VI 症状の鑑別と病巣の関係

本例の初診時の所見は，1. 失構音（軽度），2. 喚語障害（軽度），3. 書字障害であった．

1. 失構音

失構音の責任病巣は，左中心前回中〜下部(and/or その皮質下)であり[1,2]，失構音は病巣特異性が高い所見である．したがって，本例の病巣はまず，左中心前回 and/or その皮質下近傍にあると推測される．

2. 喚語障害

喚語障害が出現する病巣は，①左下前頭回〔Broca 野(and/or その皮質下)を含む〕，②左角回(and/or その皮質下)，③左側頭葉後下部（＝下側頭回後部）(and/or その皮質下)である[3,4]．本例は，失構音を呈していることが明らかであり，一元的な病巣であれば，その病巣（左中心前回中〜下部）に隣接した病巣として，①の可能性が高いと推測される．

3. 書字障害

1) 書字障害の病巣

失語症によらない単独の書字障害（純粋失書）を呈する責任病巣は複数ある．臨床的によく遭遇するのは(a)左中前頭回後部（Exner の書字中枢），(b)左上頭頂小葉，(c)左側頭葉後下部（下側頭回後部），(d)左角回〜後頭葉〔(b)と(c)の間の部分〕などである．そのほかの部位として(e)左視床，(f)左前頭葉内側面なども報告されている．各群〔(a)〜(f)〕の病巣は図 3-4 に示した[5,6]．

2) 失語症との関係

単独の書字障害（純粋失書）を呈する多くの部位は，失語症を呈する部位と近接しており，純粋失書が失語症に合併する場合も少なくない．本例も，発症時には，軽度の失構音や音韻性錯語，喚語障害を認めた．書字障害が，失語症による書字障害なのか，本来単独に出現しうる書字障害（純粋失書）に失語症が合併した形なのかを鑑別するには 2 つ方法がある．一つは，その書字障害の内容を吟味することである．失語症は，そのタイプにより，①言語の音素/音韻（phonemic な側面）に障害を呈するタイプ（例えば，音韻性錯語などを呈するタイプで，伝導失語など）と，②音素/音韻には障害を呈さず，語彙の意味（semantic な側面）に障害を持つタイプ（超皮質性感覚失語など），③音素/音韻と語彙の両者に障害を持つタイプ（Wernicke 失語など）がある．失語症による書字障害の場合には，これらの基本的な障害が書字障害にも反映される．例えば，音素/音韻に問題がある失語症では，書字で

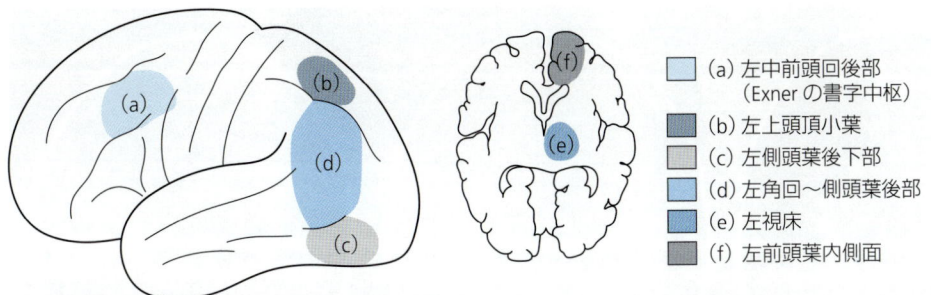

図 3-4 純粋失書を呈する部位
(大槻美佳. 書字の神経機構. In: 岩田　誠, 編. 神経文字学. 東京: 医学書院; 2007. p.179-200)[6]

も，同様に音素/音韻の誤りが主体になる．口頭で，音韻性錯語（"ゆきだるま"を「ゆきなるま」などと言う）がある場合には，仮名書字でも，「ゆきなるま」あるいは「むきだるな」などと音の誤り（音韻性錯書）が出現する．このように各失語症の症状と，書字障害の内容が対応するかを判断するのが一つの方法である．もう一つの方法は，経過を観察する方法である．失語症に伴う書字障害の多くは，失語症の改善とともに改善していく．漢字の想起に関しては，難易度が高いものは改善に時間を要する場合もあるが，それ以外では，ほぼ相関して改善していく．もし，難易度の高い漢字の想起以外で，失語症がほぼ改善しても，まだ残存している書字障害があれば，それは失語症による書字障害ではなく，単独の書字障害（純粋失書）が合併している可能性がある．

3）単独の書字障害（純粋失書）の病巣と特徴

(a) 左中前頭回後部（Exner の書字中枢）

左中前頭回後部（and/or その皮質下）は，古くからエクスナー（Exner）の書字中枢と称され[7]，この部位の損傷で書字障害が出現するとされてきた．この部位の損傷による書字障害では，文字想起障害や，文字形態の乱れがあるが，他部位の損傷にはみられない特徴的な所見として，日本語においては特に仮名文字の誤り（仮名の錯書と称されることもある）がある．この誤りには，音の置換，文字の脱落，同一単語・句の内での音の入れ替えなどがある．本例では，病初期の書字（図 3-1）では，形態の乱れが目立つが，その後の検査では，音の置換や文字の脱落，音の入れ替えなどがみられる（図 3-2, 3-3）．音の入れ替えは，書き取り課題（図 3-3）で，「新しい甘酒を 5 本のひょうたんに入れなさい」の，「入れなさい」が「入れないさ」というふうに「さ」と「い」が入れ替えになっている．仮名文字における音（一文字）の置換は，一般には口頭言語において音韻性錯語が出現するような例では書字にもその影響として，音の誤り（音韻性錯書）がみられる．一方，口頭言語で音韻性錯語が出現しないのに，文字のみに置換が生じるのは，この左中前頭回後部（and/or その皮質下）の損傷による書字障害でみられる特徴である．また，無関係な音への置換ではなく，同一単語や句の中で，音が入れ替わるような逆転現象も，左中前頭回後部（and/or その皮質下）の損傷による書字障害でみられる特徴である．

(b) 左上頭頂小葉

左上頭頂小葉（and/or その皮質下）の損傷による書字障害は，書字運動に関係する障害である[8,9]．これは手が書字という習得した運動能力（手続記憶）を利用/発揮できないと考えられる症候である．具体的には，文字形態が歪む，あるいは，習得した書き順に従ってのスムーズな運筆ができず，逐次書きするような形での書字運動を呈したりする．日本語の漢字書字においては，筆順障害という現象で顕在化することもある．このような症候は，"一般的な失行がない"のに，あたかも"書字動作にの

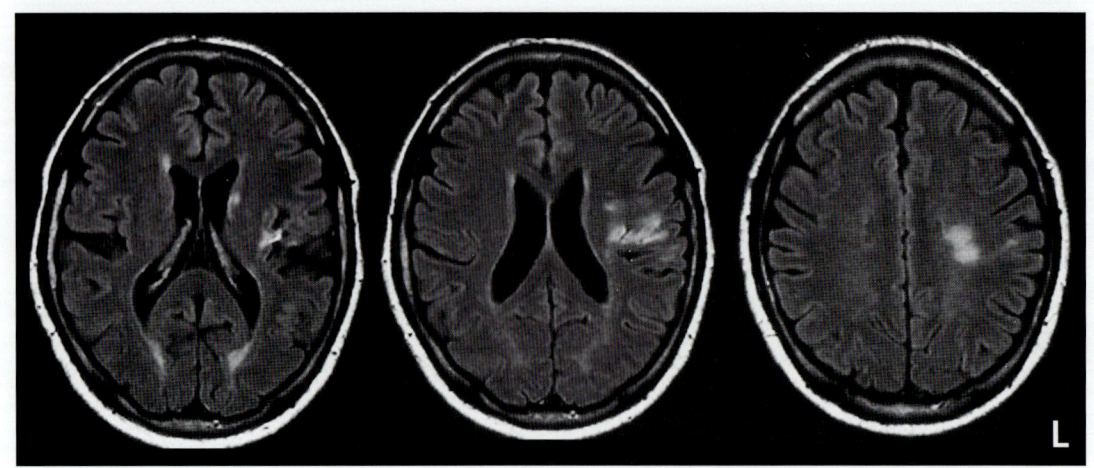

図 3-5 MRI（FLAIR）

み失行がある"かのようにみえるということで,「失行性失書」と称されている．この症候は"失行性"と冠されていることから,「失行による失書」と誤解されることがあるが，通常の失行がないことに留意されたい．

　(c) 側頭葉後下部

　左側頭葉後下部（＝下側頭回後部）(and/or その皮質下）の損傷による書字障害では，文字形態の想起困難が主体になる．したがって，一文字でも，文字そのものが想い出せないことが多い．特に，漢字の想起が優位に障害されることが多い[10]．

　(d) 左角回〜後頭葉

　左角回（and/or その皮質下）の損傷による書字障害も，文字形態の想起困難が主体になる．ただし，左側頭葉後下部（＝下側頭回後部）(and/or その皮質下）損傷によるタイプと異なり，漢字の想起障害が優位ということはなく，むしろ仮名の方が優位に障害される場合もある．

　以上より，本例では，口頭言語に失語症がみられないのに，明らかな書字障害がみられたこと，また，その障害内容として，文字形態に乱れ，文字の脱落，音の置換・脱落・逆転入れ替えなどがみられ，左中前頭回後部（and/or その皮質下）の損傷による書字障害の特徴を呈していた．

　MRI（図 3-5）では，左中心前回の皮質下から島中央部，中前頭回後部へ至る梗塞巣を認め，病初期の失構音，喚語障害，また持続する書字障害（左中前頭回後部損傷による書字障害）を呈する部位として矛盾ないものと考えられた．

Ⅶ 本例から学ぶ診察のポイント：書字障害がある場合に留意すべきこと

　書字に問題がある場合に，以下の点に留意する必要がある．①病前の書字能力，②口頭言語の障害（失語症）の有無，③書字障害の内容（どんな障害がみられるのか）．

①病前の書字能力に関しては，書字能力には個人差があり，患者の病前の状態と比較して，低下があるかどうかを勘案する必要がある．

②口頭言語の障害（失語症）の有無に関しては，失語症があれば，当然，文字言語にも何らかの影響がある．失語症に伴う書字障害の場合には，失語症の詳細を明らかにすることで，文字言語にどのよ

うな影響があるかを推測することができる．もし，この範疇で説明できない書字の障害があれば，それは個別に考えるべきであるが，失語症による症状に関しては，失語症への対応を行うことが必要である．
③書字障害の内容(どんな障害がみられるのか)は，病巣診断にも，その対応やリハビリテーションの方向性を決める上でも不可欠な情報である．定番の書字検査で，何点という点数を得るだけでは，書字障害のメカニズムを知ることはできない．ここで重要なのは，Ⅵでも述べたように，病巣ごとに知られている書字障害の特徴／パターン〔字形の想起障害，文字形態の乱れ，文字の置換(錯書)や脱落，書字運動(運筆)の障害など〕の有無を確認することである．

【参考文献】
1) 大槻美佳．Anarthire の症候学．神経心理学．2005; 21: 172-82.
2) 松田 実，鈴木則夫，長浜康弘，他．純粋語唖は中心前回症候群である：10例の神経放射線学的・症候学的分析．神経心理学．2005; 21: 183-90.
3) 大槻美佳．言語機能の局在地図．高次脳機能障害研究．2007; 27: 231-43.
4) 大槻美佳．失語症の診療—最近の進歩—．臨床神経学．2008; 48: 853-6.
5) 大槻美佳．書字の神経機構．臨床神経学．2006; 46: 919-23.
6) 大槻美佳．書字の神経機構．In: 岩田 誠，編．神経文字学．東京：医学書院；2007. p.179-200.
7) 古川哲雄．Exner の書字中枢．神経内科．1988; 29: 555-7.
8) Alexander MP, Fisher RS, Friedman R. Lesion localization in apractic agraphia. Arch Neurol. 1992; 49: 246-51.
9) Otsuki M, Soma Y, Arai T, et al. Pure apraxic agraphia with abnormal writing strope sequences: report of a Japanese patient with a left superior parietal haemorrhage. JNNP. 1999; 66: 233-7.
10) 岩田 誠．左側頭葉後下部と漢字の読み書き．失語症研究．1988; 8: 146-52.

〈大槻美佳〉

CASE 04

前頭葉内側底面

症例04　35歳　右利き男性　教育歴12年　建築施行業

主訴：（家人より）やる気はあるのに行動が伴わない．
性格が変わってしまった．

I 現病歴

　朝，鼻出血とともに目の奥に強い痛みを感じ，大学病院の耳鼻科を受診した．画像検査にて前頭蓋底腫瘍の診断で，そのまま入院となった．約1ヵ月後，鼻腔内生検後，嗅神経の神経芽腫と診断され，開頭腫瘍摘出術，頭蓋底再建術を施行された．術中に腫瘍内血管損傷に伴うくも膜下出血を発症し，右前頭葉に脳梗塞の出現を認めた．約2ヵ月後，耳鼻科にて鼻腔内腫瘍の摘出術が施行され，腫瘍は完全に摘出された．術後，放射線治療と化学療法が開始された．入院から約7ヵ月後，自宅退院となり，5ヵ月間の自宅療養後，親族の経営する建築施工業の会社に復職したが，他の従業員との折り合いが悪くなり，このままでは迷惑をかけると1年後に退職した．

　妻によれば，元来，寡黙な努力家だったが，発症後，性格が変わってしまった．おしゃべりになり，相手の反応におかまいなしに話しかけるようになった．家ではごろごろしていることが増え，髭そりや歯磨きも妻に言われないとやらなくなった．子ども（保育園児）がふざけてまとわりつくと，本気で怒るようになった．また，食欲が亢進し，ラーメンを食べに夜中に家を抜け出すことが増え，このため，サッカーやサーフィンで鍛えた筋肉質の体型がすっかり変わってしまった．妻は本人の性格や体型が変わったことを受け入れられず，離婚も考え始めていた．

　退職から2ヵ月後（発症から2年2ヵ月後），妻，福祉事務所のケースワーカーとともに当センターに来所．再就職を目標に，高次脳機能障害の精査とリハビリテーションを希望されて通所することとなった．

II 初診時現症

　意識清明．検査指示の理解などには問題がなかった．疲れやすく雑談を希望することもあったが，30〜40分程度の検査を受けることはできた．身体の麻痺はなかったが，左手に軽い感覚障害の訴えがあった．嗅覚は低下し，両眼の眼底出血（放射線網膜症の疑い），右眼の血管新生緑内障により視野・視力ともに制限があった．眼科医からは，視力は左0.2，右0.6程度，視野は左側に一部狭窄があると説明されていた．パソコン画面上の文字や新聞などは顔をつけるようにして読み，段差などの奥行きは色の違いで判断していた．また，歩行時には，左下にあるものにつまづくこともあった．

　神経心理学的諸検査の結果は以下の通りである．

①**標準注意検査法（CAT）**；プロフィールを図4-1に示す．カットオフ値以下の項目はタッピングスパン逆順，Auditory Detectionの正答率・的中率，Symbol Digit Modalities Test（SDMT）の達成率であった．

　Auditory Detectionでは，全施行で聞き逃しとお手つきが認められた．最後まで，「ト」と「ポ」の弁別が困難だった．

　SDMTでは誤答はなかったが，処理スピードが遅くカットオフ値に達しなかった．

　Continuous Performance Test（CPT）では反応時間課題（SRT）とX課題は続けて実施できたが，AX課題は拒否．変動係数は20〜50歳代の平均値より大きく，ターゲットに対する見込み押し

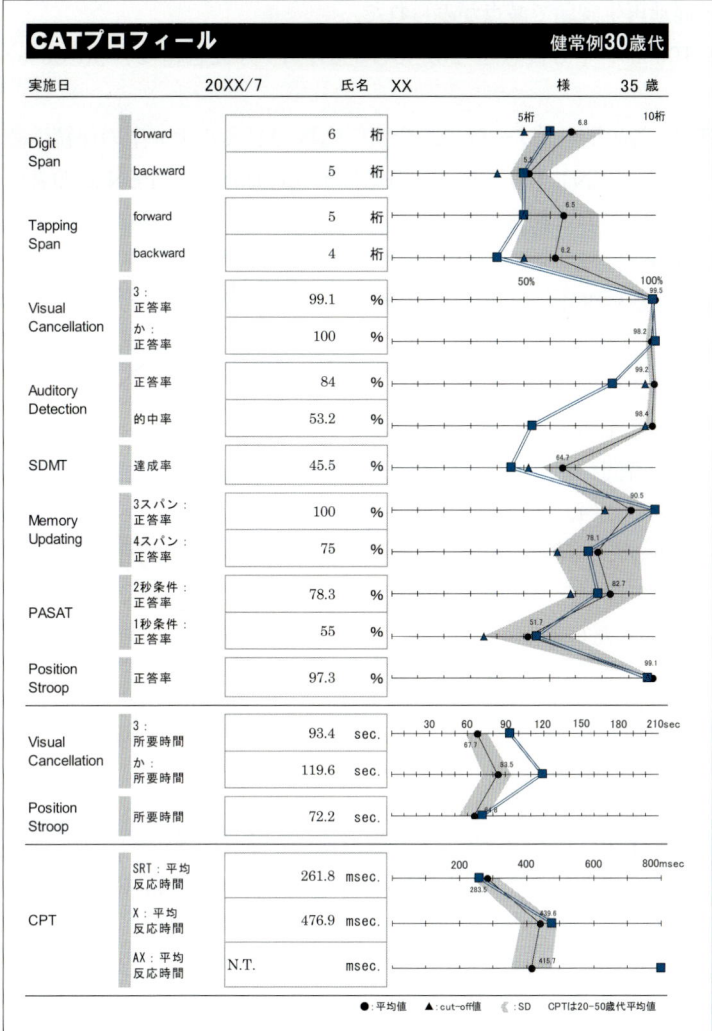

図 4-1 標準注意検査法のプロフィール

表 4-1 CPT の成績：初回時（発症から約 2 年 2 ヵ月後）と再検査時（発症から約 4 年後）

	SRT 課題				X 課題			
	平均反応時間 (msec)	変動係数 (%)	正答率 (%)	的中率 (%)	平均反応時間 (msec)	変動係数 (%)	正答率 (%)	的中率 (%)
初回時	261.8 ± 51.4	19.6	95	95	476.9 ± 101.3	21.2	100	97.6
再検査時	244.1 ± 57.1	23.4	86.3	95.8	436.2 ± 82.4	18.9	97.5	97.5

やお手つきがあり，的中率の低下が認められた（表 4-1）.

②仮名ひろいテスト；正答数 35，誤答数 0，見落とし数 7，意味把握は十分．明らかな異常はなかった．

③トレイルメーキングテスト（TMT）；TMT-A 94.1 秒，TMT-B 111.6 秒．ミスはなかったが，時間がかかった．

④リバーミード行動記憶検査（RBMT）；標準プロフィール点 19/24，スクリーニング点 9/12．顔写

真の再認課題，道順の直後再生・遅延再生課題で減点がみられた．
⑤Rey 複雑図形検査；模写 36/36（100％），1 分後想起 26/36（70％），15 分後想起 24/36（60％）．明らかな異常はなかった．
⑥Wisconsin カード分類検査（WCST）；達成カテゴリー数 3，全誤反応数 24〔ミルナー型の保続性誤り（PEM）3，ネルソン型の保続性誤り（PEN）10〕，セットの維持困難（DMS）0．PEN が顕著に多く，直前のカテゴリーに固執する傾向がみられた．
⑦遂行機能障害症候群の行動評価（BADS）；総プロフィール得点 17/24，年齢補正した標準化得点 95，全般的区分は「平均」だった．

各下位検査の詳細は，検査 1：規則変換カード検査 3/4，検査 2：行為計画検査 4/4，検査 3：鍵探し検査 1/4，検査 4：時間判断検査 4/4，検査 5：動物園地図検査 2/4，検査 6：修正 6 要素検査 3/4 であった．鍵探し検査では，「系統的だが効率的でない，うまくいかない探索パターン」を示した（図 4-2）．

⑧アイオワ・ギャンブリング課題；57 回目で終了．課題後半になっても，損をする山（bad deck）からの選択数が多く，最終的には得をする山（good deck）を引き続けることができなかった（図 4-3）．

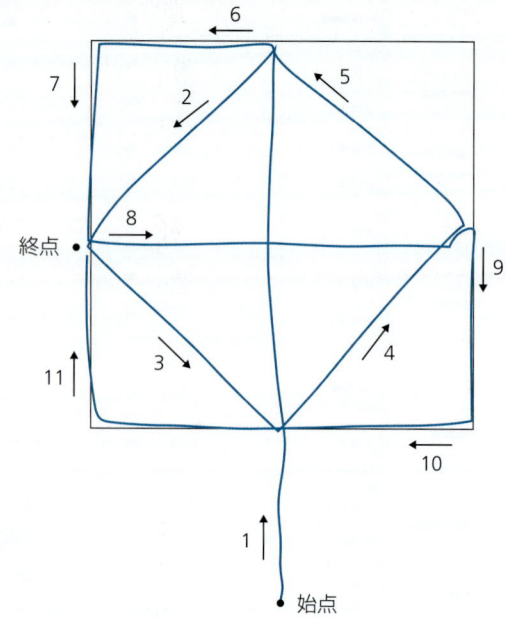

図 4-2 BADS：鍵探し検査（初回時）

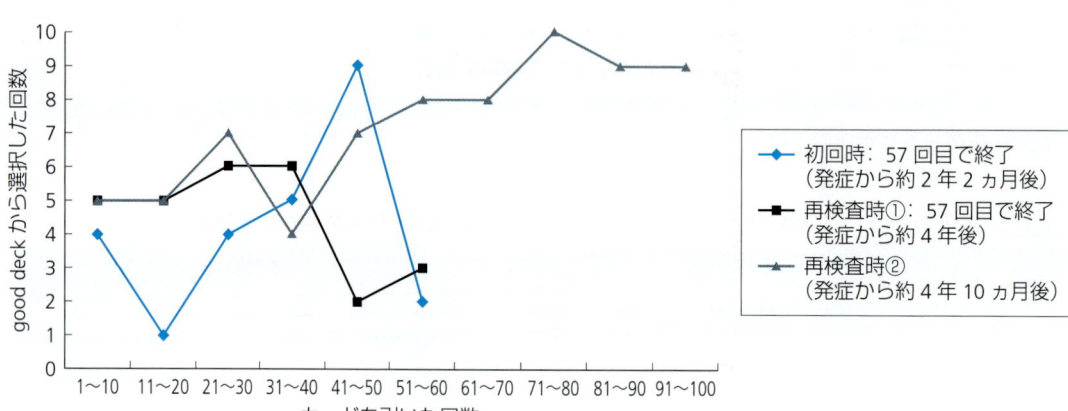

図 4-3 アイオワ・ギャンブリング課題（初回時および再検査時）

Ⅲ 高次脳機能障害に関する所見のまとめ

1. 抑制障害
2. 持続性注意の障害
3. 人格変化

Ⅳ 症状診断のポイントと鑑別

　CAT，仮名ひろいテスト，TMT，RBMT，Rey複雑図形検査などの結果から，選択性注意やワーキングメモリー，記憶は比較的良好だと考えられた．しかし，複雑な視覚情報処理を要する課題では，視力・視野障害の影響もあり，時間がかかるなどの困難さがみられた．

　一方，CATのAuditory DetectionやCPTでお手つきが多いこと，WCSTでPENが多いこと，生活場面で食への衝動を抑えられないことなどから抑制障害があると判断した．また，CPTの変動係数や検査場面の行動などから持続性注意の障害があると考えた．

　しかし，抑制障害と持続性注意の障害だけでは臨床的に観察される本例の症状を説明できないため，アイオワ・ギャンブリング課題を実施した．最後までカード選択を有利に進められない状況が継続したが，これは，ハイリスク・ハイリターンのbad deckだけを引いていたのではなく，4つの山をほぼ並び順に引いていたために生じた．

　また，BADSの修正6要素検査では，5分程経過した後から疲労を訴え始め，絵と計算の4つの下位検査をやはり並び順に実施するようになった．鍵探し検査でも「系統的だが効率的でない，うまくいかない探索パターン」を示した．

　以上から，本例の人格変化には，抑制障害や易疲労性とともに，先の帰結への無関心さとそこから生じるその場の感情を優先した投げやりな意思決定プロセスが関与していると考えた．

Ⅴ 経過

　初回時より約1年10ヵ月後(発症から4年後)に再検査を実施した．

①CPT(SRT課題，X課題)；変動係数，正答率，的中率については初回時から大きな変化は認められなかったが，平均反応時間はやや短縮した(表4-1)．

②WCST；達成カテゴリー数 4，全誤反応数 17〔Milner型保続数(PEM) 1, Nelson型保続数(PEN) 2〕，セットの維持障害(DMS) 2だった．初回時に比べると，達成カテゴリー数が増え，PENが減少した．

③アイオワ・ギャンブリング課題；初回時と同じ57回目で終了となった．初回時に比べて，課題後半でもbad deckから選択することがむしろ多く，ハイリスク・ハイリターンの山を選択することが抑制できない状況と思われた．

　再検査よりさらに10ヵ月後にアイオワ・ギャンブリング課題を再度実施した(再検査時②)．good deckからの選択が大幅に増え，初めて最後まで課題を継続することができた(図4-3)．

Ⅵ 症状と病巣の関係

　図4-4に症例5の頭部MRI画像を示す．左前頭葉腹内側部を中心に，両側前頭葉に広汎な損傷の残存を認めており，本症例で生じた持続性注意の障害，脱抑制傾向，人格変化の問題が主として左前頭葉腹内側領域の損傷と関連することを示唆している．

Ⅶ 本例から学ぶ診察のポイント

①アイオワ・ギャンブリング課題は，ソマティックマーカー仮説に基づいて，前頭葉内側部損傷の意思決定プロセスの障害を直接的にとらえる検査である．前頭葉腹内側部損傷例では，課題遂行中の皮膚電気反応が低下し，将来の帰結を長期的にイメージしにくくなることが報告されている．

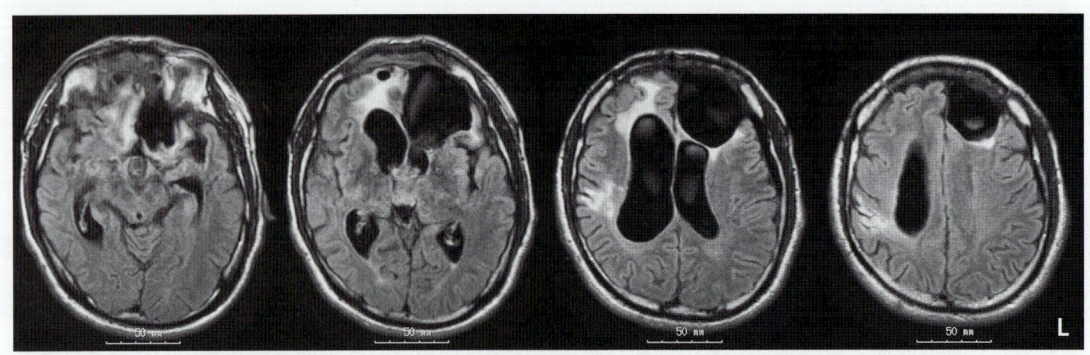

図 4-4 症例 5 の頭部 MRI 画像
左前頭葉腹内側部〜内側上方にかけて広汎な損傷の残存を認める．右前頭葉白質にも損傷がみられる．

　本例では頭部 MRI の結果から前頭葉腹内側部病変が確認されている．他の検査ではとらえにくい社会的行動障害の原因となる行動様式をギャンブリング課題によって理解することができた[1〜3]．
②BADS の鍵探し検査や修正 6 要素検査は自由度が高く，意思決定のプロセスを観察しやすい検査である．ギャンブリング課題でみられた傾向を補足する意味でも有効だった．
③経過をみると徐々に回復がみられ，発症から 5 年が経過した現在では，夜間のラーメンなど，食への衝動的な行動はみられなくなった．また，就労を目指して週 5 日の通所が可能になり，持続的に作業に取り組める時間が増えた．本例自ら，「一家の大黒柱に戻りたい．将来の就職のためには，生活リズムを整え，集中して作業できることが必要だと思う」と語れるようになり，妻の気持ちも落ち着きを取り戻し，病前のような仲の良い家族に戻った．
　こうした認知面・行動面の変化には，通所日数を段階的に増やすことで体力や集中力が回復したこと，家庭や高次脳機能障害者のグループ訓練の中で役割を遂行することで内省力や思考力が改善したこと，また，多機関による地域での支援体制ができたことなどが影響していると考えられる．

【参考文献】
1) 加藤　隆，加藤元一郎，鹿島晴雄．衝動制御の神経心理学―前頭葉眼窩部損傷例における行動異常の側面から．臨床精神医学．2005; 34: 195-201.
2) 岩波　潤，原　寛美，村山幸照．社会的行動障害を有する患者に対するアイオワ・ギャンブリング課題の実施について．認知リハビリテーション．2010; 15: 29-35.
3) 三村　將．社会的行動障害への介入法―精神医学的観点からの整理―．高次脳機能研究．2009; 29: 26-33.

〈三村　將，繁野玖美〉

CASE 05

前頭葉内側底面

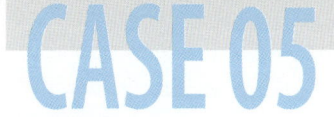

症例05　39歳　左利き男性　教育歴16年　学校教員

主訴：（家人より）新しいことが覚えられない．

I　現病歴

　仕事中に突然「ガツン」と頭痛が出現し，救急車にて近くの救命センターに搬送された．検査の結果，くも膜下出血と診断されて入院した．破裂した脳動脈瘤に対しクリッピング術が施行され，術後は明らかな異常なく良好に経過した．妻からみてもこの時点で術前と比べ変わったところは特になかった．3週間後に術後確認のCT血管撮影を行ったところ，クリッピングした動脈瘤の先端に造影効果があり，動脈瘤頸部の遮断が不完全で再手術が必要な状態と判断された．このため再クリッピング術が施行されたが，その術後から新しいことが覚えられなくなった．その日にあった出来事，自分のしたことの内容，見舞いに来てくれた人などを覚えていることができない．また，その日の日付，自分のいる場所などが混乱し，間違えるようになった．再手術より1ヵ月が経っても症状は変わらず，妻が精査を希望して当科を紹介受診した．

II　初診時現症

　意識清明で診察には協力的，一般会話・病歴聴取では言語に明らかな異常はなかった．最も困っていることは何か問いかけると「特に自覚症状はない」と答え，記憶の問題はないかと問うと「少しある」と答えるなど，病識は不良であった．神経学的には，前頭葉徴候も含め，明らかな異常所見を認めなかった．

① 順唱 8桁，タッピングスパン 6個

　全般性注意，即時記憶に顕著な障害はないものと考えられた．

② Mini Mental State Examination（MMSE）；19/30（時間の見当識 − 4，場所の見当識 − 4，3単語遅延再生 − 3）

　時間・場所のいずれについても明らかな見当識障害が認められた．3単語の遅延再生は記銘より5分後に施行し，いずれも自発的には再生できず失点した．

　　＊3単語遅延再生に加えた検査：再生できなかった3単語につき，それぞれのカテゴリーのヒント（「梅」という単語に対し"花の名前"）を与えたうえでの再生を求めたが，やはりいずれも再生できなかった．さらに同カテゴリー内での4つの選択肢（「梅」に対し"桜，梅，ひまわり，菊"）を与えたうえでの再認を求めたところ，3単語のいずれも正しいものを即座に選び回答することができた．

③ 逆向性記憶に関する問診

　発症前の患者の生活に関する記憶内容について想起させる問診を行った．まず妻との結婚式のことを問うと「36歳のとき，式は○○ホテルで．妻のために自分が△△を歌った．余興に同僚が□□をしてくれた」と，約4年前の結婚式のことを詳細な内容まで想起でき，これは妻に確認しても正しいものであった．一方，妻とともに最近行った旅行について問うと，「ディズニーランドに行ったような…」と発症の約半年前にあった旅行について大枠をあいまいに想起するのみでその詳細な内容は想起できず，またそれがいつの旅行であったかについては「去年か一昨年か…」と混乱していた．

次に発症前の社会的出来事に関わる記憶内容について問診を行った．受診時の総理大臣の名前を問うと「〇〇さん」と約1年半前に辞任した元総理の名を答え，その後に総理になった人はいないかと問うと「わからない」と答えた．一方で，患者の地元に約5年前にできた大型施設について問うと，その存在自体は確信していたが，いつできたかについては「10年前」と誤って回答した．

④**語流暢性検査**；語頭音「ふあに」合計 25，カテゴリー「動物」17

前頭葉機能，遂行機能の評価として簡便な語流暢性検査を行った．顕著な障害はないと考えられた．

Ⅲ 高次脳機能障害に関する所見のまとめ

1. 前向性健忘
2. 逆向性健忘
3. 見当識障害

Ⅳ 症状診断のポイントと鑑別

MMSEで3単語の復唱すなわち即時再生は可能ながらも，5分後の遅延再生は不可能であることから，近時記憶障害があって，これは新しいことを覚えられないという主訴と一致し，臨床的には前向性健忘を呈していることがわかる．3単語の遅延後想起について，選択肢を与えて想起する再認は3単語のいずれもスムーズに回答し正解したことから，自発的な想起である再生の顕著な障害に比べて再認は良好に保たれていると考えられた．発症前の記憶内容に関する問診からは，患者は発症前，少なくとも約1年半の期間の記憶内容について想起困難となっており，逆向性健忘があることがわかる．またこの期間内でかろうじて想起できた記憶内容において，さらにはこの期間外で確かに想起可能な記憶内容においても，その出来事がいつ起きたかという時間軸上の配置，時間的順序の判断については誤りやすいと考えられた．

見当識障害を伴って前向性と逆向性の両者の健忘を呈しており，知的機能が保たれ，注意障害・前頭葉症状がない点から，健忘症候群といえた．その病像は前交通動脈瘤破裂後に生じる前脳基底部性の健忘症候群と合致して，自発的な再生は顕著に困難であるにもかかわらず再認は比較的良好に保たれている点，個々のエピソードが想起できてもその時間的順序の判断に誤りが多い点で特徴的であった．なお本例は明らかな作話は伴っていなかった（➡[診察メモ]参照）．前医に確認するに，くも膜下

前脳基底部健忘の作話　　　[診察メモ]

前脳基底部損傷による健忘症候群は，前向性および逆向性の健忘，見当識障害，作話が主症状となる．作話は一般に，記憶の抜け落ちをその場限りの内容で埋め合わせる"当惑作話"と，空想的に大胆に発展した内容を話す"空想作話"とに分類されるが[1]，前脳基底部健忘ではこれらと異なる質的特徴をもった作話を生じることがある．話す内容に含まれる個々の情報は事実でありながら，それらの情報が時間的に混乱し誤った順番で並べられ話されるために生じるもので，これを"モザイク作話"とよぶことを提唱する研究者もいる[2]．本文で紹介した患者は作話を伴わなかったが，著者が経験した他の患者でこのような作話を呈した例があるので，それを紹介する．

最近の旅行の話：「去年の10月，会社で2つ先輩であったYの結婚式が横浜であった．式への出席は自分1人でしたが，遊びに行くということで，妻と娘・息子も一緒に行った．自分の運転する車で高速を走って行き，同じく先輩のTの家に泊めてもらった．」

この中で，下線が実線の部分は20年前，破線の部分は数年前，波線の部分は22年前の，それぞれ実際にあった出来事である．

出血を生じた破裂動脈瘤は確かに前交通動脈瘤であった．

V 詳細な検討および経過

初診後，2ヵ月間の外来リハビリテーションを経て，発症後4ヵ月で当科に入院した．この間に見当識障害は改善し，入院時のMMSEは26/30（場所の見当識 －1，3単語遅延再生 －3）となっていた．また病識も初診時に比べると向上していた．入院後，以下の検査を行った．

1. WAIS-III 成人知能検査（表5-1）

言語性課題，動作性課題のいずれも良好な成績で，全検査IQは111と高かった．言語理解が良好であることから意味記憶が保たれていること，作業記憶（ワーキングメモリー）および処理速度が良好であることから前頭葉機能が保たれていることがわかる．

2. ウェクスラー記憶検査（WMS-R）（表5-1，5-2）

即時記憶は言語性，視覚性ともに良好に保たれており，注意/集中力は114と高かった．全検査IQ 111に対し，一般的記憶指数68と顕著に低く，さらに遅延再生は50未満とより低下していて（一般的記憶指数に対し5%水準で有意差あり），近時記憶障害が明らかであった．直後・30分後のいずれにおいても，視覚性再生・論理的記憶といった自発的な再生を行う課題で成績の低下が顕著である一方，視覚性対連合・言語性対連合といったヒントを利用した再生を行う課題では比較的成績が保たれていた．

表5-1 WAIS-III，WMS-R

WAIS-III

	言語性IQ	動作性IQ	全検査IQ	言語理解	知覚統合	作動記憶	処理速度
発症後4ヵ月	115	103	111	116	101	115	105
発症後5年半	122	102	115	131	103	111	102

WMS-R

	言語性MQ	視覚性MQ	一般的MQ	注意/集中力	遅延再生
発症後4ヵ月	65	90	68	114	50未満
発症後5年半	61	104	70	115	58

IQ: Intelligence Quotient（知能指数），MQ: Memory Quotient（記憶指数）

表5-2 WMS-R（発症後4ヵ月）

	項目	直後	パーセンタイル	30分後	パーセンタイル
注意/集中力 114	精神統制	5/6			
	数唱	19/24			
	順唱	10/12	82		
	逆唱	9/12	82		
	視覚性記憶範囲	20/26			
	同順序	10/14	75		
	逆順序	10/12	85	遅延再生 50未満	
視覚性記憶 90	図形の記憶	7/10			
	視覚性対連合	14/18		6/6	
	視覚性再生	33/41	8	5/41	1
	論理的記憶	7/50	1	0/50	1
言語性記憶 65	言語性対連合	16/24		7/8	

3. Rey複雑図形検査（図5-1）

記銘するような指示を与えずに模写を行い，言語性の干渉課題を挟んで30分後に再生，さらに再認課題を行った．模写は難なく満点．30分後は，自発的な再生では大枠が想起されるのみであったが，再認課題では自発的に再生されなかった細かな構成要素も選択でき，再認レベルでの想起が比較的良好であることが伺われた．

模写

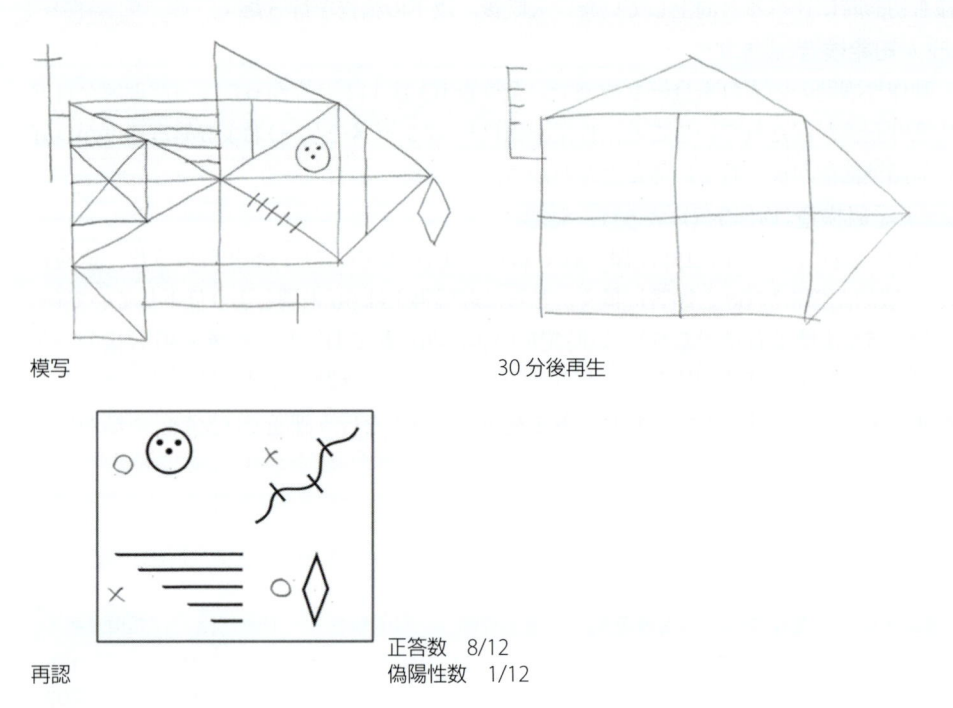

30分後再生

再認

正答数 8/12
偽陽性数 1/12

図 5-1 Rey 複雑図形検査
模写は完全ながら，30分後には大枠のみしか再生できなかった．その時点で行った再認課題では，再生できなかった細かな構成要素も選択できた．

4. Rey聴覚性言語学習検査

15個の単語で構成された単語リストを聴覚的に提示して覚えてもらい，直後に覚えているすべての単語を再生してもらう．これを5回繰り返した後，干渉課題として別の単語リストの提示と再生を1回のみ行い，その後初めの単語リストを再生，さらに再認課題を行った．5回繰り返しの記銘・即時再生の結果は4-4-6-5-7/15個で，再生できる単語数の増加が乏しかった．干渉後は2/15個と顕著な再生困難がみられたが，再認課題では正答数13/15個，偽陽性数0/15個ときわめて良好に想起することができ，再生と再認の成績の乖離が認められた．

5. Autobiographical Memory Interview（AMI）（表5-3）

AMIは逆向性記憶の検査であり，個人の生活史を3期に分け，それぞれにおける質問項目を定めている．患者に質問し，回答の正確さを家族や友人に確認することで，逆向性健忘の期間や時間勾配の有無についておおまかながら定量的に評価できる．本例はEarly adult lifeのうち，4年前にあった結婚の項目では満点を得ながら，その後にあたる子供などの項目では大きく失点した．

6. Crovitz Test（表5-4）

これも逆向性記憶の検査である．被検者にキーワードを提示してそれから想起される個人的エピ

表 5-3 AMI

Section	Part	Personal semantic	Score		Autobiographical incidents	Score	
Childhood	就学前	就学前の住所	2	/2	就学前の出来事を思い出してください	3	/3
		就学前の友人や隣人の名前(3人)	3	/3			
	小学校	小学校の名前	1	/1	小学校時代の出来事を思い出してください	3	/3
		その学校の場所	1	/1			
		就学時の年齢	1	/1			
		就学時の住所	2	/2			
		教師や友人の名前(3人)	3	/3			
	中学・高校	中学あるいは高校の名前	1	/1	中学(あるいは高校)時代の出来事を思い出してください	3	/3
		その学校の場所	1	/1			
		試験の成績,または順位	1	/1			
		その時代の住所	2	/2			
		教師や友人の名前(3人)	3	/3			
Early adult life	職業	卒業後修得した資格	1	/1	最初の仕事もしくは大学にまつわる出来事を思い出してください	3	/3
		最初の仕事と会社の名前	2	/2			
		就職時の住所	1	/2			
		友人や同僚の名前(3人)	3	/3			
	結婚	結婚した日(未婚であれば知人の)	1	/1	結婚式に関する出来事を思い出してください	3	/3
		結婚式の会場	1	/1			
		結婚前の住所	2	/2			
		結婚後の住所	2	/2			
		新郎の付き添い人(または来賓)	1	/1			
		花嫁の付き添い人(または来賓)	1	/1			
		花嫁の旧姓	1	/1			
	子供など	最初の子供の名前(いなければ知人の)	0	/1	20歳代で出会った人との最初の出会いについて思い出してください	3	/3
		その子供の誕生日	0	/0.5			
		生まれた場所	0.5	/0.5			
		2番目の子供の名前(いなければ知人の)	0	/1			
		その子供の誕生日	0	/0.5			
		生まれた場所	0.5	/0.5			
Recent life	現在の病院	この病院の名前	1	/1	この病院で体験した出来事を思い出してください	2	/3
		この病院の場所	1	/1			
		いつ入院したか	0	/1			
		現住所	2	/2			
		病院のスタッフや入院患者の名前(3人)	0	/3			
	前の病院	ここに来る前にいた病院の名前	1	/1	昨年起きた,親類や訪問客に関する出来事を思い出してください	2	/3
		その病院の場所	1	/1			
		いつその病院に入院したか	1	/1			
		その当時の住所	2	/2			
		その頃の知人の名前(3人)	1	/3			
	直前のクリスマス	クリスマスをどこで過ごしたか	1	/1			
		一緒に過ごした人の名前	1	/1			
	休暇や旅行	昨年(あるいは5年以内に)休暇を過ごした場所	1	/1	過去5年の休暇中に起きた出来事を思い出してください	2	/3
		いつ出かけたか	1	/1			
		誰と出かけたか	1	/1			

CHAPTER 1 前頭葉

表 5-4 Crovitz Test

期間	想起された エピソード数	点数
自らの小学校時代	2	6
A 学校勤務	1	3
B 学校勤務	3	9
C 学校勤務	5	14
D 学校勤務	0	0
入院後	1	3

D 学校勤務の期間は，発症直前の約 1 年半にあたる

ソードを聴取し，その陳述の具体性に応じた点数化を行う．今回は Baddeley と Wilson による 12 単語を用いた方法で行った[3]．患者が転勤を多くしていたため，想起された内容がどこに勤めていた際のエピソードであるかにより分類したところ，入院直前までの約 1 年半に勤めた先でのエピソードがまったく想起されていないという結果になった．AMI の結果などと総合して，発症前約 1 年半にわたる逆向性健忘があるものと判断した．

7. 経過（表 5-1）

発症後 5 年半の時点で WAIS-III および WMS-R を再評価した．WMS-R の遅延再生が発症後 4 ヵ月の 50 未満からこの時点で 58 まで改善しており，想起可能な記憶内容が増えていることをうかがわせたが，それでも全検査 IQ との比較からして近時記憶障害は明らかに残存していた．

Ⅵ 症状と病巣の関係

本症例は前交通動脈瘤破裂後に生じた健忘症候群であり，その詳細な特徴も前脳基底部性のものと合致していて，同部位の損傷・機能低下が示唆された．前脳基底部は前頭葉内側底面の後方にあるごく狭い領域であり，その詳細な構造の評価のため，3 テスラ機器による高解像度 3 次元 MRI を撮影し画像を再構成した（図 5-2）．

一般的に前脳基底部とは，終板傍回，梁下野，Broca 対角帯，無名質，側坐核を含む．またこの領域には前交連，脳弓柱，帯状束，分界条，内側前脳束，下視床脚など多くの神経線維束が走行している[4]．本例の MRI では，左側の終板傍回〜Broca 対角帯，左側の側坐核，両側の脳弓柱および前交

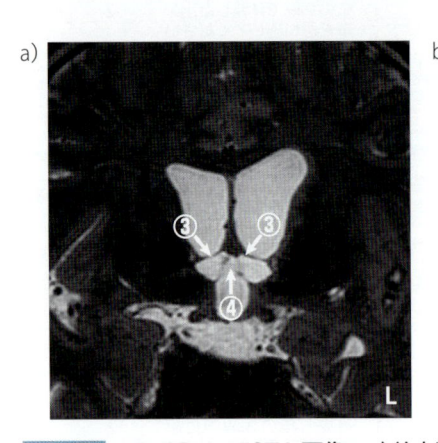

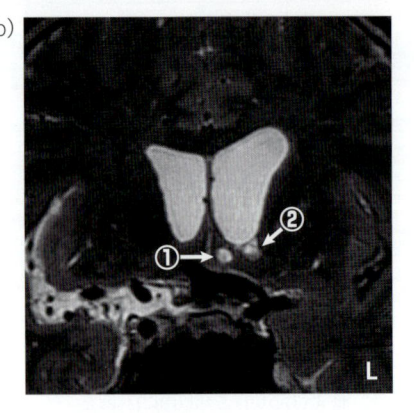

図 5-2 MRI T2WI-VISTA 画像：a) 前交連レベルの冠状断像，b) a より 2 mm 前方の冠状断像
左側の終板傍回〜Broca 対角帯（①），左側の側坐核（②），両側の脳弓柱（③）および前交連（④）に梗塞性の病変を認める．

連に梗塞性の病変を認めた．

　Norlen と Olivecrona の報告[5]以来，前脳基底部損傷後の健忘症候群が数多く報告されてきたが，前脳基底部健忘において，どの解剖学的構造の損傷が，健忘に対しどのように寄与しているかはいまだ明らかでない．前脳基底部に多く存在するコリン作動性ニューロン群は海馬体に豊富な神経線維を送っているため，これらの損傷が健忘において重要とする説がある[6]．その一方，本例でも損傷が確認された脳弓柱は Papez 回路の構成要素であり，これが前脳基底部健忘にとって重要な構造・損傷である可能性もある．

　動脈瘤破裂によるくも膜下出血とその術後には，出血による直接の損傷，手術侵襲による損傷，手術に伴う血管閉塞による梗塞病変，脳血管攣縮による梗塞病変と多くの損傷が混在する．したがって前脳基底部健忘を生ずる病因についても諸説がある．1つの仮説として，前交通動脈からの穿通動脈には前脳基底部を灌流するものがあるため，それが手術により閉塞し同部位に梗塞を生じることが原因，というものがある[7,8]．本例の MRI で示された損傷はいずれもその穿通動脈領域の梗塞病変であり，動脈瘤破裂・出血と初回手術の後にはなかった健忘が再手術の後に生じたという特徴的な経過と併せて，この穿通動脈閉塞説を支持するものと考えられた．

Ⅶ 本例から学ぶ診察のポイント

①MMSE において近時記憶障害・前向性健忘のチェックは3単語の遅延再生によって行われるが，ここで再生の障害があった場合，単語カテゴリーのヒント，さらには回答の選択肢を与えるという再認検査を行うことで，記憶障害の特徴をより細やかにとらえることができる．WMS-R はヒント下での再生は評価し得るが再認課題はなく，この点をより詳細に評価するには Rey 複雑図形検査や Rey 聴覚性言語学習検査を再認課題まで含めて行うのがよい．本例では一貫して，いずれの検査においても，自発的な再生の顕著な困難さに比べて再認レベルでの想起が保たれている点が目立ち，特徴的であった．

②逆向性健忘の評価は，発症前の情報，主には個人の生活史の想起によって行うことになり，患者ごとに題材・正答が異なることになる．そのため統制された条件下で評価しがたく，ゆえに臨床上も軽視されがちであるが，その存在あるいは特徴は病巣診断において有用なこともあるので，可能な限り患者と面談し評価するのが望ましい．問診，検査のいずれにおいても，患者の回答が正しいものであるかどうか，家族や友人に確認することが必要である．本例は発症前約1年半の出来事の想起が困難であるほかに，想起できた事実もしばしばその時間軸上の配置を誤るという特徴がみられた．

③長期的に経過をみると，若干ながらも，年の単位で徐々に症状の回復がみられた．自発的な再生は困難でも，ヒントを利用して，あるいは選択肢を得ての想起はだいぶ良好であるため，自分の行動や生活上の出来事についてメモを取り，それを見直しつつ予定を立て行動する，という対処が有効であった．訓練によりこのような対処を身につけることで，発症後2年余りで本例は復職することができた．適切な対処法を構築するためにも，健忘の特徴を仔細に評価し把握することが重要である．

【参考文献】

1) Berlyne N. Confabulation. Br J Psychiatry. 1972; 120: 31-9.
2) 安部光代, 大竹浩也, 鈴木匡子, 他. 前脳基底部病巣による健忘と作話の質的特徴. 脳神経. 2001; 53: 1129-34.
3) Baddeley A, Wilson B. Amnesia, autobiographical memory, and confabulation. In: Rubin DC, ed. Autobiographical Memory. New York: Cambridge University Press; 1986. p.225-52.
4) Fujii T. The basal forebrain and episodic memory. In: Dere E, et al, ed. Handbook of episodic memory. Elsevier Science; 2008. p.343-58.
5) Norlen G, Olivecrona H. The treatment of aneurysms of the circle of Willis. J Neurosurg. 1953; 10: 404-15.
6) Damasio AR, Graff-Radford NR, Eslinger PJ, et al. Amnesia following basal forebrain lesions. Arch Neurol. 1985; 42: 263-71.
7) Gade A. Amnesia after operations on aneurysms of the anterior communicating artery. Surg Neurol. 1982; 18: 46-9.
8) Fujii T. Perforating branches of the anterior communicating artery: Anatomy and infarction. In: Takahashi S, ed. Neurovascular imaging: MRI & microangiography. Wien: Springer-Verlag; 2010. p.189-96.

〈菊池大一, 藤井俊勝〉

CASE 06

前頭葉内側底面

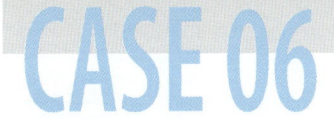

症例06　51歳　男性　Edinburgh利き手質問票にて完全な右手利き

主訴: **左下肢が動かない．うまく話せない．**

I 現病歴・既往歴

既往歴：1年前から高血圧と高脂血症を治療中．

飲酒中に突然に左下肢の脱力が出現し，4日後にはまったく動かなくなり，発語困難も出現した．発症5日後に入院した．入院時，意識清明で脳神経系は異常なし．左下肢の高度の麻痺と腱反射の亢進を認めた．Babinski反射は両側ともに陰性であった．左上肢に病的把握現象を認めた．四肢に運動失調なく感覚系では左下肢に中等度の表在感覚の低下を認めた．入院後に徐々に発語の改善がみられ，左下肢麻痺も改善し，入院6週目には歩行可能となった．

発症後42日後に神経心理学的検査を行った．見当識，近時・遠隔記憶に異常を認めなかった．数唱は6桁順唱可能．会話，物品呼称，読字において発語はやや努力性であったが，明らかな錯語や構音障害を認めず，言語理解も良好であった．失行，運動維持困難，半側空間無視，脳梁離断症状は認めなかった．左手に言語命令で解放可能であったが常同的な把握反射が誘発され，視覚性模索（visual groping）を含む本能性把握反応も認められた．また左足にはfoot grasp, foot gropingが認められた．これらの病的把握現象（→［用語メモ①］参照）は右上下肢には認められなかった．この患者では左手に道具の強迫的使用がみられた．患者の眼前のテーブルに道具を提示すると，左手が意思に反してこれらの道具をつかみ強迫的に使用した．例えば目の前に団扇を置き，「左手で，おいでおいでの真似をしてください」と求めると，左手が団扇をつかみ自分の顔を煽ぎ始め，その後右手でその団扇を取り上げ，テーブルの上に置いた．虫めがねの場合は左手がこれを取り，テーブルの表面を観察し始めた．ノコギリと板の場合は，まず左手がノコギリの柄をつかみ，その後右手が板を固定して板を切る行動を開始し，しばらくその行動を続けた後に右手が左手のノコギリを取り上げた．右手には左手を押さえつける，左手に持った道具を取り上げる，左手の近くにある道具を遠ざけるなど，左手の異常行動を抑制する行動がしばしば認められた．「目の前の道具を実際に持たないで，使う真似だけをしてください」という言語命令や，「見ているだけにしてください」と言った後に検者が道具を実際に使用し，その道具を左手の近くに置いて道具の使用を誘発すると，左手の道具使用はさらに頻回にみられ，眼前提示では握るのみで使用がみられなかった櫛，箸，金槌などの道具使用もみられるようになった．これらの道具の使用現象がみられたときに「使わないでください」と何度も言語制止命令を行ったが，患者は道具を使用し続けた．「使わなくてもよいことはわかっていますね？」の問いには「はい」と答え，「どうして使ってしまうのですか？」の問いには「（左手が）勝手野郎で…」と答えた[3]．

II 高次脳機能障害に関する所見のまとめ

1. 左手の把握反射，本能性把握反応
2. 左手の道具の強迫的使用

III 画像検査

発症約1ヵ月後の頭部MRIで右前頭葉内側面に梗塞巣を認め，病巣は脳梁膝部周辺〜脳梁体部前

> ### 病的把握現象（pathological grasping phenomena） ［用語メモ①］
>
> SeyffarthとDenny-Brown[1]によれば，病的把握現象は把握反射（grasp reflex）と本能性把握反応（instinctive grasp reaction）に分類される．
> 把握反射は手掌を遠位方向に圧迫しながらこすることによって生じる常同的な1指以上の屈曲・内転反応をさす．把握反射の誘発法としては，患者の手首の手掌面を下にして支え，軽く曲げた検者の手で患者の手掌を圧迫しながら指先に向かって最初はゆっくりと強くこすり，患者の指に屈曲がみられたら速度を速めるという方法が最も有効である．この手技により手掌に与えられる感覚刺激は，触覚刺激と皮膚・筋・腱の伸展により生じる固有感覚（proprioceptive sensation）である．局在病変で把握反射が出現する場合は対側の補足運動野病変との関連が強いと考えられている[2]．
> 本能性把握反応は，検者の指を患者の拇指と示指の間に置くとそれを手掌の中に取り込み（closing reaction），握り（final grip），検者の指を取り去ろうとすると把握が強まり（trap reaction），指を引き抜くと接触を保ちながらそれを追跡し（magnet reaction），また検者の手を患者の視野内に差し出すとそれを追跡し握ろうとする（visual groping）把握反射よりも複雑で非常同的な探索的把握運動である．本能性把握反応のうちでvisual gropingは誘発刺激が視覚であるという点においてその他の本能性把握反応と一線を画すものである．visual gropingでは手が届く範囲の視覚刺激に反応し，いったん反応が誘発されると周辺視野に刺激が移動してもそれを追跡する．局在病変でvisual gropingが出現する場合は対側の前部帯状回病変との関連が深いとされる[2]．足の把握反射はハンマーの柄などで母趾球付近を圧迫あるいは遠位に向けてこすると，持続性の足趾の屈曲と内転が起こり把握される現象である．足のvisual gropingは足の届く範囲に検者の手や物を差し出すとそれを足が追跡する現象である．局在病変で出現する場合，足の把握反射と足のvisual gropingは手のそれらと同じく，それぞれ対側の補足運動野，前部帯状回病変と関係が深いとされる．
> 本能性把握反応は一側半球損傷に伴って障害側と同側の手に認められることがあり，同側性本能性把握反応（ipsilateral instinctive grasp reaction）とよばれる．この徴候は右半球損傷に伴って右手に認められることが多いとされる．同側性本能性把握反応ではその手に把握反射を伴わない点，右半球症状の多くを合併している点において，前頭葉内側面損傷により対側手にみられる病的把握現象とは病態的に異なると考えられる．同側性本能性把握反応は右半球の広範な損傷を示す徴候であり，特に注意障害がその発現基盤をなし，右半球損傷により右半球から左半球へ向かう抑制がなくなり，左半球の右側空間を探索する傾向が解放されて出現すると考えられている．

1/3上方の前部帯状回，補足運動野皮質下白質，頭頂葉内側面，脳梁膝部〜体部を含んでいた（図6-1）．

IV 症状診断のポイントと本例から学ぶ診察のポイント

① 1982年に森と山鳥は，広範な左前頭葉内側面梗塞後に定型的な把握反射と本能性把握反応を示し，さらに本人にとってなじみのある道具を提示すると本人の意思とは無関係に右手がそれを強迫的に使用し始め，左手が患者自身の意思を反映して右手の異常行動を抑制するという特異な症状を「道具の強迫的使用」と名付けて報告した[4]．道具の強迫的使用は左前頭葉内側面損傷時の右手にみられ，右前頭葉内側面の左手には単に物をもてあそぶような無目的な異常行動は生じうるが，その行動の完成度は低く道具の使用には至らないとされてきた．しかし，本例では左手に把握反射と本能性把握反応を認めた点，眼前に提示した道具を左手がつかみ患者の意思に反して使用を続け強迫的である点，しばしば健側の右手が左手の異常行動を抑制する点において森と山鳥の報告例と一致し，「左手の道具の強迫的使用」と考えられた．

② 道具の強迫的使用の誘発法として以下の3方法を用いた[3]．すなわち，1）道具の使用禁止命令下に日常生活で使用する道具を患者の眼前に提示する，2）「実際に手に持たないでこの道具を使う真似だけをしてください」という命令下に道具を提示する，3）「見ているだけにしてください」という命

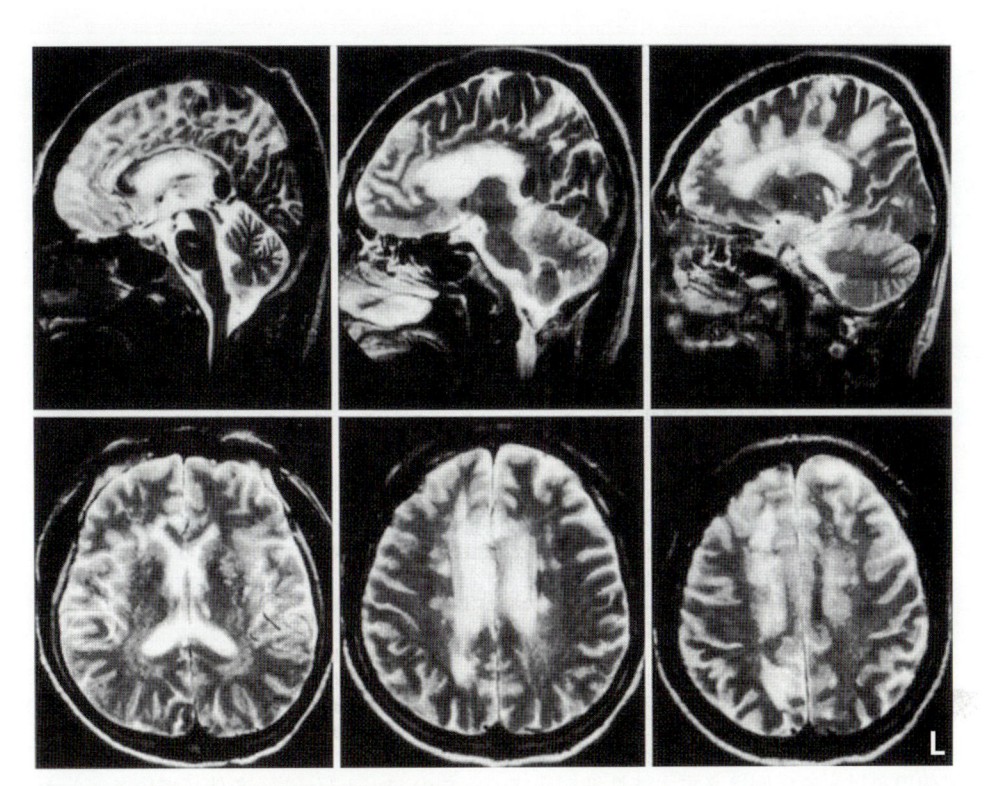

図 6-1 発症約 1ヵ月後の頭部 MRI（T2WI）

上段矢状断，下段水平断．右前頭葉内側面に梗塞巣を認め，病巣は脳梁膝部周辺～脳梁体部前 1/3 上方の前部帯状回，補足運動野皮質下白質，頭頂葉内側面，脳梁膝部～体部を含んでいる（橋本律夫，他．臨床神経学．1998; 38: 1-7 より．日本神経学会より許可を得て転載）．

令下に患者の目の前で検者が実際に道具を使用して見せた後，患者の手の近くに道具を置く，の 3 方法である．1)の誘発法で道具使用がみられない場合でも 2)，3)でそれがみられる場合があり，軽度の道具の強迫的使用例では 2)，3)のような誘発法を試みることが必要である．

③本例では，ノコギリと板のような両手協調が必要な道具を提示したときに，右手が左手の行動を一時的に補佐する行動が認められた．このような両手で道具を使用する行動は Lhermitte が報告した utilization behavior と一見類似している．しかし，utilization behavior の症例では左右いずれの前頭葉が損傷されても，利き手を主として使用し，道具の使用態度はより自然であり，さらに道具使用禁止命令に対して使用行動を中止することが可能である．本例では右手利きであるにもかかわらず病巣と反対側の左手を主として使用している点，右手が最終的に左手の行動を抑制している点，さらに道具使用の強迫性という点において utilization behavior とは明らかに異なる．道具の強迫的使用の症例における抑制行動は異常手の行動後直ちに起こるとは限らず，例えば食べ物を口に入れた後に吐き出したり，抑制行動をまったく伴わない場合もある．このような抑制行動の浮動性は道具呈示により誘発された行動の自動性と患者の意図（➡[用語メモ②]参照）の間の平衡の上に成り立っている可能性がある．

④道具の強迫的使用の神経機構としては，左半球優位に蓄えられている道具使用の運動記憶が左半球内側面からの同側性抑制と右半球からの脳梁を介する抑制の二重の抑制から解放されて出現するという仮説が一般に受け入れられている．しかし，この仮説では「左手の道具の強迫的使用」は説明できない．本例も含めて右前頭葉内側面損傷後に左手に出現する道具の強迫的使用例がそれほど稀で

[用語メモ②]

行動の自動性と意図

Goldbergの仮説[5]によれば行為・運動の制御は，神経発生学的に異なる2つのシステム―運動前野の外側面と内側面―による2重支配によりなされるという．外側運動前野は発生学的に梨状葉皮質-島皮質と関連が深く，内側運動前野(補足運動野)は海馬との関連が深いとされる．行為・運動への関わり方でいえば，外側運動前野は身体外部情報を処理し運動出力とするデータ駆動型で外界反応性の運動様式をつかさどり，一方内側運動前野は身体内部情報を処理し記憶駆動型で計画的・自発的な運動様式をつかさどるとされる．言い換えれば外側運動前野は環境依存的で自動的な運動出力様式であり，内側運動前野は意図的運動出力様式をもつといえる．健常人では外側運動前野と内側運動前野は随意運動の際に相補的に働いている．すなわち，外部刺激により駆動される自動的な運動に対して内側運動前野が意図的にそれらを制御しながら，あるいは内側運動前野に生じる意図により誘発された運動は外的手がかりを利用しながら(外側運動前野の働きを利用しながら)最終的な目的達成のための行為・運動を行う．随意運動はこのような行動の自動性と意図の間の平衡の上に成り立つと考えることが可能である．運動前野内側面の損傷の場合，外側運動前野が関与する外部刺激依存的な反応性の運動出力様式のみが働くことになり，運動・行為は意図の制御を失って自動症の性質を帯びるようになる．道具を提示されればそれに触発された自動運動として，道具の強迫的使用が出現する．道具の強迫的使用において時に患手の異常行動に健側手が協力したり，時間差をもって抑制行動が出現したりする事実は，反応性の運動出力に対して健側の内側運動前野に生じる意図は常に働いているわけではなく浮動的で，時には反応性の運動様式に行動を任せている場合があることを示唆する．

はない事実は，道具使用の運動記憶の左半球優位性がそれほど確固たるものではない可能性を示唆している[3]．

⑤道具の強迫的使用を呈する症例は必ず本能性把握反応のうちのvisual gropingを伴っている．しかし，visual gropingを呈する例が必ずしも道具の強迫的使用を呈するとは限らない．前部帯状回損傷が中部から後部に限局する場合はvisual gropingにとどまり，その損傷がさらに前方の脳梁膝部周囲前部帯状回まで進展すると道具の強迫的使用が出現する傾向があると考えられている．

【参考文献】

1) Seyffarth H, Denny-Brown D. The grasp reflex and the instinctive grasp reaction. Brain. 1948; 71: 109-83.
2) Hashimoto R, Tanaka Y. Contribution of the supplementary motor area and anterior cingulate gyrus to pathological grasping phenomena. Eur Neurol. 1998; 40: 151-8.
3) 橋本律夫, 長谷川政二, 真木寿之, 他. 右前頭葉内側面損傷後の左手の道具の強迫的使用. 臨床神経学. 1998; 38: 1-7.
4) 森 悦朗, 山鳥 重. 左前頭葉病変による病的現象―道具の強迫的使用と病的把握現象との関連について. 臨床神経学. 1982; 22: 329-35.
5) Goldberg G. Supplementary motor area structure and function: Review and hypotheses. Behavioral and Brain Sciences. 1985; 8: 567-616.

〈橋本律夫〉

CASE 07

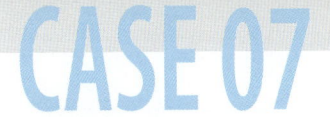

前頭葉外・内側

症例07 59歳 女性 右利き 教育歴12年

主訴：（家人より）行動がおかしい．家事をしない．

I 現病歴

買物の支払いの際，本人が必ず紙幣を出しておつりをもらうので，財布が硬貨でいっぱいになっているのに家族が気づいた．また，同時期より家事をしなくなり，居眠りをすることが多くなった．1年後，米を炊く際に何度も水を計量するようになった．さらに，「パン焼かないかん」，「ガス消さな，家が火事いく」などの言動を繰り返すようになった．

II 初診時現症

意識清明で，診察には協力的である．行動障害などに対しての病識は低下していた．神経学的所見にて，両手の把握反射，本能性把握反応，反響言語，強迫的な言語応答，摸倣行動などの被影響性亢進を認めた．さらに，食後，茶を飲む，湯飲みを洗う，またお茶を飲むといった一連の行動（袋小路的な行為の反復）が繰り返された．

① 神経心理学的所見；Mini Mental State Examination（MMSE）20/30，アルツハイマー病評価スケール（ADAS）17/70，レーヴン色彩マトリックス検査 9/36，WAIS-R 成人知能検査 言語性 IQ 71，動作性 IQ 54，全 IQ 61，WAB 失語症検査 AQ 85．間代性・意図性保続，系列運動，Go/no-go 課題や Stroop 課題の障害を認めた．

② 行動神経学的所見；常同的・保続的・反射的・強迫的行動を認めた．入院生活では，食後，お茶を飲む，湯飲みを洗う，またお茶を飲むといった一連の行動（袋小路的な行為の反復）が誘発され，1日に何度も繰り返された．本人も「あかんのやね」と言いながらも繰り返した．診察場面では，物品や検者の動作が提示されたときに，言葉に出したり，真似をしたりしないよう指示されていても，検者がチョキの形の手を見せると真似してしまう（摸倣行動）（➡［用語メモ①］［診察メモ①］参照），あるいは，真似ができないように検者が患者の手を押さえると，今度は「チョキ」，「V」ないしは「2」などと発言するような強迫的言語応答がみられた．手を振る動作に際して，「バイバイ」，チョ

模倣行動 ［用語メモ①］

Lhermitte ら（1986）[1]による模倣行動の誘発および観察方法は，検者が患者の面前で何も指示を与えずに一連の動作を行い，患者が模倣したならば，患者になぜ模倣したのかについての内省を尋ね，次に模倣をしてはならないという指示を与えた後，再び検査を行うというものである．患者が模倣をしなければならないと思った場合，患者の意図が喚起されたための随意運動とみなされ，模倣行動と判断される．一方，患者が制止命令を理解しているが，模倣してしまうという内省や模倣を抑制する方略が観察される場合には，患者の意図に反した行為と考えられ，反響行為と判断される．このため，Lhermitte の観察方法から，反響行為，模倣行動を明確に鑑別することは困難である[2]．Lhermitte らの模倣行動の誘発方法では，①模倣しない，②模倣するが模倣を制止した後には模倣をやめる，③模倣を制止しても模倣をし続ける，という3種類の反応が生ずる．このため，我々はこれらの反応を操作的に2つの模倣行動に分離し検討した[2,3]．そうすることにより患者の内省に基づく判断をする必要はなくなり，変性性認知症などにおける模倣行動の病的意義についても検討可能である．

[診察メモ①]

摸倣行動は軽度から中等度の前頭側頭葉変性症(FTLD)とアルツハイマー病(AD)とのベッドサイドでの鑑別に有用

変性性認知症における摸倣行動の病的意義について検討した．対象：FTLD 40例，AD 105例，認知障害のない入院患者80例で，年齢，教育歴，性別に関して有意な差はなかった．
方法：診察などの導入後，検者は指示を与えずに患者の前で10の動作を行う．患者が摸倣した場合，摸倣をしてはならないという指示を与え，再度刺激を繰り返えす．患者が10動作中6動作以上を摸倣した場合を陽性とし，禁止後に摸倣をしない場合をnaive IB，禁止しても摸倣を続けた場合をobstinate IBと定義した(図7-1)．
結果：obstinate IBはFTLD群の51%のみにみられ，他の群ではみられなかった．naive IBは認知障害のない患者の26%，ADの36%，FLTDの35%にみられた．認知障害のない対照群で，naive IBの有無と年齢，教育歴，性，MMSEに有意な差はなく，また，AD群で，naive IBの有無と年齢，教育歴，性，認知機能，前頭葉機能に有意な差は認めなかった．
naive IBは認知症患者に高頻度にみられ，認知障害や老化による認知機能の低下が関与している可能性があるが，認知障害のない患者でもかなりの頻度で生じ，必ずしも病的とはいえない．この現象には習慣などの社会的行動様式の世代間の差が関与している可能性も否定できない．obstinate IBはFTLDに特異的に出現し，軽度から中等度のFTLDとADとのベッドサイドでの鑑別に有用な症候である[2,3]．

誘発手技と判定基準

一人の医師が患者と対面し，簡単な導入の後，何も指示を与えずに単純肢位，慣習的動作，パントマイムなど一連の10動作を行う

→ 摸倣しなかった → 陰性
→ 6動作以上を摸倣した

摸倣を禁止し，理解を確認した後，再び同様の10動作を行う

→ 摸倣を止めた → naive IB
→ 6動作以上を摸倣した → obstinate IB

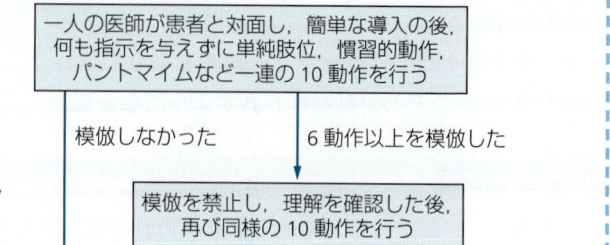

図7-1 摸倣行動の誘発法とnaive IB，obstinate IBの評価の手続き

キの指位に「チョキ」，「V」あるいは「2」と検者の指の数の計数をするなど，物品呈示に際して強迫的に呼称したり，検者の動作を強迫的に言語化した．言語応答を禁止すると，手で口を押さえる，小声で言うなど，自らやめたいという意図を示すが，抑制することは困難であった．「もう言わへん」，「また言うてしもうた」などと内省を語った．

III 高次脳機能障害に関する所見のまとめ

1. 脱抑制，常同症，自発性低下，病識の低下
2. 強迫的な言語応答，摸倣行動などの被影響性亢進
3. 食後，お茶を飲む，湯飲みを洗う，またお茶を飲むといった一連の行動(袋小路的な行為)の反復
4. 前頭葉機能障害(行動抑制障害，把握反射)

IV 画像所見

MRIでは前頭葉穹窿面と内側面の萎縮が著明で，PETでは前頭葉穹窿面と内側面で局所酸素代謝率が著しく低下していたが，眼窩面は比較的保たれていた(図7-2)．

V 本例から学ぶ診察のポイント

1. 前頭側頭葉変性症(FTLD)の前頭側頭型認知症(FTD)との診断

本例は脱抑制，常同症，自発性低下，病識の低下などの臨床症状および画像所見より前頭側頭葉変

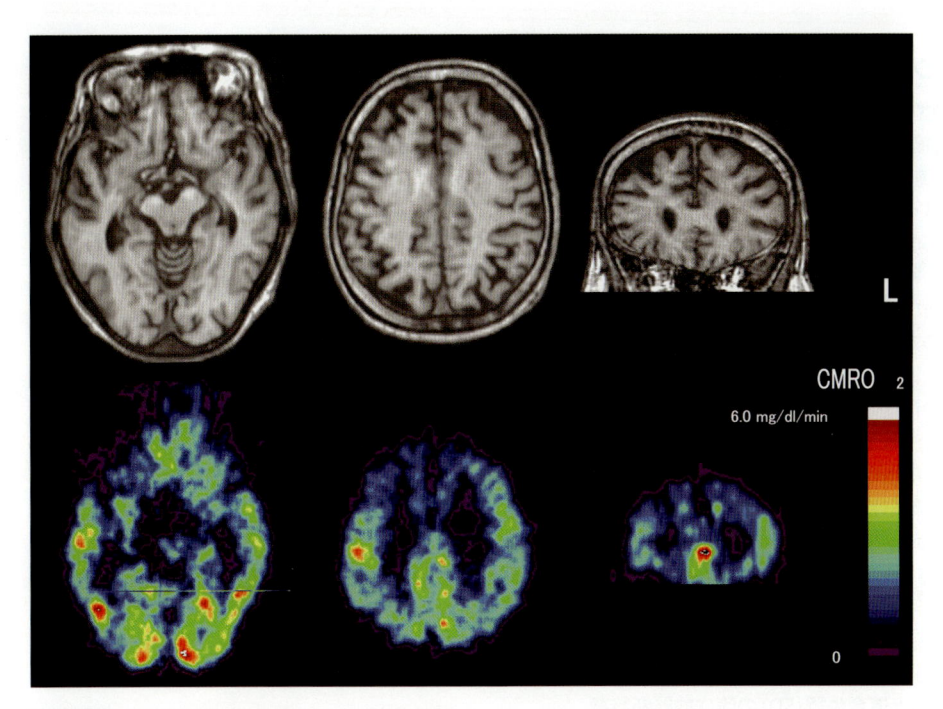

図 7-2 MRI T1 強調画像(上)と PET(下)

MRI T1 強調画像では前頭葉穹窿面と内側面の萎縮が著明で，PET では穹窿面と内側面で局所酸素代謝率が著しく低下していたが，眼窩面は比較的保たれていた．

性症(FTLD)(➡[用語メモ②]参照)の前頭側頭型認知症(FTD)と臨床的に診断した(➡[診察メモ②]参照)．

2. 前頭側頭型認知症(FTD)と被影響性の亢進

FTD でみられる，利用行動，模倣行動，環境依存症候などの被影響性の亢進(あるいは，被刺激性の亢進)は，前方連合野が障害され後方連合野への抑制が外れ，後方連合野が本来有している状況依存性が解放された結果生ずる[5]．すなわち，外的刺激あるいは内的欲求に対する被刺激閾値が低下し，その処理は短絡的で，反射的，無反省になったものと理解でき，stimulus-bound behavior とも称される．

前頭側頭葉変性症(FTLD) [用語メモ②]

前頭側頭葉変性症(frontotemporal lobar degeneration: FTLD)は，著明な人格変化や行動障害，言語障害を主徴とし，前頭葉，前部側頭葉に病変の主座を有する，古典的 Pick 病をプロトタイプとした変性性認知症を包括した疾患概念である[4]．FTLD は最初に侵される領域に応じて，前頭側頭型認知症(frontotemporal dementia: FTD)，進行性非流暢性失語(progressive non-fluent aphasia: PNFA)，意味性認知症(semantic dementia: SD)の 3 つに分類される(図 7-3)．これらの 3 臨床型が大きく異なるため，それぞれに対して臨床診断基準が存在する(➡[診察メモ②]参照)．

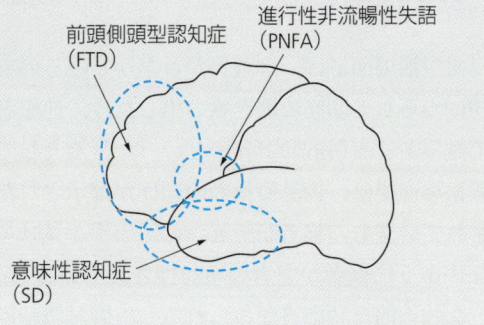

図 7-3 FTD, PA, SD の主たる脳萎縮部位
破線内が各臨床病型の主たる病変部位に対応する．

> **国際ワーキンググループによる前頭側頭葉変性症(FTLD)の臨床診断基準[4)]** ［診察メモ②］
>
> **List1　前頭側頭型認知症(FTD)の臨床診断特徴**
> 人格変化と社会接触性の障害が病初期および全疾患経過を通して優勢な特徴である．知覚，空間的技能，行為，記憶などの道具的機能は正常か比較的よく保たれる．
> I．中核的特徴（すべて必要）
> 　A．潜行性に発症し徐々に進行する
> 　B．早期からの社会的対人関係の低下（マナー，礼儀，行儀作法の障害，反社会的・脱抑制的な言語的，身体的，性的な行動などの質的な異常）
> 　C．早期からの対人接触の調整障害（受動性，無気力，活発さの低下から過活動，常同，徘徊までの習慣行動の量的な異常．話す，笑う，歌う，性的行動，攻撃性の増加）
> 　D．早期からの情動の鈍麻（無関知と感情的な暖かさ，感情移入，共感の欠如と他者への無関心を伴う不適切な感情の浅薄化）
> 　E．早期からの病識の低下
>
> **List2　進行性非流暢性失語(PA)の臨床的診断特徴**
> 表出言語の障害が病初期および全疾患経過を通じ優勢な特徴である．他の側面の認知機能は正常か比較的よく保たれる．
> I．中核的特徴（すべて必要）
> 　A．潜行性に発症し徐々に進行する
> 　B．少なくとも失文法，音韻性錯語，失名辞のどれか一つを伴う非流暢性の自発話
>
> **List3　意味性失語と連合失認(SD)の臨床的診断特徴**
> 意味の障害（語義の理解および/または物品の同定の障害）が病初期および全疾患経過を通じ優勢な特徴である．自叙伝的記憶を含む他の側面の認知機能は正常か比較的よく保たれる．
> I．中核的特徴（すべて必要）
> 　A．潜行性に発症し徐々に進行する
> 　B-1　以下の特徴を有する言語障害
> 　　1．進行性，流暢性の空虚な自発話
> 　　2．呼称および理解の障害で示される語義の障害
> 　　3．意味性錯語
> 　および/または
> 　B-2　以下の特徴を有する認知障害
> 　　1．相貌失認：馴染みの顔の同定認知の障害
> 　および/または
> 　　2．連合型失認：物品の同定認知の障害
> 　C．知覚的マッチングと模写は保存される
> 　D．一単語の復唱は保存される
> 　E．音読，正字法的規則単語の書き取りは保存される

　日常生活場面では，介護者が首をかしげるのを見て同じように首をかしげたり（模倣行動），何かの文句につられて即座に歌を歌い出したり，他患者の質問に先んじて応答したり，視覚に入る文字をすべて読みあげる（強迫的音読）といった行為として現れる．

　診察場面では，物品や検者の動作が提示されたとき，言葉に出したり，真似をしたりしないよう指示されていても，検者がチョキの形の手を見せると真似してしまう（模倣行動），あるいは，真似ができないように検者が患者の手を押さえていると，今度は「チョキ」，「V」ないしは「2」などと発言するような強迫的言語応答がみられる．反響言語や反響行為のように，刺激と同じ形式で反応することが多いが，強迫的言語応答では動作や物品による刺激に対して言語的に，強迫的音読では文字刺激に対して音読で応答する．

| 強迫性障害 | [診察メモ③] |

強迫性には以下の特徴が指摘されている．①ある思考や行為が随意的コントロールを超えて執拗に意識の中に侵入する（不随意性）．②その思考や行為は自我異質的で，好ましからざる，受け入れがたい，馬鹿げた不合理なものであり，不快感，不安や恐れを伴う（自我異和性，不合理性の自覚）．③その思考や行為は不快感，不安や恐れを伴うが，それにもかかわらず，その思考や行為は自らの考えであって，他者からの影響を受けているわけではない（自己帰属性）．④患者はこのような現象を無意味で不必要な状況にそぐわないと思い悩み，その拘束に抵抗して逃れようとするが，それによってますます不安・恐怖が強くなり，結局，繰り返さざるを得ない（反復性・持続性）．これらの特徴のうち，客観的に捉えられるのは，行為の「反復・持続性」と，患者が何らかの抑制の努力を示す場合には，「不随意性」を読み取ることが可能である．しかし，「不随意性」の体験そのものや「自我異和性」や「自己帰属性」は主観的な体験に属する．

本例が示した強迫的な言語応答や模倣行動は，いずれも単純な刺激に対して単純な形式で反射的・強迫的に応答をしてしまう現象で，異常な行為を抑制しようとする意図が認められた．さらに，これらの制止しがたい異常な行為に対する困惑がみられることがあった．また，これらの行為は患者への制止により，他の反応様式に変化する場合があり，強迫的な模倣行動や言語応答は，同一あるいは類似の機序による症候で，被刺激性の亢進や被影響性の亢進とそれに続く反射的処理に基づくstimulus-bound behaviorと考えられる．しかし，行為をする，あるいは言語応答をするなどの応答様式の選択は患者にゆだねられており，勝手に応答してしまうという側面はあるものの，応答しなければならないと思うなど，意図が喚起されていることがうかがわれる場合もあった[2]．

3. 前頭側頭型認知症（FTD）と袋小路的な行為の反復

FTDの一部の患者で反響言語，反響行為ないしは模倣行動，強迫的言語応答に加えて，異常な被刺激性亢進と繰り返し行動がみられることがある[6]．運動保続とは異なり，複雑な一連の行為の反復や一定の行動を断続的に繰り返す．言語面では，同語反復や反響言語の形で現れる．常同行動と強迫症状の症状学的境界は任意のものに過ぎないが，運動・行為・行動の反復にはさまざまな程度に強迫性を伴っている．自己の強迫症状に対する自我違和性が認められない点で強迫性障害（→[診察メモ③]参照）でみられるものとは異なっている[7]．

食後お茶を飲む，湯飲みを洗う，またお茶を飲むといった一連の行動（袋小路的な行為）の反復では，外的な刺激によって一連の決まった行為・行動が反射的に誘発され，さらに，一連の行動の中のある一つの事象が再びトリガーとなり，際限なく繰り返される．いわば，袋小路的な行為の反復とも呼べるものもある[8]．患者は異常に気づいていて，やめたいという意図を示す場合もあるが，不必要に外的刺激に注意が向いてしまい，また，抑制を維持することも困難で，強迫的に何度も繰り返してしまう．このような行為の反復は，外的な刺激に対する行為の制御の異常ととらえることもできる．

【参考文献】

1) Lhermitte F, Pillon B, Serdaru M. Human autonomy and the frontal lobes. Part I: Imitation and utilization behavior: A neuropsychological study of 75 patients. Ann Neurol. 1986; 19: 326-34.
2) 下村辰雄．行為障害における強迫性とはなにか．神経心理学．2000; 16: 91-8.
3) Shimomura T, Mori E. Obstinate imitation behavior in differentiation frontotemporal dementia from Alzheimer's disease. Lancet. 1996; 352: 623-4.
4) Neary D, Snowden JS, Gustafson L, et al. Frontotemporal lobar degeneration: a consensus on clinical diagnostic criteria. Neurology. 1998; 51: 1546-54.
5) 田邉敬貴．強迫症状の神経心理学．脳の科学．1999; 21: 815-23.

6) Ames D, Cummings JL, Wirshing WC, et al. Repetitive and compulsive behavior in frontal lobe degeneration. J Neuropsychiatry Clin Neurosci. 1994; 6: 100-13.
7) 高橋克朗. 痴呆と常同・強迫行動(Pick病など). 神経心理学. 1991; 7: 19-26.
8) 森 悦朗. 前頭前野病変による行為障害・行動障害. 神経心理学. 1996; 12: 106-13.

〈下村辰雄, 竹下千映子〉

Chapter 2　側頭葉

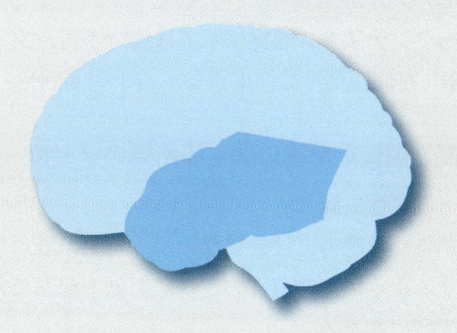

CASE 08

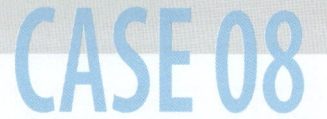

側頭葉外側

症例08 38歳　右利き男性　教育歴16年　元会社員

主訴：人の話す言葉がわからない．雑音に聞こえる．

I 現病歴

　X-4年10月右側頭葉に脳出血を生じ，血腫除去術を施行．手術直後は軽い記憶障害を認めたが徐々に回復し，以降生活には大きな支障がなかった．

　X-1年8月突然歩行困難となり，意識消失．近医で左被殻出血の診断となった．意識回復後，周囲の音が雑音に聞こえるという症状に加え，右片麻痺に気づいた．X年5月精査目的で当科に入院．

II 初診時現症

　受診時意識清明．脳神経系に異常なし．右上下肢に不全麻痺あり．純音聴力は正常範囲内．神経心理学的には，言語の聴理解や復唱ができない状態．その他の言語所見には，やや喚語困難があるほかには異常なし．会話のスピードを落としても聴覚理解には改善なし．見当識，記憶，行為，認知，構成に異常なし．

　注意障害なし．記憶，行為にも異常なし．

①標準失語症検査（SLTA）；聴覚理解が必要とされる項目はすべて不正解．それ以外はほぼ正常．
②レーヴン色彩マトリックス検査；34/36
③数唱；5桁（視覚提示）
④トークンテスト；聴覚呈示では施行不可．文字での呈示では94%の正答
⑤MRI；左側頭葉や島の皮質下，右上側頭回や，Heschl回の皮質下に出血を認めた．

III 高次脳機能障害に関する所見のまとめ

語聾・聴覚性失認

　言語機能と聴力には異常ないが，言語の聴理解がほぼ完全に障害されている＝語聾の状態である．後述するように，環境音の理解にも低下があるため，純粋語聾ではなく，症候名としては，広義の聴覚性失認にあたる．

IV 症状診断のポイントと鑑別

　本症例の主訴は「人の話す言葉がわからない，雑音に聞こえる」というもので，言語の理解には著しい障害をきたしているものの，言語の表出，読解，音読，それに書字には明らかな異常がない．また純音聴力や，聴覚に関する脳幹機能を反映する聴性脳幹反応には低下がなかった．

　初回の脳出血後には明らかな症状はなかったが，2度目の脳出血後に急激な聴覚症状を呈した本症例の経過は，皮質性の聴覚障害に典型的である．皮質性の聴覚障害には，皮質聾，純粋語聾と聴覚性失認（狭義と広義）の3種類がある．いずれも失語は伴わない．皮質聾は大脳病変による聴力全般の低下で，患者は「音が聞こえない」と訴える．純粋語聾とは，聴力や環境認知などの言語以外の聴覚認知については基本的に保たれるが，言語音の知覚は障害され，しかもそのほかの言語機能は保たれるという，非常に選択的な障害をさす．純粋語聾の症例は，本症例でもそうであったように，「話し言

葉が雑音に聞こえる」と訴えることが多い．聴覚性失認には広義と狭義の2通りがある．広義の聴覚性失認は，言語音・非言語音（環境音，動物の鳴き声など）を含む有意味音に対する認知障害をさす．狭義の聴覚性失認は，言語音の理解は良好だが環境音などの非言語音の理解ができなくなる症例をさす[1]．皮質性の聴覚障害は，両側大脳半球の損傷により生ずることが多く，また聴覚野は損傷されても言語野は保存される場合に発症する．いずれの病型も発生頻度は非常に低い．

V 詳細な検討および経過

①文の聴理解；録音された朗読「一人の男は急いで木によじのぼりました」を25回繰り返し聴取するも，一単語・一音節の理解もできず．
②音声による性別の弁別（ラジオから録音した音声；男声 5, 女声 5）; 9/10
③純音（440 Hz と 880 Hz）の高低の区別; 22/24
④韓国語と日本語の会話文を聞いて韓国語か日本語か答える課題（韓国語 10, 日本語 10）; 16/20
⑤音源定位（正面9方向から指を鳴らし，定位させる）; 5/36（水平方向のみ正解は 15/18, 垂直方向のみ正解は 5/18）
⑥左右それぞれ 0.8 ms 遅らせた純音での擬似的音源定位（左右のどちらから聞こえるか）; 20/20
⑦200 msec の純音を 200 msec の間隔で連続提示し，いくつ聞こえたか答える課題；3個までは 4/4, 6個からは 0/4
⑧純音の音量変化（フェードイン，フェードアウト）の弁別; 10/10
⑨環境音の識別；日常生活の環境音 1/10, 動物・鳥の鳴き声 1/10
⑩音のイメージ（口頭で再生）；猫, 犬, カラス, 消防車, 電話で可能
⑪歌唱能力；障害されていた．
⑫純音による聴力検査（オージオグラム）；聴力低下なし．聴覚脳幹反応（ABR）では，正常パターンであった．
⑬子音の識別課題；男性の声で，「ば」「ぱ」「だ」「た」「が」「か」の6種類の音を録音し，ヘッドホンで両耳に呈示．被検者には，6つのうちいずれかを選択させた．10個ずつ合計60回．結果は 11/60
⑭母音の識別課題；日本語の5つの母音（「あ」「い」「う」「え」「お」のうちいずれか）を呈示し，5つのなかから選択．20回ずつ合計100回．結果は 250/500

[まとめ]
1. 純音聴力には低下なし
2. 音声の高低の弁別は可能
3. 方向の定位は，左右方向は比較的良好だが，上下の定位は不可
4. 両耳間時間差の弁別は可能
5. 母国語，外国語のプロソディーの弁別は可能
6. 環境音の識別は不可
7. 子音の同定が必要な言語課題はすべて不可
8. 母音の同定は，ある程度可能（母音間で成績にばらつきあり）

VI 症状と病巣の関係

本症例の病巣は左右の側頭葉で，いずれも脳出血による損傷である．初回の右側頭葉の脳出血後，言語の理解を含め，聴覚機能には明らかな障害がなかった．2度目の脳出血（左側頭葉皮質下）後に語

聾や聴覚失認の症状を呈した.

　一次聴覚野は上側頭平面のHeschl回に存在する．Heschl回は，水平断では島の後方から脳表に向かって前外側へ帯状に延び，冠状断では上方凸のΩ型を呈する[2]（図8-1）．脳磁図において，聴覚誘発磁界は通常両側性に観察されるが，本症例においては，左側では誘発されなかった．したがって，まずは左聴覚皮質への入力が遮断されているということがわかる（図8-2）．一方，右半球には何らかの聴覚反応はあることがわかる．脳磁図の結果とMRI上の病巣の位置から，左側については聴放線の損傷により一次聴覚野への入力が遮断されていたものと考えられる．これらの所見から，2度目の脳出血が左側に生じてからは，左半球の聴覚機能がほぼ失われたものと考えられる．右上側頭回の皮質および皮質下には広汎な損傷がみられるが，残存する不完全な聴覚機能は右聴覚野への聴覚入力（脳磁図で判明）により担われているものと考えられる．本症例の特徴は，音節の知覚において，母音と子音の成績の乖離が著明で，母音についてはある程度の識別が可能であったという点である．本症例では，純音の高低など比較的単純な音の認知は一部保たれており，それらは部分的に残存した右半球で担われている可能性が高い．聴理解以外の言語機能が保たれていることから，後方言語野は左半球に残存しているものと思われる．

Ⅶ 本例から学ぶ診察のポイント

　語聾による言語の理解障害はきわめて明解な症状であり，しかも失語がないので本人が症状を正確に表現することができる．頻度の低い症状であることから詐病と誤診される可能性はあるかもしれないが，患者の訴えを素直に聞き，適切に画像診断を行えば，診断は容易である．より詳細な診察をするうえでのポイントは，障害の本質が音韻処理の異常なのか，それとも音の時間処理（temporal processing）など，音韻処理の前段階（prephonemic）の聴覚処理の問題なのかを明らかにすることである．本症例では，語音の中でも子音と母音の間で同定の成績に乖離がみられている．子音の認知には10 msec単位の高い時間分解能が必要である一方，母音は100～200 msec前後持続するため，音韻認知に必要な時間分解能が異なる．子音認知の障害がとりわけ顕著であった本症例では，聴覚刺激の時間分解能が障害の本質である可能性が高い．

　病巣の分布については，2001年までに報告された純粋語聾59例のうち，42例は両側性の損傷で，17例は片側性であった[3]．両側損傷で語聾をきたす場合は，少なからず聴覚処理の能力低下があるものと考えられ，丹念に診察すれば本症例のように純粋な語聾以外の症状が見つかる場合が多い．通常，両側損傷の症例では一側の損傷直後には言語機能，聴覚機能に何らの変化も検出されず，両側損傷が生じてから急激に症状が発生する．また，先行研究によれば，左右半球が損傷される順番には一定の傾向はないという．一方，一側損傷で語聾をきたす症例[4]では，皮質下の深い部分に損傷がみら

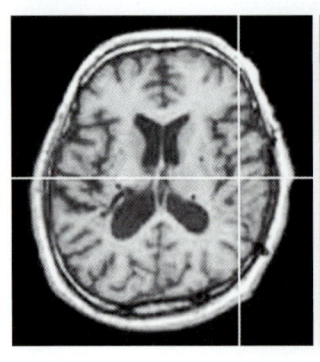

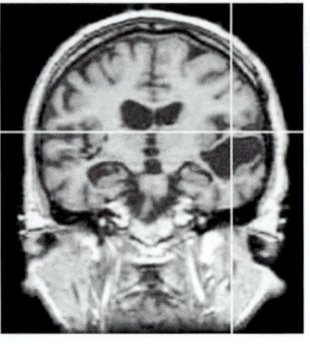

図8-1 T1強調画像水平断と冠状断
直線の交点はHeschl回を示す．その直下の低信号域が1回目の出血部位．

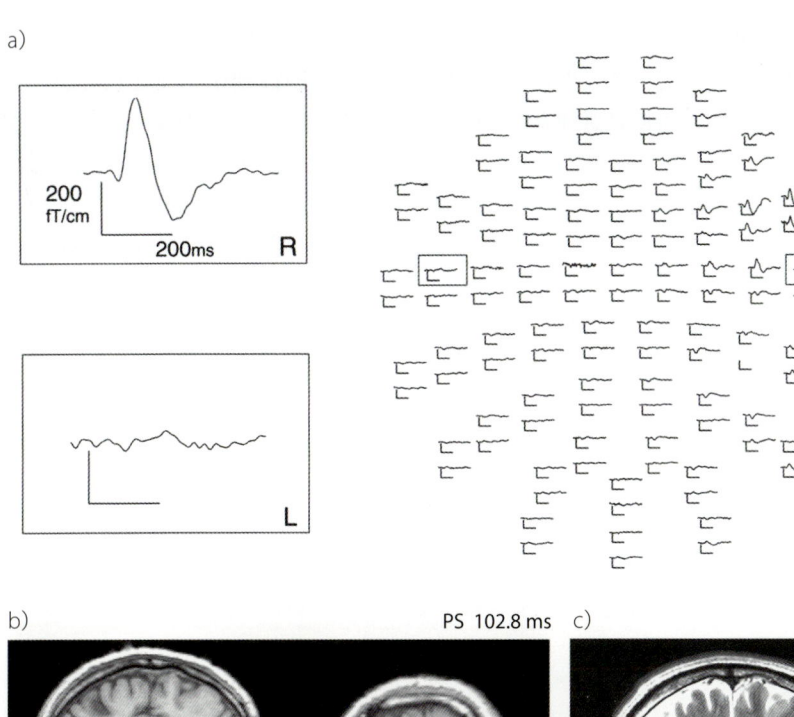

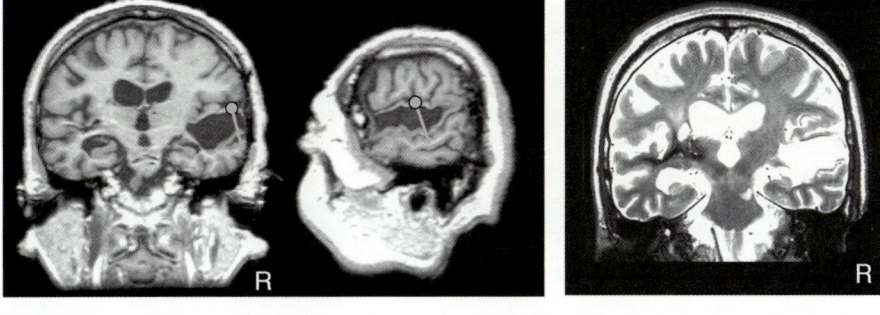

図 8-2 a) 脳磁図による聴覚誘発反応，b) T1 強調画像冠状断，c) T2 強調画像冠状断

a) 聴覚誘発反応は，右側頭部からは観察されたが，左側頭部からは観察されなかった．b) 矢状断では，右側頭葉皮質下病巣がみられるが，聴覚誘発反応の信号源は側頭平面に推定された．c) 冠状断では，聴放線に沿って低信号域が観察された．2 回目の出血部位に相当する．(Tanji K, et al. Neurocase. 2003; 9: 350-5 より)[5]

れる場合が多く，同側の聴放線および，対側からの脳梁を介した入力が遮断されることで，言語野が孤立することが純粋語聾の原因と考えられている．

　皮質性聴覚障害の病態を整理するうえでは，損傷が，1) 両側性か一側性か，2) 皮質を含むか皮質下か，3) 一次聴覚野や聴放線を含むかそれより高次の領域に限局しているか，などがチェックポイントである．本症例は両側の皮質下に病巣があり，言語野は保たれていたものの，左側の聴放線が損傷されたことにより，聴覚入力に対して，機能が不完全な右半球だけが取り残されたことにより生じた症状とまとめることができる．本症例の検討で判明したのは，少なくとも部分的には，右半球一側で母音の認知に必要な聴覚処理が可能であるという事実である．これは子音の認知が完全に障害されていたのと好対照であった．先行研究では，聴覚野の左右で，最適な時間解像度が異なるという考察がなされている．左半球は時間分解能の高い処理に，右半球は低い処理に特化しているとされており，本症例の障害のパターンと合致する．

　語音の聴理解は音響学的に複雑なだけでなく，繰り返し学習された信号を理解する過程であること，

常にカテゴリーの知覚を伴う過程であること，聴取された音韻が意味と連合されるということなど，ほぼヒトに特有なきわめて特殊な過程である．失語症症例からもさまざまな段階がみてとれるが，より選択的な語聾の症状から，さまざまな聴覚処理過程の存在をうかがうことができた．

【参考文献】
1) Fujii T, Fukatsu R, Watabe S, et al. Auditory sound agnosia without aphasia following a right temporal lobe lesion. Cortex. 1990; 26: 263-8.
2) 高橋昭喜．脳 MRI．東京：秀潤社；2001．
3) Poeppel D. Pure word deafness and the bilateral processing of the speech code. Cognitive Science. 2001; 25: 1-15.
4) Takahashi N, Kawamura M, Shinotou H, et al. Pure word deafness due to left hemisphere damage. Cortex. 1992; 28: 295-303.
5) Tanji K, Suzuki K, Okuda J, et al. Formant interaction as a cue to vowel perception: A case report. Neurocase. 2003; 9: 350-5.

〈丹治和世〉

CASE 09

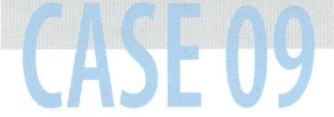

側頭葉外側

| 症例09 | 66歳　右利き男性　教育歴16年　元地方公務員 |

主訴：言葉がうまく出てこない．

I 現病歴

　12年前より高血圧にて内服加療中であった．ある日，自宅で一過性の胸痛が出現したが，持続しなかったため放置していた．数日後，自宅で頭を抱えているところを妻に発見された．話しかけられてもほとんど話すことができない状態だった．近医に搬送され，心原性脳塞栓の診断で保存的に加療された．失語症が認められ，1ヵ月半後，言語リハビリテーション目的で当院転院となった．

II 初診時現症

　意識は清明で，検査には協力的だった．神経学的には異常所見を認めなかった．適切な言葉が出てこず詳細には説明できなかったが，発症時や発症後の出来事は大方覚えているようだった．当院転院後も主治医や担当スタッフの顔はすぐに覚えた．

1. 会話場面の観察

　自発話は流暢で，努力性や発話開始困難を認めず，構音やプロソディも正常だった．語性錯語（「嫁」→娘，），音韻性錯語（「病院」→びょうぎん，びょうい）の双方が多く観察された．錯語に対する自己修正は時にはみられるものの顕著ではなかった．問いかけに対し即座に返答するが，喚語困難が強く，「えーと」などの間投詞のみの発話となったり，同じ表現を繰り返したりすることが多くみられた．そのため発語量の割に情報量は少なかった．時折，自ら鉛筆を持ち，主に漢字を書くと同時に口頭でもその語を表出する様子がみられた．問いかけの理解は大方可能であったが，検査の指示が適切に理解されないこともあった〔対座法による視野測定のために「ここを見ていてください」と教示しても，「これを自分でやるんですか」と言いながら言語聴覚士（ST）の模倣をする，など〕．

　発症したときの様子を尋ねた際の，本症例とSTとの会話，また「現在，字を書くのはどうですか」とSTが問いかけた際の本症例の返答を以下に示す．＜＞内がSTの問いかけ，下線の実線（＿＿）が語性錯語，破線（＿＿）が音韻性錯語，波線（＿＿）が目標語の推測不能な新造語と思われる箇所である．

＜（カレンダーを指差して）この日あたり，どんな感じでしたか？＞あー，これですか．これは―あれ
　ですね，もう，あー，病院，あんまり…．
＜急に具合悪くなったんですか？＞はい，そうですね．
＜吐いたりしたの？＞ええ，そうです．（実際には嘔吐はなかったと後に妻より聴取）
＜それからどうしたんですか？＞えー，朝方ですかね．あれたんですかね．朝方．△月△日，もっと，
　この日ですね．確か．＜この辺ですね＞ええ，この辺です．この辺です．ええ，ええ，確か．確か
　もう少し，もう少しまったか，ちょっとわかんないです．ちょっとね，はい．
＜どんな感じでしたか？　頭が痛くなったの？＞うん．ちょっとあたまかったです．あたまかったで
　す．あたま，ええ．
＜大変でしたね＞はい．
＜（人の姿を描画したものを指して）手が動かくなったりしたんですか？＞いえ，これは大丈夫でした
　ね．あしは全然大丈夫でした．

＜急にしゃべれなくなったんですか＞ええ，そうです．
＜頭も痛かったんですね＞ええ，そうです．
＜どうやって病院に行ったの？＞これはね，△日の朝方，夜かな，夕方．夕方．そしてうちの女房，と，あと，あのー，うちの，だん，あのー，にょうぼ，にょうぼ，と○○（長男の名前を書きながら口頭でも表出する），○○って，○○って，○○っていう，ともだちね，＜お友達？＞ええ，違う違う，ちょ…＜息子さん？＞うん，ちょ，長男，長男です．この人が，出てって，そして…．
（中略）
＜字を書くのはどうですか？＞だくしがとって，これ，とってもね，うーなかなか．＜そうですか？うまいじゃないですか＞え？あー，いやいや，あのね，いやー，あのね，たたた，たりーは，しゃべることはね，できないたんですかね，あの，名前は，なんかいかですか….

2. 言語スクリーニング

呼称，復唱，単語の理解，Pointing Span Test（聴覚的言語把持検査，➡[診察メモ]参照）

初回面接時に行った物品呼称の様子を以下に示す．呼称できない場合は語頭音ヒントを提示し，それでもできない場合は復唱を促した．

鉛筆：えんぴつ（正答）
時計：忘れた，これは…，これは…，あ，これは…，これは，あの，とけい．
はさみ：これはねー，キャップ．キャップでねーな，パ…，＜は＞は，＜はさ＞はさは，＜はさみ＞はさ，ひ，はさ….

呼称でも自発話と同様に喚語困難，音韻性錯語，語性錯語がみられた．またSTが正答を提示しても正しく復唱できないことがあった．単語の聴覚的理解は，6つの物品を提示して，その名称をSTが述べると，正しい物品を指示することができたことから，単一の単語の理解は可能であると思われた．しかし，複数の物品名を述べて順番に指差しをさせるPointing Span Testでは，2物品でも正答できなかった．

3. 言語以外の機能のスクリーニング

日常使う道具の使用を命じると問題はなく可能で，観念性失行を認めなかった．またバイバイなどのジェスチャーや櫛などの道具使用のパントマイムは，STが行ったものを模倣するよう教示するとすべて正しく模倣できた．したがって，観念運動性失行も認めないと判断した．舌打ち，咳払いなどの口舌顔面の動きも模倣にて問題はなく，口舌顔面性失行も認めなかった．透視立方体の模写も良好で構成障害も認めなかった．レーヴン色彩マトリックス検査では36問中31問正答と正常範囲であり，視空間認知機能，非言語的推論能力に明らかな異常はなかった．

Pointing Span Test（聴覚的言語把持検査） [診察メモ]

複数の単語を聴覚的に提示し，その提示した順番通りに目前の線画や物品を指示することを求める課題である（例：鉛筆-歯ブラシ-櫛）[1]．語音を把持しながら意味処理できるかどうかを評価する目的で施行される．Pointing Span Testは音韻と意味の把持力の乖離を評価することができる．音韻把持の不得手な伝導失語症の場合は，複数物品名は復唱できないながら正しく指示できることが多い．一方，意味把持の不良な超皮質性失語症例では，複数物品名を正しく復唱しながら誤った物品を指示する場面が多くみられる．
本症例のように，単一の物品名は理解可能でも複数の物品名を提示されると理解できなくなる症例は珍しくない．このような把持スパンの低下は，長い教示文の把持の障害を引き起こすため，文の聴覚的理解の妨げとなる場合もある．

Ⅲ 高次脳機能障害に関する所見のまとめ

1. Wernicke 失語
2. 明らかな失行，失認，構成障害などその他の高次機能障害は認められなかった．

Ⅳ 症状診断のポイントと鑑別

　本症例の自発話は，努力性や発話開始困難，構音の歪みやプロソディの異常を認めず，発語量も保たれ，典型的な流暢性発話であった．喚語困難があり，また錯語は音韻性錯語，語性錯語，新造語のいずれもが観察された．復唱は単語レベルでも障害されていた．日常会話の理解は大方保たれていたが，必ずしもすべての指示の理解が可能なわけではなかった．以上の特徴から，本症例は Wernicke 失語と判断した．

　流暢性失語には Wernicke 失語のほかに伝導失語，および超皮質性感覚失語と失名辞失語とがある．伝導失語は豊富な音韻性錯語とその自己修正，および自発話より重度の復唱障害を特徴とする．本症例の発話特徴は喚語困難と音韻性，語性の双方の錯語であり，音節性錯語のみが顕著にみられたわけではなく，錯語の自己修正はさほど顕著ではなかった．また，自発話に比べて復唱が著しく悪いということはなかった．この点から伝導失語とは鑑別可能であった．超皮質性感覚失語および失名辞失語はいずれも復唱良好な失語であり，単語レベルでの復唱に失敗することはまずない．自発話に音韻性錯語が出現することもほとんどないか，あっても稀である．この点で鑑別が可能である．

　言語理解面について，聴覚的理解障害は，語音認知の障害，語彙・語義の障害，スパンの保持の障害（言語性即時記憶の障害），統辞（文法）理解の障害，に分けられる[2]が，Wernicke 失語の理解障害の特徴や程度は症例によって大きく異なっている．個々の症例の病巣部位やその拡がりにより，上記の理解障害の要因が異なる比率で出現するからである．また状況による理解の変動も大きく，検査成績は不良でありながら日常会話であれば理解良好，といった症例は少なくない．本症例も，Pointing Span Test では 2 物品の把持も不可だったが，会話場面での問いかけの理解は大方良好であった．すべての Wernicke 失語に共通する理解障害の特徴を見いだすことは困難で，むしろ流暢で錯語はどのレベルのものも豊富に含むという発話特徴がこの失語の最大の特徴であると考えられる[3]．

　なお，理解障害のある失語症例の非言語的能力を評価する際には，症例が教示を理解できているか十分に注意しなくてはならない．例えば道具使用動作の評価（観念運動性失行の有無の評価）をするために「歯ブラシで歯を磨く真似をしてください」と言語的に教示をしても，その教示が理解できない失語症例は多い．その際には，検者が歯ブラシを使う動作をしてそれを模倣してもらう，歯ブラシなどの実物品を目前に提示してそれを使う動作をしてもらう，さらにその物品を目の前にして検者が使用動作をしてそれを模倣してもらう，など，非言語的教示を徐々に増やしていきながら症例が目標となる動作が表出できるかどうかを観察する必要がある．本症例は検者の模倣にて適切な行為が表出されたため，この時点で観念運動性失行はないものと判断できた．

Ⅴ 詳細な検討および経過

　本症例の発症 2 ヵ月の標準失語症検査（SLTA）[4]プロフィールを図 9-1 に青線にて示す．

1. 理解面

　「聞く」の項目では，「単語の理解」は良好だった．しかし「短文の理解」は 50％しか正答できず，さらに複雑な指示文の理解を要する「口頭命令に従う」ではまったく正答できなかった．誤りの内容も，

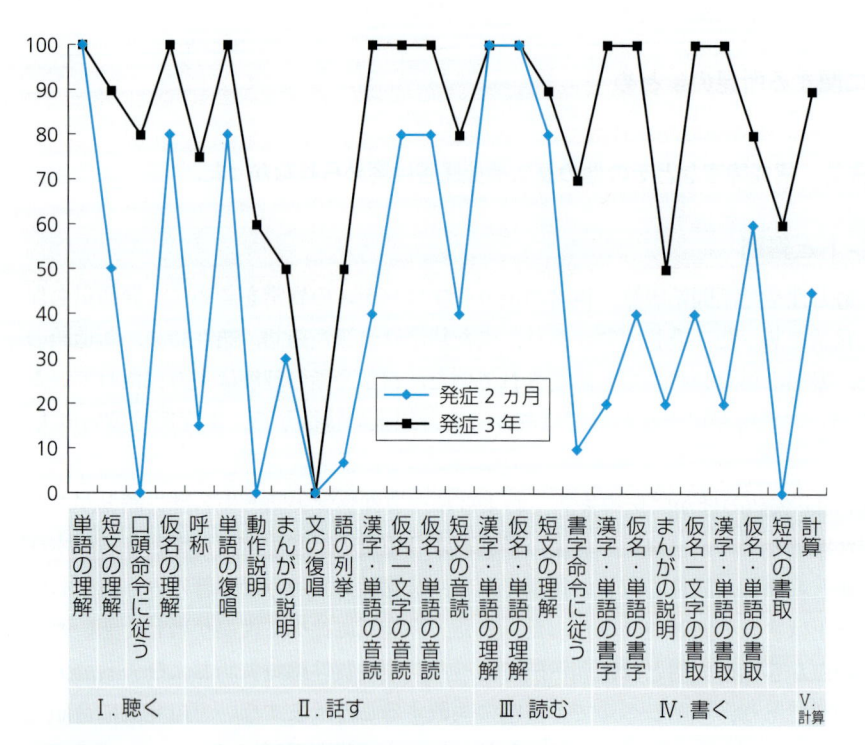

図 9-1 発症 2ヵ月の SLTA プロフィール
青線は発症 2ヵ月，黒線は発症 3 年目のものを示す．

教示にはない物品を手にしたり教示とはまったく異なる動作をするなど，正答に近い誤りではなかった（例：「櫛を 100 円玉の横に置いて下さい」→鋏を櫛の横に置く）．一方，「読む」の項目では，「漢字単語の理解」「仮名単語の理解」はどちらも良好で，「短文の理解」は 80％正答できた．「書字命令に従う」は 10％しか正答できなかったが，誤りの内容は教示と一部が異なる程度であった（例：「櫛を 100 円玉の横に置いて下さい」→ 100 円玉を櫛の横に置く）．以上より，読解が聴覚的理解に比し良好と判断した．

2. 表出面

「呼称」の正答は 15％のみ，「動作説明」に正答はなく，品詞を問わず喚語困難が観察された．誤りには，「呼称」では音韻性錯語，語性錯語の他，8 問の問いに「車」と返答する保続がみられた．「動作説明」では，適切な動詞の想起困難や文法的誤り（助詞の誤用など）がみられた（「子どもが本を読んでいる」という線画に対して「いろいろしている」と返答し，「子どもが本を？」とヒントを提示すると「本をいます」と返答する，など）．「まんがの説明」（図 9-2）は以下のような表出であり，喚語困難や錯語が頻発していた．

「車がありまして，そして上に上がってさん，ひこう，ぼっと飛んで，＜ころころと？＞転がって，車，下の，＜水？＞が入って，それをとった」

復唱は，単語レベルでは 80％正答で，文レベルでは不可だった．音読は，漢字よりも仮名のほうが若干良い傾向にあったがどちらも可能で，文レベルでも 40％正答できた．復唱と音読を比べると音読のほうが成績は良かった．

書字では，漢字，仮名の双方に顕著な障害がみられた．漢字では他の単語を表出する語性錯書が多くみられた．仮名では，一文字を書き誤る字性錯書が多くみられた（図 9-3 左）．「まんがの説明」（図

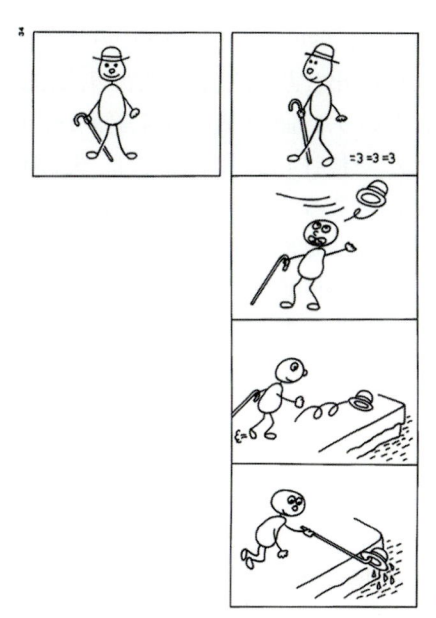

図9-2 SLTA:「まんがの説明」に用いられる4コマ漫画

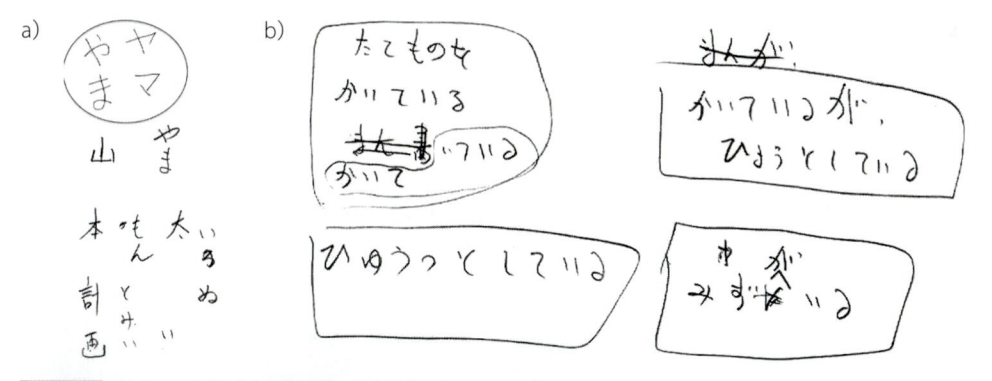

図9-3 SLTA:「書く」の場面にみられた本症例の書字
a) 単語の書取．○で囲んである「ヤマ，やま」はSTの書いた見本．「仮名で書いて下さい」と教示をしたが，漢字を表出してしまうことがみられた．そのうち「計画」は「時計」と教示した際の錯書．また仮名では「ほん」を「もん」，「とけい」を「とみい」と書くような字性錯書が頻発した．
b)「まんがの説明」の書字表出．「たてもの」「かいている」などは語性錯語を仮名でそのまま表出したものと思われたが，「かいているがひょうとしている」などのような，目標語を推測できない表出もみられた．

9-2)を書字にて説明する課題では，図9-3右のような反応が得られた．以上より，口頭表出も書字表出も単語レベルから障害があり，文レベルでは意味をなさない表出となり，両者に大きな乖離はないものと思われた．

発症4カ月後に自宅退院し，その後も通院リハビリテーションを継続した．自宅でも日記を書くなどの自主練習を毎日継続していた．理解面，表出面とも徐々に改善を示したが，喚語困難，音韻性錯語，語性錯語は残存した．発症3年後のSLTAプロフィールを図9-1に黒線で示す．このときの「まんがの説明」(図9-2)の発話は以下の通り．喚語困難や錯語が残存していることがわかる．

「男が，あー，杖で，歩いて，風が，吹いて，そして，まわって…．水，うーん．水に…．杖であげる．」

SLTAは国内で最も頻繁に用いられている失語症検査である．その特徴の一つに刺激語が項目間で

統一されていることがあげられる[5]．SLTA の結果を解釈する際には，各項目ごとの成績のみならず，各項目間の成績の差異に着目するとよい．聴覚的理解と読解，口頭表出と書字表出，また音声言語の中の聴覚的理解と口頭表出，文字言語の中の読解と書字表出，といった理解・表出の各言語モダリティ間の成績を比較し，それぞれどちらがどの程度良好であるか，を検討する．このことは，失語症訓練の手技や代替コミュニケーション手段の選択の際に大きな助けとなるであろう．本症例に対しては，聴覚的理解よりも読解が良好であったことを利用して，日常会話や課題の教示が理解できない場合には積極的に文字を提示して理解を図った．また，復唱よりも音読が良好であることを利用して，喚語練習のヒントには復唱と同時に音読も用いていた．

VI 症状と病巣の関係

一般に，Wernicke 失語の責任病巣は左上側頭回後方 1/3，いわゆる Wernicke 領域と考えられている．しかし，実際には，Wernicke 領域のみの限局病巣では失語症状は一過性にみられるのみであることが知られており，持続した Wernicke 失語症例の病巣は，Wernicke 領域を含み，さらに上方の縁上回や後方の角回，下方の中側頭回などに損傷が拡がっている場合が多い[3]．

上記の脳領域の機能と損傷時の機能障害を概説すると以下のようになる[6]．左上側頭回は語音の分析に関わっており，この領域の損傷では語音認知障害が生じる．左縁上回とその周辺の領域は音韻の組み合わせと配列に大きな役割を果たしており，この領域の損傷によって音韻性錯語が生じる．言語性即時記憶障害は左上側頭回から縁上回の病巣と対応する．また，中・下側頭回は語彙領域とされており，語義の理解や語の想起に関わると考えられている．この領域の損傷により語義理解障害や，語性錯語や迂遠表現などの語想起の誤りが出現する．以上をあわせて考えると，Wernicke 失語は，上側頭回損傷による語音認知障害，縁上回損傷による音韻の組み合わせや配列の障害，中・下側頭回損傷による語義の理解および語想起の障害とが合併して生じている失語症候群であるといえる．病巣が

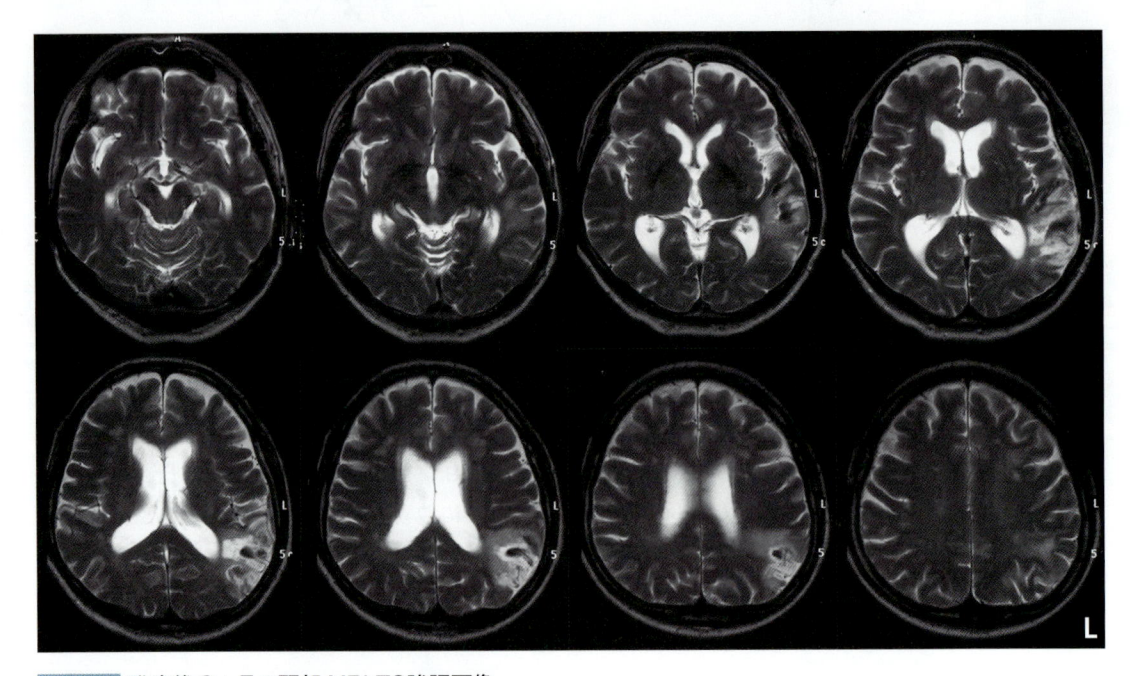

図 9-4 発症後 2ヵ月の頭部 MRI T2強調画像
左縁上回・角回から上・中側頭回に及ぶ病巣を認める．

より頭頂葉に拡がれば音韻性錯語の顕著な Wernicke 失語となり，経過とともに伝導失語に移行する可能性が考えられる．同様に中・下側頭回に病巣が拡がれば語義の障害の強い Wernicke 失語となり，経過とともに失名辞失語または超皮質性感覚失語に移行する可能性がある．また病巣が角回を大きく含んだ場合には，読み書き障害の強い失語像を呈することになる．Wernicke 失語の臨床像は，個々の症例の病巣の拡がりによってさまざまであるといえる．

発症後約 2 ヵ月の本症例の MRI 画像を見てみると（図 9-4），病巣が中・下側頭回から上側頭回，および左縁上回，角回を含む領域に及んでいることがわかる．本症例の病巣は典型的な Wernicke 失語症例の病巣ともいえるだろう．

Ⅶ 本例から学ぶ診察のポイント

① 本症例の発話特徴は，流暢な発話，喚語困難，あらゆるレベルの錯語（音韻性錯語，語性錯語，新造語）であった．復唱は単語レベルでも障害されていた．以上より本症例は Wernicke 失語であると判断した．

② 本症例の言語理解は，日常会話であれば大方良好だったが，検査場面では，長くて複雑な文の理解は不良だった．Wernicke 失語の理解障害は，症例によりその程度や特徴はさまざまである．

③ SLTA の結果から，本症例は，聴覚的理解に比し読解が良好であること，復唱に比し音読が良好なタイプであることがわかった．症例により音声言語と文字言語の障害の差異もさまざまであるため，ていねいに検査結果を分析することが重要である．

④ 本症例の病巣は，Wernicke 領域のほか，音韻性錯語の責任病巣とされる縁上回，語彙領域とされる中・下側頭回を大きく含んでいた．このことが音韻，語彙の障害を引き起こしているものと考えられた．また長年にわたって症状が持続しているのも，縁上回から上・中側頭回に及ぶ比較的広範な病巣をもつためと考えられた．

【参考文献】

1) 金子真人．聴覚過程改善のための働きかけ．In: 竹内愛子．失語症臨床ガイド．症状別―理論と 42 症例による訓練・治療の実際．東京: 協同医書出版社; 2003. p.95-107.
2) 波多野和夫．失語の理解．In: 波多野和夫．言語聴覚士のための失語症学．東京: 医歯薬出版; 2007. p.53-8.
3) 山鳥 重．Wernicke 失語―その病像と病巣．精神医学．1984; 26: 693-9.
4) 日本失語症学会, 編．標準失語症検査マニュアル．東京: 新興医学出版社; 1997.
5) 森田顕子．標準失語症検査(SLTA)．Clin Neurosci. 2006; 24: 755-7.
6) 相馬芳明, 田邊敬貴．失語の診断学―診察方法と症状の解釈．In: 山鳥 重．神経心理学コレクション 失語の症候学．東京: 医学書院; 2003. p.37-44.

〈遠藤佳子〉

CASE 10

側頭葉外側

症例10　58歳　右利き男性

主訴：右側がよく見えない．自動車の自損事故を起こした．

I 現病歴

雪道を自動車運転していて，雪山に乗り上げ，自損事故を起こした．その後，自宅の駐車場に戻ったが，また自動車(右側)をぶつけた．車を降りて，右側を歩いている人が見えないことに気づき，病院を受診した．

II 初診時現症

意識は清明で，病識もある．

1．神経学的所見

脳神経系；右同名性半盲を認めたほかは特記すべき異常なし．

運動系・感覚系・協調運動系；異常なし．

2．神経心理学的所見(スクリーニング)

1) 言語

構音の歪み(−)，失構音(−)，音韻性錯語(−)．

語想起；カテゴリーによる語想起；9個/分(＊55〜64歳：17.8 ± 4.8個/分)[1]

　　　　　語頭音による語想起；11個/分(＊55〜64歳：31.8 ± 8.7個/分)[1]

復唱；5語文以上でも問題なし

　会話レベルでは理解障害などもなく，病状の説明もできるが，言葉が出にくく，喚語困難が疑われた(詳細後述)

読み書き；住所や氏名，小学校1〜2年生程度の漢字・仮名の書字は問題なかったが，自分で書いた文字を後で見ても，読めないことがあった(詳細後述)．

2) 注意・集中

①数唱；順唱 12点(8桁)(＊55〜64歳平均：6.5 ± 2.1点)

　　　　逆唱 6点(5桁)(＊55〜64歳平均：5.5 ± 2.1点)

②視覚性；順方向 10点(6個)

　　　　　逆方向 8点(5個)

3) 視空間認知・構成能力

①立方体の模写；可能

②手指パターン模倣

	右	左
指折り動作	問題なし	
パターン模倣	問題なし	

4) 全般的知的機能

レーヴン色彩マトリックス検査；32/36(＊50〜59歳平均：34.2 ± 2.127)

III 高次脳機能障害に関する所見のまとめと次の方針

スクリーニングから，本例には，喚語障害と読字障害が疑われた．

その他の注意・集中，視空間認知，構成能力，全般的知的機能には問題は認めなかった．

そこで，次の段階の詳細な検査として，①言語機能・読み書き機能の系統的検査：WAB 失語症検査（Western Aphasia Battery），②読みの詳細な検査（小学校 1〜2 年生の教育漢字の読み検査），③視知覚能力の検査：標準高次視知覚検査（Visual Perception Test for Agnosia: VPTA）を施行した．

IV 詳細な検査

1. WAB 失語症検査

II. 話し言葉の理解	B.	単語の聴覚的認知：	60/60
	C.	継時的命令　　　：	75/80
III. 復唱		：	100/100
IV. 呼称	A.	物品呼称　　　　：	32/60
	B.	語列挙　　　　　：	9個/分
	C.	文章完成　　　　：	10/10
	D.	会話での応答　　：	10/10
V. 読み	A.	文章の理解　　　：まったくできず中止
	B.	文字による命令文：まったくできず中止
	C.	文字単語と物品の対応　漢字 3/3　仮名 1.5/3
	D.	文字単語と絵の対応　　漢字 3/3　仮名 1.5/3
	F.	話言葉の単語と文字単語の対応　仮名 2/2　漢字 2/2
	G.	文字の弁別　　　： 6/6
VI. 書字	A.	指示に従って書く： 6/6
	C.	書き取り　　　　： 10/10
	D.	単語の書き取り　漢字 3.5/6　仮名 5.5/6
	E.	五十音と数　　　： 22.5/22.5
	F.	文字と数を聞いて書く: 7.5/7.5
	G.	写字　　　　　　： 10/10　（*逐次書き）

2. 小学校 1〜2 年生の教育漢字読み

	音読	SL 付きの音読
漢字	13/47	28/47
仮名	3/23	12/23

（SL: Schreibendes Lesen: なぞり読み）

本例の言語症状は，口頭言語に関しては，発語・理解に問題を認めなかったが，呼称・語列挙で低下を認め，喚語障害のみを呈する失名辞失語（＝健忘失語）と考えられた．

文字言語に関しては，書字では，漢字において軽度の想起障害を認めた．一方，読みに関しては，文字の弁別や，簡単な漢字と対象の matching はある程度可能であったが，自分で書けた文字でも読めないこと，また，小学校 1〜2 年生程度の漢字の読みは 13/47，仮名は 3/23 と低下し，SL（Schreibendes Lesen: なぞり読み）でそれぞれ 28/47，12/23 と改善傾向を示したことより，純粋失読と軽度の漢字想起障害を伴っていると考えた．

3. 標準高次視知覚検査（VPTA）

1. 視知覚の基本機能	1)〜7)	0/48	（まったく失点なく，問題なし）
2. 物体・画像認知	8)	絵の呼称: 8/16	
		（＊喚語障害により呼称できないが，身ぶりなどでの説明は可能で，絵の理解は可能と判断した）	
	16)	状況画: 0/8	（問題なし）
3. 相貌認知	17)	有名人の顔写真の命名　3/16	
		（＊誰なのかを説明できるが，喚語障害により氏名が出ないために減点があるが，相貌認知障害は認めないと判断した）	
	20)	未知相貌の異同弁別　0/12	
	22)	表情の叙述　0/6	
4. 色彩認知	＊もともと色の認知が苦手とのことで施行せず		
5. シンボル認知	32)	記号の認知　0/8	
	33)	文字の認知　片仮名　4/6	
		平仮名　12/12	
		漢字　12/12	
		数字　0/12	
	34)	模写　0/12	
6. 視空間の認知と操作	38)	線分の抹消　0/20	
	39)	模写　左右　0/28	

　VPTAより，本例では要素的な視知覚に問題なく，物体失認，相貌失認，視空間認知障害（半側空間無視）なども認めないと判断した．色彩に関しては，もともと苦手であったとの訴えがあり，低下しているかは明らかではなかった．また，本検査で，読みに関して，仮名1文字でも読めず，言語の検査で明らかになった純粋失読の所見と一致した．

　以上より本例の高次脳機能障害は以下のようにまとめられる．
1. 喚語障害（＝失名辞失語，＝健忘失語）
2. 純粋失読
3. 書字障害（漢字の文字想起障害）

V 経過

　3年後の再検査時には，WAB失語症検査で低下していた物品呼称が60/60，語列挙が12個/分と改善を示していた．読みに関しても，発症当初，まったくできなかった課題が改善を示していた（読みA．文章の理解，40/40，B．文字による命令文20/20）．ただし，詳細にみると，漢字単語の音読3/3，仮名単語の音読1.5/3であり，仮名の読みに障害は残存していた．書字では，単語の書き取り　漢字4.5/6と，軽度ながら症状は残存していた．

VI 症状と病巣の関係

　喚語障害は，さまざまな失語タイプに伴う症状であるが，理解障害や発語の問題（失構音や音韻性錯語）を伴わず，喚語障害のみが前景に立つ場合，責任病巣として考えられるのは，①左側頭葉後下部（＝下側頭回後部）あるいは，②角回である[2,3]（図10-2参照）．このうち，①は漢字に有意な読み書き障害あるいは純粋失書（文字想起障害）を伴うことが多いが，さらに，病巣の近接性から，純粋失読を伴うことも少なくない．②に関しては，角回は，古くから"角回症候群"と称されており，その症候としてGerstmann症候群と喚語障害が知られている．角回病巣の場合にも，書字障害を伴うこと

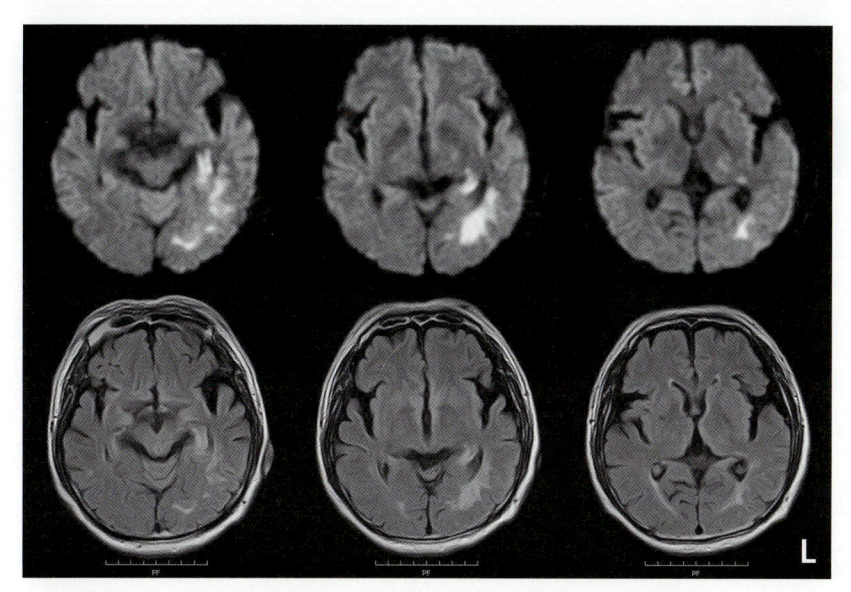

図 10-1 MRI 画像水平断（上段：拡散強調画像，下段：FLAIR 画像）

が少なくないが[4]，この場合には，漢字に有意ということはない．本例の症状はすべて①に合致すると考えられ，責任病巣としては，左後頭葉から側頭葉後下部にかけての拡がりが推測される．

MRI（図 10-1）では，左後頭葉から側頭葉後部にかけての梗塞巣を認め，上記所見に一致した．

VII 本例から学ぶ診察のポイント

1. 言語症状を判断するポイント

失語で，言葉が出にくい，すなわち喚語障害は最も多い訴えである．喚語障害の責任病巣は複数ある．そこで，喚語障害を呈する患者がいた場合，その失語タイプや病巣を知る手がかりとして，失構音の有無，音韻性錯語の有無，単語レベルでの理解障害の有無の 3 つをチェックするとよい（図 10-2）．本例のように，この 3 項目の症状のいずれも伴わない場合には，喚語障害のみの症候と考えられ，失名辞失語，あるいは健忘失語に分類される．喚語障害のみの場合を敢えて"失語"と称するべきなのかは，"失語"の定義にもよるので本稿では立ち入らないが，このような「喚語障害のみ」という症候は，発症時から独立した症候として存在することに留意すべきである．失語は，自然回復やリハビリテーションなどにより，諸症状が改善し，長い年月の後には，喚語障害のみが残存する場合も少なくない．しかし，失名辞失語（健忘失語）は，そのような経過の後に残存する症候を指すのではなく，発症当初から存在しえる症候である．この場合，語彙の取り出し（語彙の回収ともいう）に問題があることが推測されるが，そのほかに語彙へのアクセスの問題を伴う場合もある．前者は表出の一方向のみの失名辞，後者はアクセスと表出両方向の障害であるので二方向性失名辞（two-way anomia）と称されている．二方向性失名辞の場合には，単語レベルでの理解障害を伴うため，古典的な失語症候群の枠組みでは，超皮質性感覚失語の一亜型に位置づけられる．語義失語がこのタイプの一つである．

この症候の責任病巣の候補は，Vでも述べた通り，①左側頭葉後下部（＝下側頭回後部）あるいは，②角回である[2,3]ので，そのいずれかの鑑別ができれば，病巣の推測も容易である．

2. 随伴症状：純粋失読，漢字の想起障害について

本例は，上記のように失名辞失語が考えられたので，ここで，失名辞失語に高率に合併する書字障

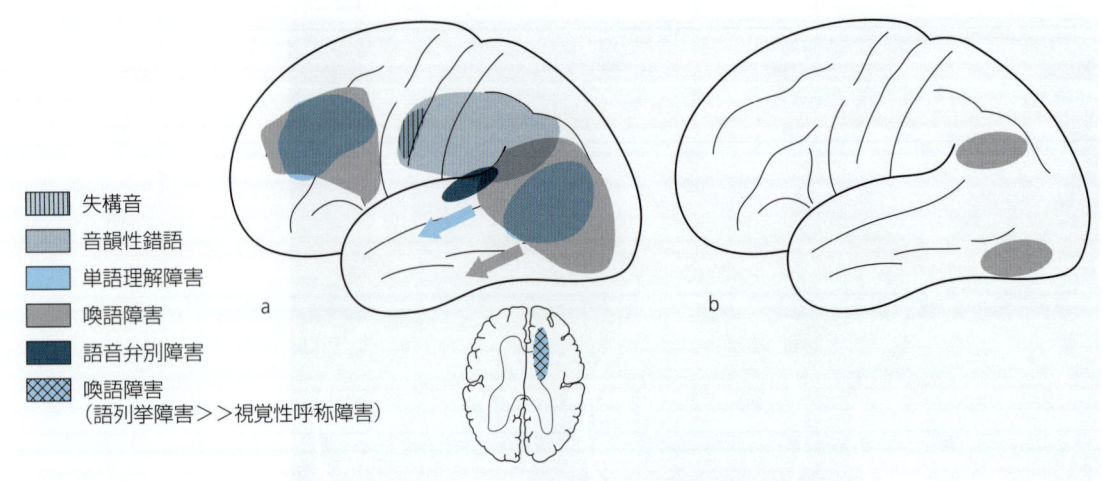

▨	失構音
▧	音韻性錯語
▨	単語理解障害
▨	喚語障害
▨	語音弁別障害
▨	喚語障害 （語列挙障害＞＞視覚性呼称障害）

図 10-2 a. 要素的言語症状と病巣の局在と b. 失名辞失語（＝健忘失語）の責任病巣
（a は大槻美佳．言語障害，せん妄，うつ病性障害／アパシー，認知症への対応．豊田一則，編著．脳梗塞診療読本．東京：中外医学社 2014. p243-64 より）[2]

害について調べることが必要となる．失名辞失語の病巣は，①左側頭葉後下部（＝下側頭回後部）あるいは，②角回であるが，①の場合には漢字に優位な書字障害（文字想起障害），②の場合には漢字・仮名いずれにも（時には仮名に優位な）書字障害がみられる．また，本例は書字課題の際に，自分で書いた文字を読むことができなかった．このことは，高い特異性のある症状であり，看過すべきではない．すなわち，通常，読み書きにおいて，読めても書けないという現象は健常人でもありうるが，自分で書けたのに読めないという現象は通常ではありえず，この症候は純粋失読のみにみられる症候である．純粋失読は"純粋"という表現のため誤解されやすいが，"純粋失読"という一つの症候と，他の症候が合併することはもちろんあり，特に本例のように，漢字の書字障害は，その病巣の近接性ゆえにしばしばみられる．これを，読字（純粋失読の症候として）と書字（漢字に優位な想起障害）の両者に問題があるという表面的な所見から，"失読失書"と誤って表現してしまわないよう留意すべきである．また，純粋失読は，視知覚障害（視覚失認を含む）とも関わりが深いので，ここで，視知覚認知の検査を加える必要もある．本例は，VPTAでも詳細な読み検査でも異常を呈し，純粋失読の存在が確認された．これは，右同名性半盲があったことからも，疑ってみる必要がある．また，純粋失読があるとすれば，色彩失認がないかもみておく必要があろう．本例はもともと色認知が苦手であったという主張があり，この点は不明であった．

【参考文献】
1) 安部光代, 鈴木匡子, 岡田和枝, 他. 前頭葉機能検査における中高年健常人データの検討－Trail Making Test，語列挙，ウィスコンシンカード分類検査（慶応版）－. 脳神経. 2004; 56: 567-74.
2) 大槻美佳. 言語機能の局在地図. 高次脳機能障害研究. 2007; 27: 231-43.
3) 大槻美佳. 言語障害，せん妄，うつ病性障害／アパシー，認知症への対応. In: 豊田一則, 編著. 脳梗塞診療読本. 東京: 中外医学社; 2014. p.243-64.
4) 大槻美佳. 書字の神経機構. 臨床神経学. 2007; 46: 919-23.

〈大槻美佳〉

CASE 11

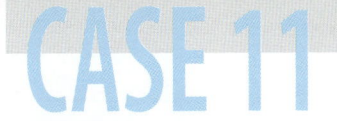

側頭葉内側

症例11　78歳　右利き男性　教育歴12年　元会社経営者

主訴：もの忘れすると周囲から言われる．（家人より）もの忘れ．

I 現病歴

　74歳まで製造業の会社社長を務め，その後は畑仕事などを趣味としながら，妻と2人で悠々自適の生活を送っていた．

　2年ほど前から「畑仕事の後などに汚れた衣類に気を使わない」，「小さなことでイライラしがち」といった傾向に家族が違和感をもつようになった．同じ頃から家族が本人に以下のようなもの忘れを感じるようになった：「伝えられたことを忘れている」，「身のまわりのものをよく探している」，「予定を自分で思い出せない」など．生活上の出来事全体を忘れることはなかった．その後も症状は徐々に進行し，家族が精査を希望し当科を初診した．

II 初診時現症

　意識は清明で，病歴聴取などの場面では注意障害を感じさせなかった．礼節は保たれており，診察・検査にも協力的であった．ある程度の病感を有しており，もの忘れについて問われると「畑仕事をしていると道具をどこに置いたか忘れたりする」などと答えた．神経学的診察では特記所見なし．

1. 行動神経学的所見

　数唱順唱5桁，逆唱5桁．Mini Mental State Examination（MMSE）得点29/30．減点は3単語想起で－1であったが，上位カテゴリーを手がかりとして提示するとすぐに想起可能であった．Serial 7's では79－7を62と答えかけるが，すぐに自己修正して正答した．立方体透視図模写では角の1ヵ所がずれかけるが，これも自己修正して正答した．

2. 神経精神医学的所見

　Neuropsychiatric Inventory with Caregiver Distress Scale（NPI-D）日本語版では興奮に該当し，家族からの提案・助言に拒否的なことがある，といった情報が家族から得られた．しかし頻度1，重症度1，負担度3と軽度であった．

3. 日常生活活動（ADL）上の所見

　Clinical Dementia Rating（CDR）の全般的重症度は0.5で，下位項目は記憶0.5，見当識0，判断力と問題解決0.5，社会適応0.5，家庭状況および趣味・関心0.5，介護状況1であった．家族からは以下のような情報が聴取された：「自動車の運転で危なっかしい場面があるのでやめさせた」，「簡単な料理や自宅内のちょっとした片づけなどを自発的に行う習慣があったが，それらが以前より雑になった」，「日常の衣類は自分で選ぶのが習慣であったが，現在は家族が準備してやらなければならなくなった」．Short Fluctuation Questionnaire（SFQ）1/8，Short Sleep-disorder Questionnaire（SDQ）1/7で，認知機能変動やREM睡眠行動障害の可能性は低いと考えられた．

III 高次脳機能障害に関する所見のまとめと診断のポイント

1. 主訴，現病歴とADL上の所見からは，近時記憶障害に遂行機能障害，注意障害が加わったアルツハイマー病（Alzheimer's disease: AD）最初期が鑑別診断の第一にあがる．

2. 神経精神医学的所見が目立たないことも，AD 最初期と矛盾しない．
3. MMSE などの行動神経学的診察のレベルでは，明確な高次脳機能障害は検出できない．しかし，教育歴や病前生活歴から推定される病前の高い知的機能を考慮すると，MMSE の Serial 7's や立方体透視図模写での所見は，何らかの機能低下を示唆している可能性がある．

IV 詳細な検討

1. アルツハイマー病評価尺度（ADAS）

　減点は単語再生 2.3，単語再認 1.0 のみで，合計減点は 3.3/70 であった．単語再生課題の 10 単語即時再生 3 試行での再生単語数は 7-8-8 であったが，追加して施行した遅延再生での再生単語数は 5 と低下していた．また，遅延再生では単語列の後半の語が再生されなかった（表 11-1）．この結果は，即時再生を 3 試行繰り返した後の遅延再生であるにもかかわらず，単語列の後半の語に学習効果が及ばず，親近性効果（➡[用語メモ]参照）の消失が明確に現れたと解釈できる．すなわち，即時再生の第 1 試行において即時記憶で把持・再生された単語列の後半の語が，その後に即時再生課題を繰り返しても近時記憶に移行しなかったことを意味しており，言語性近時記憶障害が存在することが示唆される．

表 11-1 ADAS 標準版の 10 単語即時再生課題 3 試行と遅延再生の結果

		即時再生			遅延再生
		第 1 試行	第 2 試行	第 3 試行	
単語 1	犬	1		2	5
2	包丁		8	1	2
3	電車	6	5	5	4
4	野球			6	
5	猫	7	1	3	1
6	鍋		6	8	3
7	飛行機	5	7	7	
8	馬	2	2		
9	水泳	3	3		
10	自転車	4	4	4	
再生単語数		7	8	8	5

数字は各試行における再生順序

2. Rey 聴覚性言語学習課題

　リスト A（15 単語）の即時再生は 7-7-10-10-11，リスト B（15 単語）の即時再生 4，リスト A の遅延再生 7，遅延再認 11（虚再認 4）であった（表 11-2）．即時再生を繰り返しても学習効果（➡[用語メモ]参照）は不十分で，遅延再生の成績も低下していた．軽度ながら言語性近時記憶障害が存在することを示す所見である．

3. Rey 複雑図形検査

　模写の得点は 33/36 であり，構成課題としては細部の不正確さや粗雑さが軽度認められるのみであったが，模写の方略は適切とはいえなかった（図 11-1）．すなわち，輪郭となる長方形を一続きに描く，骨格となる輪郭の長方形や対角線を描いてから細部を加える，といった，効率的な模写のための適切な方略が採用されていなかった．剣持ら[1]の報告した Rey 複雑図形における遂行機能を評価す

表 11-2 Rey 聴覚性言語学習課題の 15 単語即時再生課題 5 試行と遅延再生の結果

		即時再生					遅延再生
		第 1 試行	第 2 試行	第 3 試行	第 4 試行	第 5 試行	
単語 1	太鼓		6	8	1	1	
2	カーテン	2	2	2	2	2	4
3	電車				6	7	1
4	コーヒー					11	6
5	学校			6	5		
6	親			10	9	6	5
7	月	7	4	4	3	3	2
8	庭	5	5	5	4	4	
9	帽子	4	3	3	8		
10	煙突		7	9	11	10	
11	鼻						
12	アヒル	1	1	1		8	3
13	色				10	9	7
14	家	6			7	5	
15	川	3		7			
再生単語数		7	7	10	11	11	7

数字は各試行における再生順序

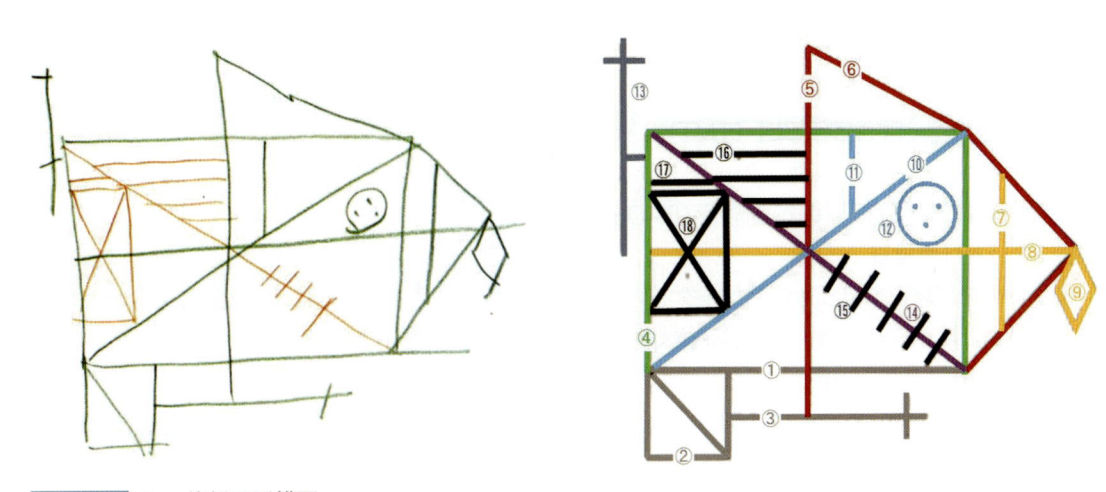

図 11-1 Rey 複雑図形模写

左は患者の模写結果である．使用させる色鉛筆を 1 分ごとに変更している（色鉛筆法）．模写開始から 1 分までが緑，1～2 分が橙である．
右は検査者がさらに詳細に記録した模写順序を番号と色で表示している．輪郭となる長方形や主要な骨格である対角線はひとつづきに描かれておらず，また，骨格となる要素を描き終わる前に⑪や⑫のような細部を描いている．

る 5 項目を当てはめると，4 項目が実現されていなかった．以上の結果は，軽度ながら遂行機能障害が存在することを示唆している．

　即時再生の得点は 18/36 であった．骨格の再現はある程度可能だが，細部は貧弱で空間配置も誤っており，視覚性近時記憶の障害が示唆された．

> [用語メモ]
> **単語列再生課題における初頭効果，親近性効果，学習効果**
>
> 単語列再生課題は，1 語ずつ呈示された単語のリストを記憶することを求める課題である．Rey 聴覚性言語学習課題では 15 個，ADAS の再生課題では 10 個の単語からなるリストが用いられるが，このような単語数は被検者の即時記憶の容量を確実にオーバーする．そのため，リストの呈示が進むにつれて，新たに呈示された単語によって即時記憶から追い出された単語は，近時記憶に貯蔵されるか，もしくは忘却されるかのいずれかとなる．そのため，健常者に単語列の即時再生を求めた時に再生される単語は，リストの呈示が終了した時点で即時記憶に残っていたものと近時記憶に貯蔵されていたものとの合計である．
> その際，リストの最初の数語は即時記憶から近時記憶への移行・貯蔵がスムーズであるために再生されやすい．これを**初頭効果**という．一方，リストの最後の数語は即時記憶に残りやすいために再生されやすい．これを**親近性効果**という．
> 初頭効果は近時記憶に依存したものであるため，単語列の遅延再生でもある程度みられるが，親近性効果は即時記憶に依存しているため，遅延再生課題では不明瞭となる．
> 一方，同一の単語リストによる単語列即時再生課題を繰り返すと，直前の試行で近時記憶に貯蔵された単語のうちいくつかは，次の試行の際に近時記憶の中に残っている．すると，その単語は新たに近時記憶に貯蔵し直す必要がなくなるので，その分だけ，直前の試行では記憶できなかった新たな単語を近時記憶に貯蔵できるようになる．その結果，試行を繰り返すと再生される単語数は増えていく．これを**学習効果**という．
> 近時記憶障害の患者に単語列即時再生課題を施行すると，再生できた単語はリストの最後の数語である，という所見がしばしばみられる．これは，近時記憶障害によって初頭効果がみられなかったと解釈できる．このような場合には，再生単語数という課題成績が示す以上に近時記憶障害が強いと考えなければならない．また，試行を繰り返しても学習効果が不明瞭である，という形で患者の近時記憶障害が検出されることもある．

4. Frontal Assessment Battery（FAB）

得点は 18/18．語想起課題は 18 語/分で，他の課題場面の反応の観察でも問題はなかった．

5. トレイルメーキングテスト（TMT）

施行時間は Part A: 1 分 4 秒，Part B: 2 分 1 秒で，ルール違反やエラーもみられなかった．

6. 遂行機能障害症候群の行動評価（BADS）；3 課題を抜粋して施行．

検査 2：行為計画検査

まず針金を試験管に突っ込んでコルクを取ろうとした後，みずから容器にネジ蓋を取り付けるが，それを試験管にかぶせて勢いよく引き抜く（空気の陰圧でコルクを引き上げようとしているのか？）という無効な方略の試行を繰り返した．その後，針金の柄の部分をビーカーの蓋の穴に入れるが，蓋をはずすことができず，針金のフック部分を使用することにも気づかなかった．次に，試験管に息を吹きかけて温めるという無意味な行為がみられた．この時点で検査者が，針金のフックを使ってビーカーの蓋をはずすヒントを与えると，残りの過程は問題なく行うことができた．そのため最終的なプロフィール得点は 4/5 となったが，推定される病前の高い知的機能を考慮すると，遂行機能障害は明らかであった．

検査 3：鍵探し検査

減点は野原への入路のみであり，プロフィール得点は 4/4 であった．

検査 5：動物園地図検査

バージョン 1 では指定以外の場所を訪れる誤りが 1 回あり，また合計時間が 6 分 37 秒と制限時間を大幅に超えていた．バージョン 2 ではラクダ道を 2 回通る誤りが 1 回あった．以上からプロフィール得点は 2/4 であった．

7. Japanese Adult Reading Test（JART）

正答は 36/50 で，推定病前言語性 IQ は 112 であった．

以上より，病前の知的機能がかなり高かった患者であることを考慮すると，以下の2点が明らかであった．
1. **近時記憶障害**：言語性および視覚性．
2. **遂行機能障害**：反応抑制や概念形成などの要素的機能の障害は検出されなかったが，問題解決のための適切な方略の計画と実行に障害がみられた．

V 画像所見（図11-2）

頭部MRIでは，大脳白質の虚血性変化は目立たず，梗塞などの血管性病変もみられなかったが，海馬を中心とした側頭葉内側で萎縮がみられた．SPECTによる局所脳血流画像では，通常画像で大脳連合野全体に低下がみられたが，全脳血流量を基準とする統計画像ではADと一致する特徴的な低下パターンはみられなかった．

VI 経過

病前の知的機能の高さにカバーされた高齢発症型ADの最初期と臨床診断した．近時記憶障害，遂行機能障害をはじめとする症状，病態と療養介護の考え方について資料とともに家族指導を行うとともに，塩酸ドネペジルの投与も導入した．本人家族ともに投薬の効果は特に感じないとのことであったが，主介護者である妻からは「本人も自分も精神的に楽になった」，それ以外の家族からは「家族みんなで本人に気を配れるようになったと思う」との声が聞かれた．

その後，当科では6ヵ月ごとに外来で経過を観察した．妻が病気療養で入院したため，初診2年目以降は，家事ヘルパーの訪問などを利用しながら独居で在宅生活となった．初診3年目時点でMMSE得点27/30，ADAS減点4/70と大きな変化はないが，家族からの情報では，日常生活ではもの忘れは緩徐にではあるが着実に進行し，畑仕事や料金の支払い手続きなども徐々にちぐはぐさがみられるようになってきている，とのことであった．しかし，近隣での買い物や地域の囲碁クラブ，陶芸サークルなどへの参加は独力で行えており，非同居家族と家事ヘルパーの適切な援助のもとで，生活における活動性は維持できている様子であった．

VII 本例から学ぶ診察と診断のポイント

① ADをはじめとする変性性認知症性疾患では，生前に病理学的診断を行うことが不可能なので，臨床家は患者を臨床診断しなければならない．そのために求められるのは症候群診断である．すなわち，臨床家の扱うADは臨床症候群である．

ADという臨床症候群の大きな特徴は，神経心理学的所見とともに，病歴とADL上の障害のパターンが重要な位置を占めるという点である[2]．それらの的確な情報収集なしに神経心理学的検査のみで臨床診断を行ってはならないことは，National Institute on Aging and Alzheimer's Association（NIA-AA）の臨床診断基準[3]でも強調されている．本症例でも，行動神経学的診察ではADを強く疑わせる所見はなかったが，病歴とADLの情報から，精査の必要ありと判断された．

② 本症例のように病前の知的機能が高かった患者では，神経心理学的検査の成績が低下しているか否かを，一般健常者から得られた正常値や正常範囲を基準として判断することはできない．患者の検査成績は，その患者が病前にその検査を受けていたとしたら得られたであろう成績と比較して評価するべきものであるからである．本患者も，各検査の得点のみで判断すれば，近時記憶障害や遂行機能障害は明らかではないとされてしまうであろう．

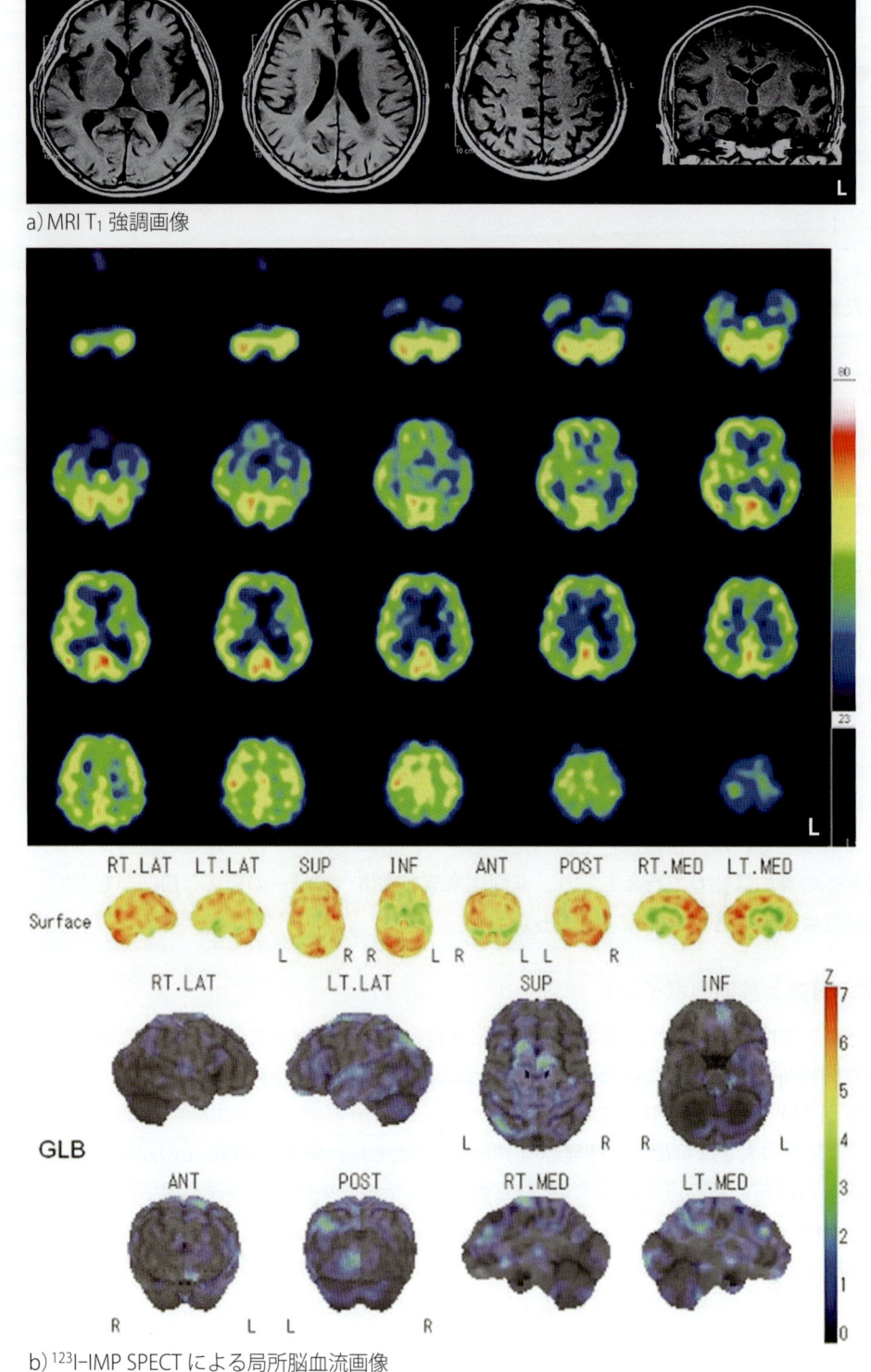

a) MRI T₁ 強調画像

b) ¹²³I-IMP SPECT による局所脳血流画像

図 11-2 画像所見

a) MRI T₁ 強調画像では冠状断で海馬の萎縮がみられる．
b) ¹²³I-IMP SPECT による局所脳血流画像では，通常画像（上段右）では連合野全体に集積低下がみられるが，全脳血流量を基準とする統計画像（下段）では AD と一致する特徴的なパターンは検出されない．

病前の知的機能が高かった患者では特に，神経心理学的検査における結果と誤反応の質的分析が重要である．本患者でも，単語列再生課題における親近性効果や学習効果の有無や程度に着目することで，軽度ながら言語性近時記憶障害が存在することを確認することができた．遂行機能障害も検査の得点ではなく誤反応の観察と分析から明らかとなった．

③遂行機能には，抽象概念の形成・転換や反応抑制などの要素的機能と，問題解決のための計画と方略をはじめとする認知機能の制御監視システムによって実現する機能が含まれる[4]．古典的な遂行機能検査の多くはこれらのうちの要素的機能を評価するものであり，FAB の下位項目の多くや TMT もそれに含まれる．遂行機能障害の中心が問題解決のための計画と方略の障害である患者では，FAB や TMT で障害を検出できないことが珍しくない．そのような場合，本症例のように，Rey 複雑図形の模写過程の観察や，BADS の下位項目のいくつかにおける所見が有用であることが多い．

④AD の早期診断に基づく適切な家族指導は，介護者のエンパワメントを実現するための必須事項である[5]．高齢発症型の AD の多くは進行が緩徐であり[2]，近時記憶障害や遂行機能障害といった神経心理学症状の病態を理解した介護者の的確な援助があれば，患者の生活の質を保ちながら在宅療養介護を長期間継続できることが多い．本症例でも，家族・介護者の神経心理学的な病態理解がその後の療養介護に大きく貢献した．

【参考文献】
1) 剣持龍介, 小林知世, 山岸 敬, 他. 認知症患者の Rey 複雑図形模写課題における遂行機能障害: 評価尺度の作成と妥当性の検討. 高次脳機能研究. 2013; 33: 236-44.
2) 今村 徹: アルツハイマー病, MCI. In: 河村 満, 編. 認知症: 神経心理学的アプローチ. 東京: 中山書店; 2012. p.199-210.
3) McKhann GM, Knopman DS, Cherlkow H, et al. The diagnosis of dementia due to Alzheimer's disease: Recommendations from the National Institute on Aging-Alzheimer's Association workgroups on diagnostic guidelines for Alzheimer's disease. Alzheimers Dement. 2011; 7: 263-9.
4) 今村 徹. 遂行機能. 精神科. 2013; 23: 163-70.
5) 今村 徹, 北村葉子. 認知症のリハビリテーションとエンパワメント. In: 池田 学, 編. 認知症: 臨床の最前線. 東京: 医歯薬出版; 2012. p.188-94.

〈今村　徹〉

CASE 12

側頭葉前部

> 症例12　42歳　右利き男性　教育歴16年　元インテリアデザイナー
>
> 主訴：（家人より）会話がちぐはぐ．自宅のトイレの場所がわからない．

I 現病歴

　33歳時，仕事から帰宅後に頭痛を訴え38℃ほどの熱があったため，休日診療所を受診し，感冒と診断され総合感冒薬を処方された．休み明けに正式な検査を受けるようにと言われ，近医を受診するが同じく感冒と診断された．この時すでに，配偶者の「処方された薬をちゃんと飲むように」との呼びかけに，「なんの薬？」と返答するなど記銘力障害を疑わせる症状があった．仕事の引き継ぎのために，会社の後輩と自宅にて打ち合わせをした際も，本人が現場責任者である仕事について，把握できていないちぐはぐな会話をしていた．また，自宅内でトイレの場所がわからなくなったり，自分が食べているものが何であるかもわからなくなったりするときがあった．発症から約1週間後，意識混濁状態に陥り，いくつかの病院を転々とするが原因不明とされ，意識混濁状態になった2日後にA総合病院を受診．精密検査の結果，単純ヘルペス脳炎と診断された．

II 現症および詳細な検討

1. 記憶

　単純ヘルペス脳炎では，側頭葉内側面，扁桃体，前頭葉内側面，中隔野，帯状回などが主に損傷される[1]．これまでの神経心理学的臨床研究および多くの神経科学的基礎研究から，これらの脳領域は記憶（特にエピソード記憶）機能に重要な領域であることが知られており，エピソード記憶の障害（健忘症状）は単純ヘルペス脳炎の最も深刻な後遺症の一つとして報告されてきた．本稿では，主に，発症後9年を経過してから3年間（症例42～44歳時）に得た記憶機能（→[用語メモ]参照）に関する検査結果を示す．

①即時記憶
1）数唱；順唱 8桁，逆唱 7桁．正常範囲であった．
2）図形の記憶〔ベントン視覚性記銘検査（BVRT）より抜粋〕；正答数 9/14（正答率64.3％）．
　図形の記憶では，1カードあたり10秒間提示，直後に再生させた．BVRTによると15～44歳の健常成人で，平均正答率80％であり，70％でやや低下，60％で境界であるとしていることから，本症例の成績は境界であった．

記憶の質的分類と時間的分類　　　　　　　　　　　　　　　　　　　　　　　　　　[用語メモ]

記憶は，大きく分けて陳述記憶（陳述したりイメージ化したりすることが可能な記憶）と非陳述記憶（イメージや言葉にできない記憶）に分類される．また，陳述記憶はその内容の違いによって，エピソード記憶（経験した出来事の記憶で，記憶内容に，いつ・どこでといった文脈の情報が付随している記憶）と意味記憶（知識や言葉の意味，記号の意味などを含む記憶）に分類される．また，非陳述記憶は手続き記憶（技能に関する記憶）やプライミング効果（先行学習が後続の別の学習に無意識的に影響を与えること）などを含んでいる．
また，記憶はその保持時間の違いによって，臨床神経学領域では，即時記憶（刺激/出来事の記銘後すぐに想起させるもので，時間的には数秒の保持），近時記憶（数分から，数時間，数日の保持），遠隔記憶（数週間から数十年の保持）に分類される．

②近時記憶（エピソード記憶）

1) ウェクスラー記憶検査（WMS-R）（表 12-1）

視覚性記憶は正常範囲であったが，言語性記憶は顕著な低下を示した．遅延再生においても重篤な障害を示したが，注意／集中では成績は良好であった．

2) Rey 聴覚性言語学習検査（表 12-1）

わが国では標準化されたものはないが，石合（2003）[2]によると，37名の健常成人（平均年齢67.8歳）の5回目試行で，平均12.2語（標準偏差2.1）が再生された．本症例では5回目試行でも6語しか再生することができなかったことから，言語学習に明らかな低下を示した．また干渉後再生においても，健常成人は平均10.1語（標準偏差2.4）を再生可能であったのに対して，

表 12-1 WMS-R, Rey 聴覚性言語学習検査，および Rey 複雑図形検査の検査結果

検査名	得点
WMS-R	
言語性記憶（直後）	53
視覚性記憶（直後）	99
一般的記憶	61
遅延再生	50 未満
注意／集中力	117
Rey 聴覚性言語学習検査	
直後再生	4-6-8-7-6（/15）
干渉後再生	4/15
20 分後再生	0
20 分後再認	0
Rey 複雑図形検査	
模写	36/36
3 分後再生	12/36

本症例では4語であったことから，明らかな成績の低下が認められた．さらに本症例では，20分の遅延後には，単語を学習したことそのものを忘れており，再生，再認でともに障害は重篤であった．

3) Rey 複雑図形検査（表 12-1）

先行研究[2]では，健常成人30名（平均年齢68.1歳）の3分後再生成績の平均は，18.8点（標準偏差5.7）であったことが示されており，本症例の成績（12点）は検査時の年齢を加味した場合，低下があると考えられる．本症例における模写と3分後の再生図を図12-1に示した．

4) 絵カードの記憶〔リバーミード行動記憶検査（RBMT）より〕

1セット内では，10枚の線画をそれぞれ3秒ずつ提示して記憶し，直後に先の10枚を含む20枚の中からターゲットの線画を再認してもらった．以下に正答数を示す．セットA 6/10，セットB 10/10，セットC 10/10，セットD 10/10，1セット平均 9/10であった．RBMTによると40〜59歳までの健常成人65名における1セットの正答数の平均が9.68/10（標準偏差0.81）であることから，本症例の成績は正常範囲であると考えられる．

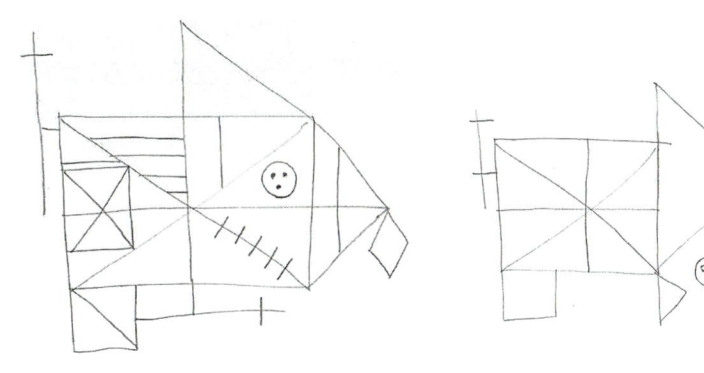

図 12-1 Rey 複雑図形検査の模写（右）と 3 分後の再生図

③遠隔記憶（エピソード記憶）
1）相貌逆向性記憶検査（江口ら，1996）[3]（表 12-2）

本検査では，提示された有名人の相貌刺激に対して，4つの名前が選択肢として提示され，提示された有名人の顔と正しい組み合わせになる名前を選択するように求められる．刺激として 1950〜90 年代における有名人の相貌を用いた．本症例の結果と我々が行った健常成人 5 名（平均年齢 38.8 歳）の検査結果を表 12-2 に示した．健常者では，現在に近い 90 年代で最も正答率が高く，過去に遡れば遡るほど正答率は低かった．しかし本症例では，より現在に近い 80〜90 年代で，健常者と比較して正答率が低かった．一方，70 年代以前の過去の記憶では顕著な成績の低下は認められず，現在に近い記憶よりも良い成績を示すという逆向性健忘の時間的勾配を示した．

2）自伝的記憶検査（表 12-2）

自伝的記憶には，自伝的出来事の記憶と個人的な意味記憶が含まれていると考えられている[4]．表 12-2 には，この 2 つの内容で構成されている半構造化インタビューである Autobiographical Memory Interview[4] を改変使用し，症例と健常成人 7 名（平均年齢 39.1 歳）から得た結果を示した．自伝的出来事記憶の質問内容は，例えば，12 歳までの時期において，①物心がついての最初の思い出，②家族との出来事，③学校等での出来事などを答える質問になっており，その他の各時期においても，同様な 3 つの質問で構成されている．個人的意味記憶の質問内容は，例えば，18 歳までの時期において，①中学校名，②その所在地，③その時期の先生の名前などを答える質問になっており，その他の各時期においても，同様の質問構成となっている．本症例は健常被検者と比較して，自伝的出来事記憶，個人的意味記憶検査の両課題において，すべての時期で顕著な成績の低下を示した．

④意味記憶

意味カテゴリー別名詞検査（失語症語彙検査より）（表 12-3）

呼称課題では，本症例に線画を提示し，その線画の名前を呼称してもらった．聴覚的理解では，名詞を聴覚的に提示したうえで，その名詞に対応する線画を複数の選択肢から選んでもらった．本症例では，特に呼称課題で成績の低下を示した．

表 12-2 相貌逆向性記憶検査および自伝的記憶検査結果

検査名			本症例の正答率	健常者正答率
相貌逆向性記憶検査				(n = 5)
	1950 年代		80%	58.7%
	1960 年代		86.7%	82.7%
	1970 年代		73.3%	78.9%
	1980 年代		50%	79.2%
	1990 年代		69%	86.2%
自伝的記憶検査				(n = 7)
自伝的出来事記憶		：〜12 歳	11.1%	87.3%
		：〜18 歳	11.1%	93.7%
		：〜35 歳	22.2%	100%
		：〜現在	0%	92.1%
個人的意味記憶		：〜12 歳	60%	97.1%
		：〜18 歳	33.3%	95.2%
		：〜35 歳	25%	87.5%
		：〜現在	12.5%	81.4%

表 12-3 意味カテゴリー別名詞検査結果

検査名	本症例の得点	正常得点
意味カテゴリー別名詞検査		
呼称	152/200	193.4(SD5.43)
聴覚的理解	193/200	199.4(SD0.95)

⑤手続き記憶

　本症例では，手続き記憶に関する検査を系統的には行っていないが，実生活上では手続き記憶の学習能力は保存されていたことが示唆された．例えば，本症例は退院後に工場の倉庫で，商品が収められていた段ボールを既定の場所へと収集すること，緩衝材を作製すること，および輸入商品に日本語のラベルを貼り付けることなどの仕事に従事し，1ヵ月程度の仕事のトレーニングを経た後では，徐々に一人でも仕事を確実にこなすことができるようになり，最終的には一人で仕事を遂行できることが可能になった(5年間従事)．

2．知能

WAIS-R 成人知能検査(表 12-4)

　言語性 IQ，動作性 IQ ともに良好であり，知能は正常に保たれていた．

3．その他の認知機能(表 12-4)

①語の流暢性検査
②トレイルメーキングテスト A, B
③Wisconsin カード分類検査
④Frontal Assessment Battery(FAB)
⑤レーヴン色彩マトリックス検査
⑥トークンテスト

　①，②で評価される処理速度や単純な遂行能力，②，③，④で評価されるセット・シフトを含んだ注意能力全般，また，⑤，⑥で評価される言語を介した，あるいは介さない論理的推論能力については保たれていた．

4．その他の症状

　本症例の中核症状は健忘症であるが，そのほかにもいくつかの特筆すべき症状が観察された．以下にそれを記載する．

表 12-4 WAIS-R，その他の認知検査結果

検査名	得点
WAIS-R	
言語性指数	105
動作性指数	129
全般的指数	117
語流暢性検査	動物 14；あ 12；ふ 11；に 4
トレイルメーキングテスト	A 26 秒；B 67 秒
Wisconsin カード分類検査(慶応版)　カテゴリー達成数	2-4-4-5-5 (5 回実施)
FAB	16/18
レーヴン色彩マトリックス検査	32/36 (2 分 46 秒)
トークンテスト	165/165
性格特性一致度検査(一致率)	38.1%

①作話

　検査実施期間(症例42〜44歳時)には，作話に関する検査を行っていなかったが，近年の聴取において作話の症状が認められた．なお，配偶者への聞き取りによって，下記の内容が作話であることが確認できた．

1) 診察中，症例は大学時代に所属していた音楽バンドで弾いていたベースを，引き続き練習していると口述した(49歳時)．
2) ハワイに旅行に行った際，初めて来た場所にもかかわらず，何回も来たと話した(46歳時)．
3) 東日本大震災時，実際には一度も行ったことがないにもかかわらず，東北地方のことはよく知っていると話した(48歳時)．

②味覚異常

1) バナナを皮ごと食べたことがあった．
2) 病前は嫌いで食べなかったリンゴ，イチゴ，キュウリなどの青野菜を，病後，普通に食べるようになった．
3) コーラの味覚について，甘いという感覚はなく，痛いという表現を使った時があった．
　　＊1)のエピソードは味覚そのものの変化だけではなく，意味カテゴリーの障害も影響しているものと考えられる．

③失禁

　本症例は，何度か失禁をしたことがあり，近年(48歳時)にも，勤務中に失禁したことが報告されている．そのとき，同僚に指摘を受けるも，まったく意に介さない様子で，自分がやったものではないと答えていた．ほかの失禁場面においても，同様の返答をしていた．失禁そのものが後遺症であると考えられるが，さらに，失禁したことに気づかないという点，失禁した状態でズボンが濡れていることを気にしないという点も，違った意味での後遺症ととらえられる．

④こだわり

　「細かいゴミや汚れが非常に気になる」，「自分の持ち物に他人が触れることを非常に嫌がる」，「食べ残しが嫌だと言って，食べたものの皿をなめる」，などのこだわりがあった．

⑤収集癖

　あらゆる広告の紙やカタログ，壊れたシャープペンシル(その他，プラスチック系のもの)，輪ゴム，クリップなどの収集癖が認められた．

⑥病識の欠如

　診察時，困っていることはないかとの問いに対して，しばしば，「何が良いのか悪いのか…生活していて，困っていることはないですけど」と回答していた．また，以前との違いはありますかとの問いには，「前と言っても，前の状態がたくさんあるので，どこを普通に思って比べたらよいのかわからない…」とも回答していた．

⑦自己認知の欠如

　性格特性を表す181の形容詞を用いて，本症例の性格に適応するかどうかを，病前と病後に対して，症例本人と配偶者両者に判断してもらい，その一致度を算出し表12-4に示した．健常者との比較データはないが，本人による性格評価と配偶者による性格評価の一致度はチャンスレベル以下であり，低い成績であったと考えられる．また，配偶者による評価において，病前・病後の性格評価で変化があった項目は，181項目中38項目であったことから，若干の性格の変化もみてとれた．

III 高次脳機能障害に関する所見のまとめ

1. 記憶機能
① 即時記憶は，言語性で正常範囲，視覚性で境界であった．
② 近時記憶においては，WMS-R における視覚性記憶の直後再生，線画の直後再認は保たれていたものの，その他の言語性・視覚性記憶検査において，直後，遅延再生ともに成績の低下が認められた（特に言語性記憶の低下が顕著）．
③ 遠隔記憶では，相貌の逆向性記憶検査において，時間的勾配を伴う逆向性健忘が認められた．自伝的記憶検査では，人生のすべての時期で顕著な想起成績の低下が示された．
④ 意味記憶検査では，呼称課題において軽度の低下を示した．
⑤ 手続き記憶では，近時記憶や遠隔記憶の障害と比較して，相対的に保持されていることが考えられた．

2. その他の症状
作話，味覚異常，失禁，こだわり，収集癖，病識および自己認知の欠如などが認められた．

IV 画像および脳波所見

① MRI（図 12-2）
　頭部 MRI（T1 強調画像）において，左半球では，側頭葉内側面を中心に外側面および底面に至る広範な領域，また前頭葉眼窩皮質，島皮質，前頭葉深部白質に病変が認められた．側脳室下角の拡大も認められた．右半球では，特に海馬，扁桃体を中心とする側頭葉内側面の損傷が認められた．

② SPECT（図 12-3）
　左右側頭葉ともに損傷部位に一致した形で血流の欠損を認め，欠損領域以外にも血流低下を認めた．特に左側では右側よりも重度の血流低下を認めた．加えて，左前頭葉にも血流低下が認められた．

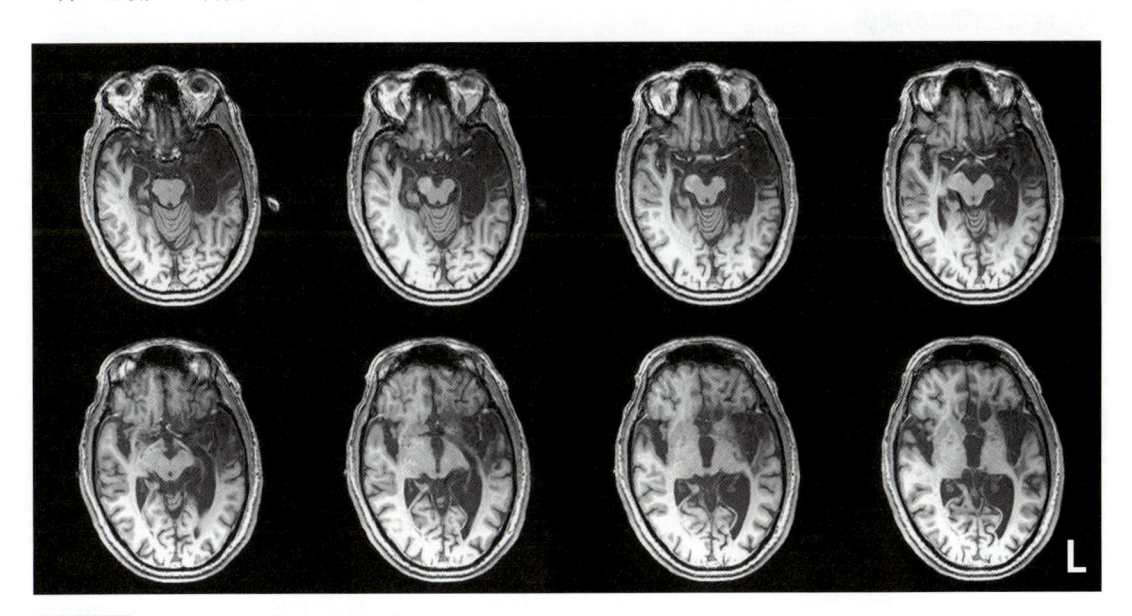

図 12-2　発症後 16 年目の MRI 画像
左側頭葉，前頭葉，および右側頭葉内側面の広範囲な病変を認めた．なお，検査時（発症後 9〜11 年）から時間が経過しているが，主治医より基本的な病巣には検査時から変化はないと判断された．

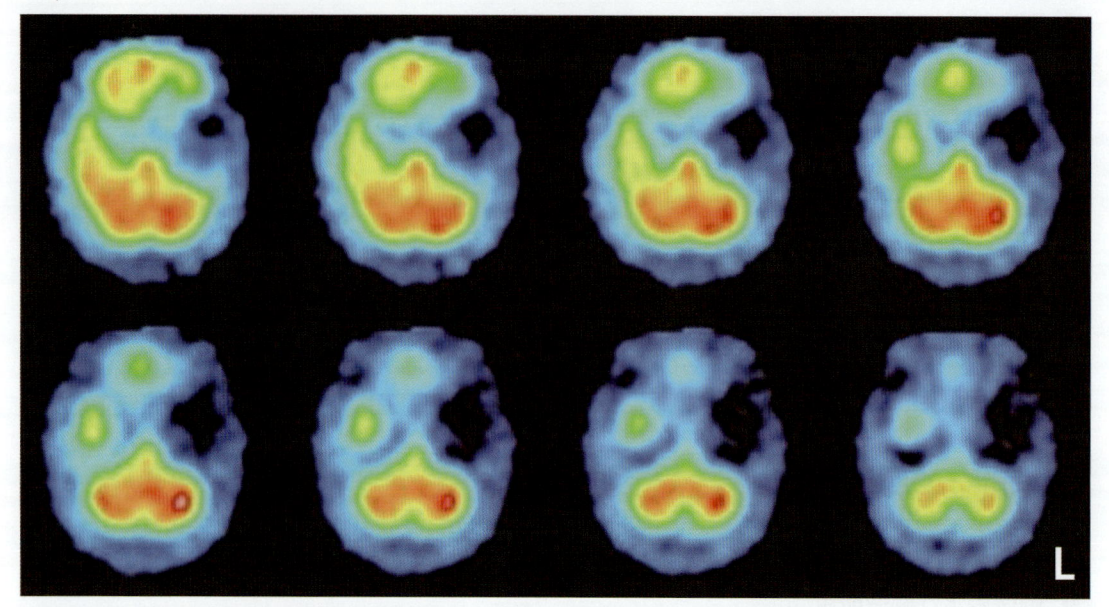

図 12-3 発症後 11 年目の SPECT 画像
左右側頭葉の血流低下，特に左側頭葉の顕著な血流低下を認めた．加えて，左前頭葉，右小脳の血流低下を認めた．

そのほかに，右小脳でも血流低下が認められた．
③脳波
　発症より 11 年を経過した時点での脳波では，明らかなてんかん波は認められなかった．

V 症状と病巣の関係

1. エピソード記憶の障害と病巣の関係
　本症例で認められた近時記憶や遠隔記憶の障害はエピソード記憶の障害に分類され，両側側頭葉内側面の病変に起因すると考えられる．これまでの報告でも側頭葉内側面領域の損傷によってエピソード記憶の障害を呈する症例は多数報告されており，本症例で認められたエピソード記憶の障害パターンは，エピソード記憶の処理における側頭葉内側面領域の重要性を示唆している[5]．しかし，本症例で認められたような遠隔記憶における重篤な障害は，側頭葉内側面の損傷のみで説明できるのかどうかは必ずしも明らかでなく，側頭葉内側面の損傷に加えて，側頭葉外側部や前頭葉眼窩面にまで及ぶ広範囲な病巣に起因する可能性もある[6]．

2. 意味記憶の障害と病巣の関係
　また本症例では，カテゴリー別名詞検査における呼称課題において成績の低下が認められた．先行研究では，左側頭葉の外側部が名詞の呼称において重要な役割を果たすことを示唆しており[7]，本症例における呼称障害は左側頭葉外側部の病巣が関係している可能性が高い．

3. 手続き記憶と病巣の関係
　本症例は発症後に新しく仕事の手順を学習することが可能であり，その仕事に長期間従事していたことから，手続き記憶を学習する能力は保存されていたことが考えられる．多くの先行研究では，側頭葉内側面領域の損傷によって健忘を呈した症例であっても，手続き記憶の学習は可能であったこと

が報告されており，本症例で認められた仕事のスキルの学習能力の保存は，これらの先行研究の結果とも一致している[8]．おそらく手続き記憶の学習過程には，本症例で損傷されていた側頭葉内側面を中心とする領域は関与しないのであろう．

4. その他の症状と病巣の関係

前頭葉眼窩皮質，前頭葉内側部および周辺領域の損傷によって，作話や味覚異常[9]などが引き起こされる場合があることが示されている．また，これらの領域は，病識や自己認知の欠如，性格変化，こだわりや収集癖とも関連する可能性がある．失禁[10]は補足運動野のような前頭葉背内側部との関連が多数報告されているが，本症例におけるその領域の損傷は明らかではない．

【参考文献】

1) Kapur N, Barker S, Burrows EH, et al. Herpes simplex encephalitis: long term magnetic resonance imaging and neuropsychological profile. J Neurol Neurosurg Psychiatry. 1994; 57: 1334-42.
2) 石合純夫．幅広い側面に関わる高次脳機能とその障害（第6章）．In: 高次脳機能障害学第2版．東京：医歯薬出版；2012. p.193-235.
3) 江口洋子，森　悦朗，大東祥孝．視覚性遠隔記憶検査の作製とその妥当性の検討．神経心理学．1996; 12: 58-66.
4) Kopelman MD, Wilson BA, Baddeley AD. The autobiographical memory interview: A new assessment of autobiographical and personal semantic memory in amnesic patients. J Clin Exp Neuropsychol. 1989; 11; 5: 724-44.
5) Piolono P, Desgranges B, Belliard S, et al. Autobiographical memory and autonoetic consciousness: triple dissociation in neurodegenerative diseases. Brain. 2003; 126: 2203-19.
6) Bayley PJ, Gold JJ, Hopkins RO, et al. The neuroanatomy of remote memory. Neuron. 2005; 46: 799-810.
7) Wilkins A, Moscovitch M. Selective impairment of semantic memory after temporal lobectomy. Neuropsychologia. 1978; 16: 73-9.
8) Squire LR. Declarative and nondeclarative memory: Multiple brain systems supporting learning and memory. J Cogn Neurosci. 1992; 4: 232-43.
9) Rolls ET. The function of the orbitofrontal cortex. Brain and Cognition. 2004; 55: 11-29.
10) Zang H, Reitz A, Kollias S, et al. An fMRI study of the role of suprapontine brain structures in the voluntary voiding control induced by pelvic floor contraction. Neuroimage. 2005; 24: 174-80.

〈朴　白順，月浦　崇，上田敬太，藤井俊勝〉

CASE 13

側頭葉前部

症例13　38歳　右利き男性　教育歴16年　会社員

主訴： **2回目の手術後に記憶が悪くなった．言葉がパッと出てこない．**

I 現病歴

X−3年(24歳時)持続する胸部不快感が生じ，近医にて点滴加療を受けた．半年後に全身痙攣が出現した．翌日近医を受診し，抗てんかん薬の内服が開始となった．その後は1〜2ヵ月に1度の腹部不快感の前兆のみだった．画像検査では，左側頭葉前部石灰化病変，その前方にくも膜嚢胞を認めた．石灰化病変周囲に明らかな腫瘍を疑わせる所見はみられなかった(図13-1 上段)．

X年に切除手術が施行された．手術前に硬膜下電極の留置を行い，脳波モニタリングおよび言語機能マッピング(➡[診察メモ]参照)を行ったところ，側頭葉底部に言語反応を認めたため，側頭葉先端部のみの切除が施行された(図13-1 下段)．術後，発作は消失したため，抗てんかん薬の漸減を図り，X＋5年に中止となった．

内服中止の3ヵ月後，発作が再び出現し，抗てんかん薬を再開した．その後5年間は発作が抑制されていたが，X＋10年に意識減損を伴う発作が再発し，その後は複数のてんかん薬を試みるも発作コントロールは得られなかった．

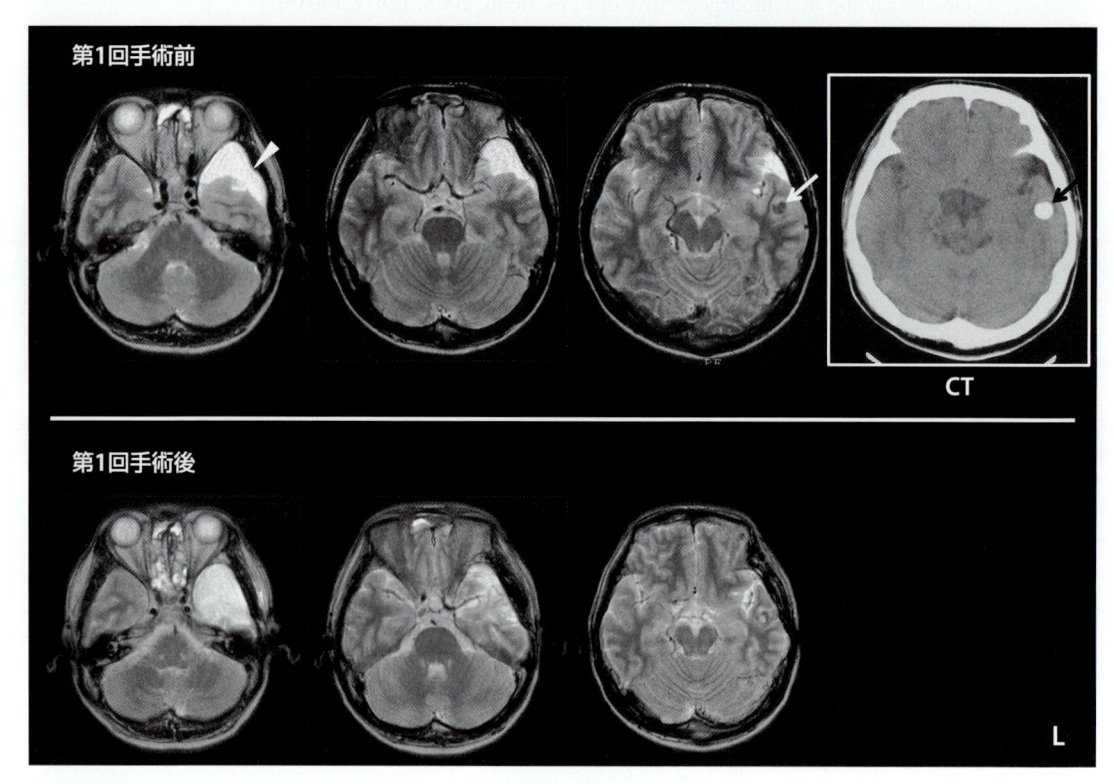

図13-1 第1回手術前のMRI(CT)(上段)および術後のMRI画像(下段)
上段：矢頭がくも膜嚢胞，矢印が石灰化巣を示す．
下段：側頭葉前方部が切除されている．

> **[診察メモ]　皮質電気刺激による言語機能マッピング**
>
> 大脳皮質のごく一部を電気刺激するとその部位の機能を一過性に抑制または誘発することができる．これを用いて，脳の機能野を同定することができる．一次感覚・運動野では反応が誘発され，高次の感覚・運動野，言語野などでは反応が抑制される．皮質電気刺激は，手術中に開頭下で直接刺激する場合と，硬膜下に一定期間シート状の電極を留置する場合，深部電極を刺入する場合に分けられる．侵襲的な検査であり，適応は言語野などの機能的に重要な部位の近傍に病巣やてんかん焦点があり，切除を予定する症例に限られる．
> この手法では個人ごとに言語野を同定でき，また，言語の各側面を別個に検討できる．てんかん症例の場合は，あらかじめてんかん焦点の検索を目的に硬膜下電極を留置することが多く，切除術前に時間をかけて皮質電気刺激による脳機能マッピングを行うことが可能である[1]．
> 一方，術中言語マッピングについては，施設によって異なっていた手技の統一化のため，2011年に「Awake craniotomyのガイドライン」が完成している[2]．

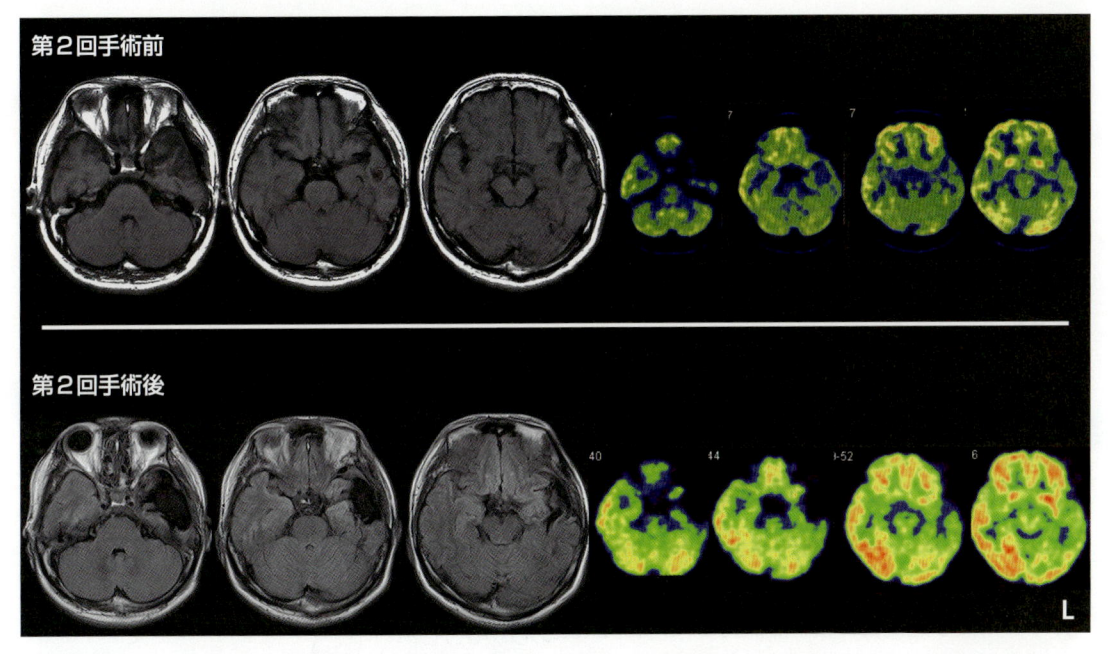

図13-2 第2回手術前のMRI画像とFDG-PET画像（上段）および手術後のMRI画像とFDG-PET画像（下段）

　X＋11年に硬膜下電極留置による脳波モニタリングおよび言語マッピングを再試行した後，病巣を含む上・中・下側頭回前方部の切除術が施行された．術前の発作間欠期のFDG-PET検査では，石灰化の存在する領域のみならず左側頭葉外側～底部に集積低下を認めた（図13-2上段）．術後は神経学的に右上四分盲を認めた．術後，発作は消失し，抗てんかん薬は継続して脳波上の発作波も消失している．

　X＋12年，術後1年の高次機能評価および画像評価を施行した．脳MRIでは，切除範囲周囲の術後変化と，左海馬の軽度の萎縮を認めた．PETでは左側頭葉に広汎な集積低下を認めた（図13-2下段）．

II 詳細な検討

　図13-3にWAIS-R成人知能検査またはWAIS-III成人知能検査，およびウェクスラー記憶検査（WMS-R）の結果の推移を，表13-1にX＋11年以降の呼称，語列挙，数唱およびタッピングスパンの結果の推移を示す．

　X−1年：術前評価を施行した．WAIS-Rは言語性IQ 78，動作性IQ 97，WMS-Rは言語性記憶

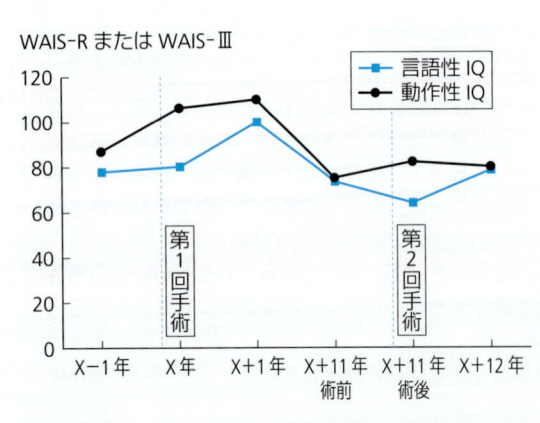

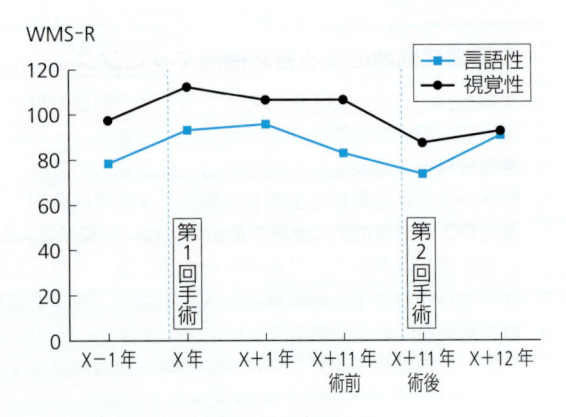

図 13-3 WAIS-R または WAIS-Ⅲ の結果の推移（左）および WMS-R の結果の推移（右）

表 13-1 呼称，語列挙，数唱およびタッピングスパンの結果（X+11 年以降）

		第 2 回手術前	第 2 回手術後 2 週間	第 2 回手術後 1 年
100 単語呼称		98	86	100
語列挙※	動物	10	11	13
	語頭音「あ」「ふ」「に」計	8	16	13
数唱	順唱	5	4	5
	逆唱	3	3	3
タッピングスパン	正順	4	3	5
	逆順	4	4	6

＊語列挙課題における 45-54 歳の健常平均値：
「動物」16.3 ± 3.6，語頭音「あ」「ふ」「に」計 28.1 ± 9.0[3]

指標 78，視覚性記憶指標 97 と，どちらの検査でも非言語性課題の成績が良好であるのに比べて，言語性課題の成績が低下していた．

X 年：術後 2 週間目に検査を施行した．自覚的な言語症状はなく，検査成績も言語性 IQ 80，動作性 IQ 106，言語性記憶指標 93，視覚性記憶指標 112 と，言語性，非言語性課題とも不変〜若干の向上を認めた．

X+1 年：術後 1 年目の検査を施行した．言語性 IQ 100，動作性 IQ 110，言語性記憶指標 95，視覚性記憶指標 106 と，言語性知能，記憶は正常範囲に改善していた．

その後，上述のように一時抗てんかん薬を中止した後に発作が再発し，X+10 年以降は薬剤による発作のコントロールが困難となった．

X+11 年 術前：第 2 回手術の術前評価を施行した．WAIS-Ⅲ は言語性 IQ 73，動作性 IQ 75 と双方とも 10 年前に比べ，顕著な低下を認めた．言語性課題で特に得点低下が目立っていたのは「数唱」（評価点 8 → 4），「算数」（評価点 11 → 6）などの短期記憶に関わる項目だった．一方，「知識」には大きな変化はなく（評価点 5 → 4），意味知識の能力には変化がないと思われた．動作性課題では「符号」の得点が低下しており（評価点 14 → 9），作業スピードの低下がうかがえた．「絵画完成」（評価点 8 → 7），「積木模様」（評価点 13 → 10）には大きな変化はなく，構成能力には変化がないと思われた．WMS-R では視覚性記憶指標は 106 と保たれていたが，言語性記憶指標は 82 と 10 年前に比べ低下していた．下位項目の得点を比べると，「言語性対連合」が顕著な得点低下（素点 23 → 11），「論理的

記憶」はわずかな低下（素点 23 → 19）がみられた．数唱，タッピングスパンとも顕著に低下しており，注意・集中力指標は 58 と全般性注意の低下は顕著だった．言語機能に関しては，呼称は良好だったが語列挙に顕著な低下がみられ，軽度の喚語困難が認められた．

X＋11 年 術後：第 2 回手術後 2 週間目（術前評価の約半年後）に検査を施行した．数唱，タッピングスパンとも術前よりさらに低下しており，全般性注意の増悪と考えられた．その影響もあり，WMS-R の成績は言語性，視覚性とも術前より低下していた．また，明らかな呼称障害が出現しており，言語性 IQ は 64 と低下していた．

X＋12 年：第 2 回手術後 1 年目に検査を施行した．自発話は単語をぽつぽつと話すような発話で，明らかな喚語困難を認めた．会話や検査の理解は可能で，聴覚性理解は保たれていると考えられた．呼称障害は改善していたが，語列挙は顕著な低下を認めたままであった．読字，書字は文レベルで可能だった．第 2 回手術前に比べ，タッピングスパンは改善していたが，数唱は低い状態が続いていた．WAIS-III では，言語性 IQ 78，動作性 IQ 80 と第 2 回手術前と大きな変化はなく，低めであった．一方，WMS-R では，注意集中力指標は 78 と改善していた．下位項目では，「論理的記憶」（素点 21），「言語性対連合」（素点 16）ともにわずかに得点が向上しており，そのため言語性記憶指標 90 とやや改善していた．

経過をまとめると，1 回目の手術後は，てんかん発作の消失に伴い，知能，記憶ともに改善した．しかし，その後発作が再発し，複数の抗てんかん薬を内服していた影響もあってか，全般性注意が顕著に低下し，それに伴って知能，言語性記憶の成績も低下した．2 回目の術後には軽度の言語障害（呼称障害，語列挙障害）が出現した．てんかん発作の消失に伴い全般性注意，知能，記憶は回復し，1 年後には第 1 回目の手術前の水準に至った．一方，軽度の喚語困難と数唱の低下は残存した．

Ⅲ　高次脳機能障害に関する所見のまとめ（X＋12 年の検査時）

1. 喚語困難
2. 言語性短期記憶の低下

Ⅳ　症状と病巣の関係

てんかん症例の認知機能障害については，古くより多くの報告例があるもののいまだ明らかではない点が多い．Elger ら[4]はてんかん症例の認知機能障害に関わる要因として発症年齢や病変部位などの背景要因，病巣や手術部位などの構造的要因，発作状態や服薬内容などの機能的要因をあげており，てんかん症例の認知機能はてんかんの病態そのものと同じ程度に多様であると述べている．

側頭葉てんかんは成人における最も一般的なてんかん症候群である．その中で海馬硬化症などに代表される内側側頭葉てんかんは外科的治療による発作抑制率が高いことで知られている．術後の神経心理学的所見としては，言語優位半球である左側頭葉前部手術例では言語性記憶の障害が出現するが，言語非優位半球である右側頭葉前部手術例では知能，記憶ともに大きな低下はみられないとされている[5]．術後の言語性記憶低下に関わる因子としては，言語優位半球にてんかん焦点がある，術前に海馬の萎縮が確認されないか軽度である，てんかん発症年齢が遅い，手術時年齢が高い，男性，などがあげられている[6]．

本例は左側頭葉のくも膜嚢胞および石灰化病変によるてんかん症例で，15 年間の経過の中で 2 度の側頭葉前方部の切除術が施行された．海馬は切除されなかった．経過中，認知機能の評価は 6 回行われているが，知能検査，記憶検査とも，最終評価を除いて言語性課題が非言語性課題より成績が不良

であった．このことは，病巣が言語優位半球である左の側頭葉にあったことが関与すると考えられる．

2度の手術前後の検査結果を比較すると，以下のことが推察できる．まず，1度目の手術後には，術後2週間目，術後1年後の検査ともに新たな認知機能障害の出現はなく，むしろ発作の消失によって全体的に認知機能は改善した．すなわち，左側頭極切除は本例においては言語やその他の認知機能に明らかな影響がなかったと考えられる．左側頭極切除術後には固有名詞に特異的な呼称障害[7]や人名の学習障害[8]が出現する場合があるが，その際にもその他の認知機能障害はみられないとされている．本例においては，固有名詞の想起について詳細な検討は行っていないが，人名の想起困難を訴えたことはなく，その他の喚語困難も認めなかった．本例の場合，左側頭葉前部に長年病巣があったと推測され，切除部位には重要な機能がなかった可能性がある．

2度目の手術時には，術前から全般性注意の低下と，それに伴う言語性，非言語性の機能低下が明らかだった．これは頻発する発作や複数の抗てんかん薬の使用が関与していたと考えられる．同時期のPETでは左側頭葉の広汎な代謝低下がみられ，病巣部位のみならず広い範囲の機能的低下が示唆された．術後2週間目の検査では，全般性注意機能低下とともに呼称障害を中心とする言語機能低下がみられた．これは切除部位が単語の意味処理に関わる左中下側頭回前方を含んでいたことが関連すると考えられる[9]．術後1年には呼称障害は回復していたが，自発話における喚語困難や語列挙低下は持続していた．一方，記憶は，手術侵襲などの影響による全般性注意障害が改善した術後1年には改善していた．これは，本例の切除範囲は海馬を含んでいなかったことが関与すると考えられる．

V 本例から学ぶ診察のポイント

①左側頭葉てんかんによる側頭葉前部切除術例では，切除範囲によって術後に言語機能や言語性記憶の低下がみられる．左側頭極切除では人名の想起困難が，左海馬領域切除では言語性記憶低下が，左中・下側頭回切除では喚語困難が生じることがある．長期的には改善もみられるので，経過観察が必要である．

②てんかん発作が難治に経過した場合は，発作そのものや抗てんかん薬などの影響により，注意機能を中心とした認知機能が全般的に低下する場合がある．

【参考文献】

1) 鈴木匡子．皮質電気刺激－言語野の同定．Brain Nerve. 2012; 64: 993-9.
2) 鈴木匡子．Awake craniotomy 言語マッピングのガイドライン．神経心理学．2012; 28: 223-8.
3) 安部光代，鈴木匡子，岡田和枝，他．前頭葉機能検査における中高年健常日本人データの検討．Trail Making Test，語列挙，ウィスコンシンカード分類検査(慶応版)．脳と神経．2004; 7: 567-74.
4) Elger CE, Helmstaedter C, Kurthern M. Chronic epilepsy and cognition. Lancet Neurol. 2004; 3; 663-72.
5) Tellez-Zenteno JF, Dhar R, Hernandes-Ronquillo L, et al. Long-term outcomes in epilepsy surgery: antiepileptic drugs, mortality, cognitive and psychosocial aspects. Brain. 2007; 130: 334-45.
6) 山野光彦，赤松直樹，辻 貞俊．側頭葉てんかんと認知機能．新しい認知機能研究への展開．Brain Nerve. 2013; 65: 551-9.
7) Fukatsu R, Fujii T, Tsukiura T, et al. Proper name anomia after left temporal lobectomy: A patient study. Neurology. 1999; 52: 1096-9.
8) Tsukiura T, Fujii T, Fukatsu R, et al. Neural basis of the retrieval of people's names: evidence from brain-damaged patients and fMRI. J Cogn Neurosci. 2002; 14: 922-37.
9) Hodges JR, Patterson K, Oxbury S, et al. Semantic Dementia. Brain. 1992; 115: 1783-806.

〈遠藤佳子〉

CASE 14

側頭葉前部

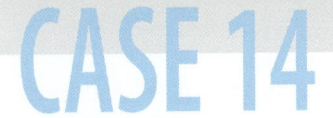

症例14　67歳　右利き女性　教育歴12年　主婦

主訴：言葉が出てこない．言葉が理解できないことがある．

I 現病歴

　数年前から「もの忘れ」（➡［診察メモ①］参照）を感じるようになった．名前がすぐに出てこなかったり，言おうとしている言葉と違う言葉が出てくることがある．人の名前も間違えることがある．こうした主訴で自ら数箇所の医療機関を受診しCTなどの画像診断も受けたが，「特に異常はない」「心配のしすぎ」などという説明を受けており，家族も「年のせいで心配はいらない」と考えていた．しかし，1年前くらいから会話の中で簡単な言葉を理解できない場合があることに家族が気づき，今回は家族とともに当科を受診した．家族によると日常の会話の中で，こちらの言う単語の意味が理解できずに「〜って何？」と聞き返す場合があるという．ADLは自立し，買い物，料理，掃除，洗濯などの家事もできている．ただし，料理のメニューは簡単になってきて同じメニューが多くなり，スーパーの惣菜をそのまま使うことも多くなっている．幻覚や妄想はなく，易怒性などは目立たない．

II 初診時現症

　一般身体所見や神経学的所見に明らかな異常は認められなかった．

　神経心理学的所見：意識清明で診療には協力的であり，礼節も保たれている．症状を問うと「言葉が出なくなりました」と自ら言語に対する不全感を訴えた．「もう，もの忘れで馬鹿になってしまって私はダメです」とも言う．しかし，さほど悲壮感はない．発話は流暢で構音障害は認められない．助詞や助動詞などの機能語の使用にも問題はなく，正常の統辞構造をもった正常の長さの文を話し，明らかな音韻性錯語や語性錯語は認められない．日常会話レベルでの理解は比較的良好であり，質問に対する答えも適切で，動作命令でも大きな破綻をきたすことはなかった．しかし，診察者との会話中，時に「何，それ？」と聞き直すことがあった．例えば「利き手はどちらですか？」と問うと「利き手ってなんですか，聞く人ですか？」と答えたため，「右利きですか，左利きですか？」と質問を変えると理解でき「右利きです」と答えた．「腹の立つことはありませんか？」と問うと，「腹が立つ」がすぐには理解できず"腹が立つ"って…？」と聞き直した．復唱は正常であった．順唱は6桁，逆唱は5桁が可能であった．はさみ，鉛筆，歯ブラシ，櫛，ハンカチ，など呼称が可能な高頻度物品7つを用いた

もの忘れ ［診察メモ①］

認知症患者の初診時の訴えは「もの忘れ」であることが多い．問題は「もの忘れ」の中身である．患者本人も家族も「もの忘れ」という言葉を多用するが，例えば名前が出てこないという症状は失語でも生じる症状であり，真の「もの忘れ」でない場合もある．このほかにも「道に迷うようになった」「物事が段取りよくできなくなった」といった症状や，さらには「すぐに怒るようになった」といった症状までも「もの忘れ」という言葉で表現される場合があるので注意が必要であり，十分に問診に時間をかけて「もの忘れ」の内容を確認する必要がある．アルツハイマー病（AD）で主に障害されるのはエピソード記憶の障害であり，典型的には「同じことを尋ねる」「物を探す」「日付があいまいになる」といった症状が主体になる（➡［用語メモ①］参照）．本例の場合，こうしたエピソード記憶の障害はなく，さらに「言葉が出てこなくなった」と訴えながら，すらすらと話しているために，言語の異常が発見されなかったケースである．

[用語メモ①]

記憶の分類[1]（図14-1）

記憶は手続き記憶と陳述記憶に大別される．手続き記憶とは言葉やイメージとして再生されないが行動として再生される記憶であり，自転車をこぐ，泳ぐといったいわゆる「身体で覚える」記憶である．陳述記憶は言葉やイメージに表すことができる記憶であるが，さらにエピソード記憶と意味記憶に分離される．エピソード記憶とはいつどこで何をした（何が起こった）といった個人的体験の記憶であり，一般的に用いられる「記憶」に最も近い概念であり，いわゆる健忘症候群で障害される記憶である．代表的な認知症であるADで主に障害されるのもエピソード記憶であることは[診察メモ①]に述べたとおりである．これに対して，意味記憶はエピソード記憶とは異なり，個人的経験や時間的空間的文脈に依存しない，社会的，文化的に共有された知識や概念のことである．「昨日食べたリンゴはおいしかった」はエピソード記憶であるが，「青森県はりんごの名産地である」は意味記憶に属する．さらに「りんご」が果物の一種で，赤い色をしており，よい香りと味がして，ジュースにもなるといった「りんご」そのものの概念も意味記憶である．またさらに，「りんご」という定まった音韻形式が「りんご」という対象を指し示す名称であるという語彙の体系そのものも意味記憶に属する．意味記憶が障害される代表的な疾患が意味性認知症（semantic dementia: SD）である．SDでは最初に語彙が障害されることが多いが，その他にもさまざまな意味記憶が障害される．

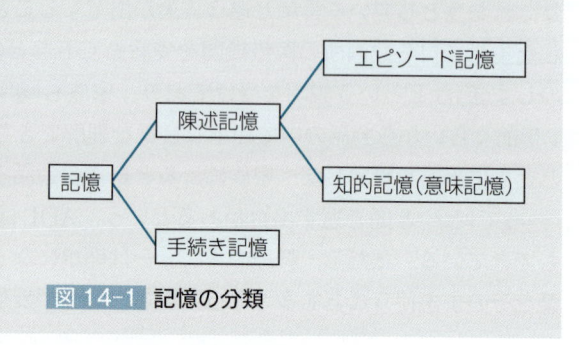

図14-1 記憶の分類

系列指示では4つまで可能であった．また3物品を用いて「鉛筆で櫛に触ってください」「はさみの上に鉛筆を置いてください」などの統辞構造に依存する物品の捜査命令も正確に行えた．

自発話では著明な喚語困難は感じさせなかったが，物品の呼称では障害が認められた．「はさみ」や「鉛筆」など高頻度の物品は即座に正解したが，「ピンセット」や「ホッチキス」などの低頻度の物品では「わかりません」と答えることが多く，その際は語頭音ヒントや語頭の2, 3音節を与えても無効であることが多く，こちらが正解を提示しても「そういうんですか？」と確信がもてない様子も観察された．例えば，「爪楊枝」の呼称では，順に「つ」「つま」「つまよ」「つまよう」までヒントを与えても正解できず，こちらが正答を示すと「これ，爪楊枝っていうんですか」と感心した様子であった．

さらには，呼称や再認ができないだけでなく，物品そのものの意味がわからないことがあった．「ホッチキス」「缶切り」「ピストル」などは呼称できないだけでなく，名称を与えても，物品を触ってもらっても，「何をするものですか？」とその用途がわからない様子であった．患者はいろいろな物品のスケッチと名称，使用方法などを記載したノートを携帯しており，呼称に窮した際にはそれを見てよいか許可を求めた．しかし，さほど役に立つ場面はなかった．

一般的知識を問うために，「節分」や「ひなまつり」などの年間行事を知っているかどうかを質問したが，「正月」「ひなまつり」「花見」「夏休み」「彼岸」「月見」などはおおむね理解できたが，「節分」「こどもの日」「七夕」「クリスマス」「七五三」は理解できなかった．これは行事の様子を表す絵カードを用いても同じであった．また，ことわざが理解できているかどうかを検査したが，字義通りの表層的な答えしか返ってこなかった．例えば「猿も木から落ちる」のことわざの意味は「猿も木から落ちることですね」という返答しか得られず，ことわざから得られる教訓や意味の類似したことわざを引き出すことは困難であった．ことわざの前半を検者が言い，後半を続けてもらうことわざ補完検査も行ったが2/5の正解率であった．

口腔顔面失行の検査では「咳払い」という言葉が理解できず「席を離れることですか？」と答えた．し

かし，模倣は可能であった．「バイバイ」「おいでおいで」の動作は正解し，「敬礼」については言葉の意味がわからずに困惑したが模倣は可能であった．また物品の意味がわかっていれば，その物品使用のパントマイムは上手にできた．指パターンの模倣も良好であった．

Ⅲ 詳細な検討（表14-1）

　一般的な知的機能や注意遂行機能をみるために施行した検査では，WAIS-Ⅲ成人知能検査の言語性IQは低下していたが，Mini Mental State Examination（MMSE）は3単語遅延再生で減点したのみで29点であった．見当識は良好に保たれており，Serial 7's も問題なく，図形の模写も正常であった．Kohs立方体組み合わせテストのIQも正常範囲内で，レーヴン色彩マトリックス検査，Wisconcinカード分類検査も良好であった．トレイルメーキングテストも問題なくできた．したがって，全般的な知的能力や判断力，遂行機能は十分に保たれていると考えられた．

　記憶検査では言語を用いる記憶は対連合記憶も物語の記憶（論理記憶）もともに低下していたが，視覚的な記憶は比較的良好であった．生活史の記憶は良好で，卒業した学校名や卒業年，就職先，結婚年月日，子供の生年月日，両親の死亡年月日も正しく答えた．最近の日常出来事の記憶も良好で，外来初診日，入院日，MRI検査や知能検査の実施日や内容，昨日の夕食の記憶も正常であった．しかし，数年以上前の誰もが知っているような社会的事件を「知らない」と答えることが多かった．

　言語検査では標準失語症検査（SLTA；図14-2）の単語の理解，短文の理解は全問正解したが，呼称は13/20であった．トークンテストは良好な結果であった．失語症語彙検査4-1呼称は128/200，語彙検査4-2聴覚的理解は175/200であり，二方向性の障害を認めた単語25語（A群）と呼称・理解ともに可能であった単語から25語（B群）を選んで，後日再検査を行った．再検査では，A群の25単語のうち25語とも呼称はやはり不能で理解が可能にあったのが3語あったが，B群の25語では理解はすべて可能で，できていた呼称が不能になった単語が2語あったのみである．概して，できる単語とできない単語の再現性は良好と考えられた．

　読み書きではSLTA程度の課題は正解したが，漢字の読み書きに障害がみられた．仮名の読み書きには障害はなかった．「八百屋」「梅雨」「海老」は音読できたが，「七夕」は「しちのゆう」「土産」は「どさん」と読むような類音性錯読が認められた．書き取りでは主に仮名で書く傾向があったが，漢字で書くように促すと「新幹線」を「新間線」と書くような類音的錯書も認められた．

表14-1 神経心理学的検査

<一般的知能検査>
　MMSE：29/30（3単語の遅延再生2/3のみの減点）
　WAIS-Ⅲ：言語性IQ＝76，動作性IQ＝98，総IQ＝86
　Kohs立方体組み合わせテスト：IQ＝94
　レーヴン色彩マトリックス検査：34/36
　Wisconcinカード分類検査：達成カテゴリー数6
　トレイルメーキングテスト：A課題48秒，B課題121秒で可能

<記憶検査>
　ベントン視覚記銘検査：正確数8　誤謬数4
　ウェクスラー記憶検査（WMS-R）：
　　情報，見当識：12/14
　　論理記憶：即時再生15/50　遅延再生11/50
　　言語性対連合：即時再生6/24　遅延再生2/6
　　視覚性対連合：即時再生13/18　遅延再生5/6
　自身の生活史の記憶：正常．
　社会的出来事の記憶：数年前から以前の有名な社会的な出来事を尋ねても知らないことが多い（地下鉄サリン事件など）

<言語検査>
　SLTA：図14-2参照
　トークンテスト：153/165

<視知覚検査>
　基本的な視知覚機能（図形弁別，線分の傾き，数の判断など）は正常
　図形の模写，線分末梢，線分二等分試験でも異常を認めない

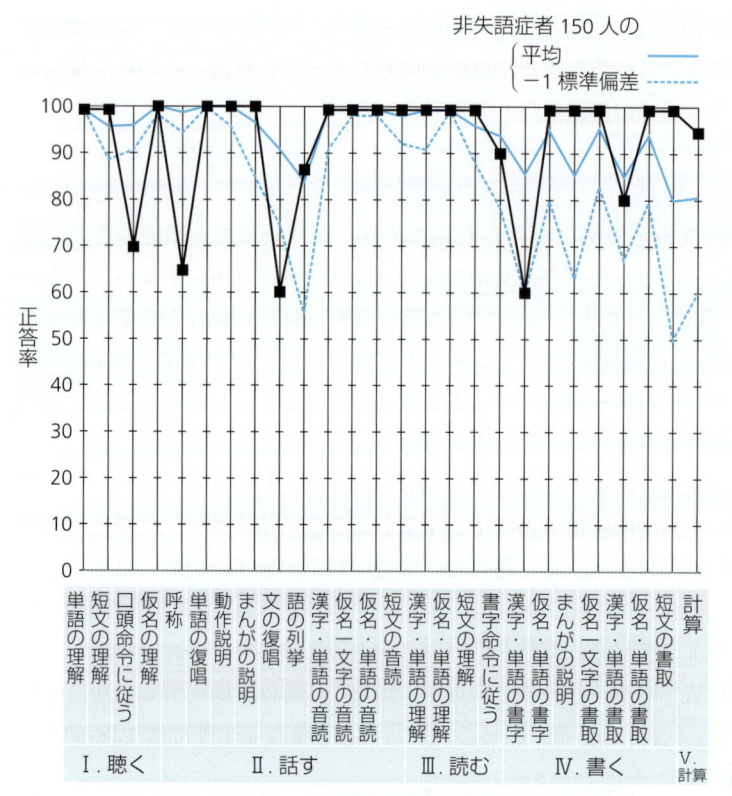

図14-2 標準失語症検査（SLTA）

IV 高次脳機能障害に関する所見のまとめ

1. **典型的な語義失語**（➡［用語メモ②］参照）
2. **低頻度物品の意味記憶障害**：日常使用頻度の少なくなった物品については，その名称だけではなく，それが何に使うものなのかなど物品そのものの概念が障害を受けていた．この徴候をしばしば連合型視覚失認と記載している場合がある．確かに基本的な視知覚は正常なのに物品がわからないという症状は視覚失認に類似するが，視覚失認の場合は物品の概念は保たれており，見てわからなくとも触ればわかる，あるいは名称を聞けばわかるのが普通である．本患者では物品を触っても名称を聞いてもその意味がわからず，失認ではなく，対象の概念そのものが障害された意味記憶障害なのである．
3. **一般的な知識の障害**：語彙や物品や人物の意味記憶が問題にされることが多いが，意味記憶には学校で習うような一般的知識や，年間行事など世間的な常識も含まれている．本例では「こどもの日」などの年間行事をわからないことが多かった．
4. **エピソード記憶の保存**
5. **視空間的能力や計算能力など頭頂葉機能の保存**

V その後の経過

本例は左優位の SD（➡［診察メモ②］参照）であり，まだ比較的初期の段階にあると考えられ，語義失語の症状自体も比較的軽症であった．病気が進行すると語義失語も意味記憶障害も強くなり，社会的な行動面での障害も現れてくるのが普通である．以下に本例の経過を簡単に示す．

語義失語 [用語メモ②]

井村が最初に記載した[2]．その後，左側頭葉の葉性萎縮で語義失語を呈する多くの症例を田邉らが報告している[3]．その中核症状は語彙そのものの減少であり，呼称障害だけではなく語義理解障害を呈し，二方向性の失名詞失語（two way anomia）である．呼称の際に語頭音のヒントが有効でないだけでなく，例えば「はぶら」までヒントを与えても「歯ブラシ」という正解に至らず，さらには正解を与えられても「歯ブラシってなんですか？」というように，その単語を初めて聞くかのような態度が認められる．発話は流暢で音韻性錯語はなく，少なくとも単語レベルでの復唱は正常である．典型的な語義失語では語彙の障害に加えて漢字の読み書き障害を伴う（➡[用語メモ③]参照）．semantic dementia（SD）で認められる語義失語では「～って何？」という反応が最も特徴的である[4]．また，通常の失語症では同じ単語を呼称できたりできなかったりという浮動性があるのに対して，SDでは障害される語彙には再現性，一貫性があるのが特徴的である．

類音的錯読，表層失読 [用語メモ③]

SDでは仮名は障害を呈さないが漢字では特異な障害を呈する．音と文字が基本的には1対1に対応する仮名では障害がないが，意味によって読み方が異なる漢字で障害が出やすい．すなわち漢字を表音文字のように扱い，「時計」を「じけい」，「海老」を「かいろう」と読むような類音的錯読が認められる．「天気」を「天木」と書くような類音的錯書も認められるが，漢字を書きたがらないことが多く，さほど頻繁にみられるものではない．こういった意味の障害による読み書きの障害は欧米では表層失読/表層失書と呼ばれ，SDの診断基準の一項目となっている．

表層失読に対応するのが深層失読であり，どちらもMarshallらによって提唱された概念である[5,6]．深層失読はuncleをnephew，shortをsmallと読むような意味的な錯読を多発する失読であり，表層失読では非典型的な読みを呈する語を規則的な読みに置き換える誤りを呈する．表層失読の有名な読み誤りはlistenという動詞をlis-tenと読み，当時有名な「リストン」というボクサーと間違えていたという例である．深層失読が深いところ（意味）までアクセスした読みであり，表層失読は文字音韻対応という表層的なレベルでしか読んでいないという意味で名づけられた名称である．

右優位のSDについて [診察メモ②]

本例は左優位のSDで言語面の異常から症状が始まったが，右優位のSDも存在し，語義失語よりも人物の同定障害が目立つことがある．この場合も相貌失認ではなく，人の声を聴いても名前を聞いても誰だかわからないという，人物の意味記憶障害である．物品の意味記憶障害も左SDよりも早期に出現する傾向がある．

1. 認知障害の経過

初診後1年ごろより日常会話において「～って何？」と聞き直す頻度がさらに増え，簡単な言葉でもわからないことが増えてきた．初診2年目の外来では，「調子はどうですか？」と尋ねると「調子って何？」「私はもう何もわかりません」と答えた．呼称障害はさらに強くなり「はさみ」などの高頻度語でも「わからない」と答え，例えば「はさも」と誤った答えを教えても「そういうんですか」と反応し，実在語と非実在語の区別がつかない様子であった．櫛などの高頻度物品でも，その意味や使い方がわからないことも増えてきた．さらには有名人や遠い親戚などは顔を見ても誰かわからないというエピソードが増えてきている．

2. 行動障害の経過

初診当初は日常生活で大きな問題はなかったが，そのうちに特定の時刻に特定のTV番組（テレビ体操）を観ることにこだわったり，また特定の健康食品をたくさん買い込んだりするようになった．また，ゲートボールなどでは知らない人にも声をかけて飴を配ったり，診察のたびに駄菓子を持参するなどの行動が認められるようになっている．

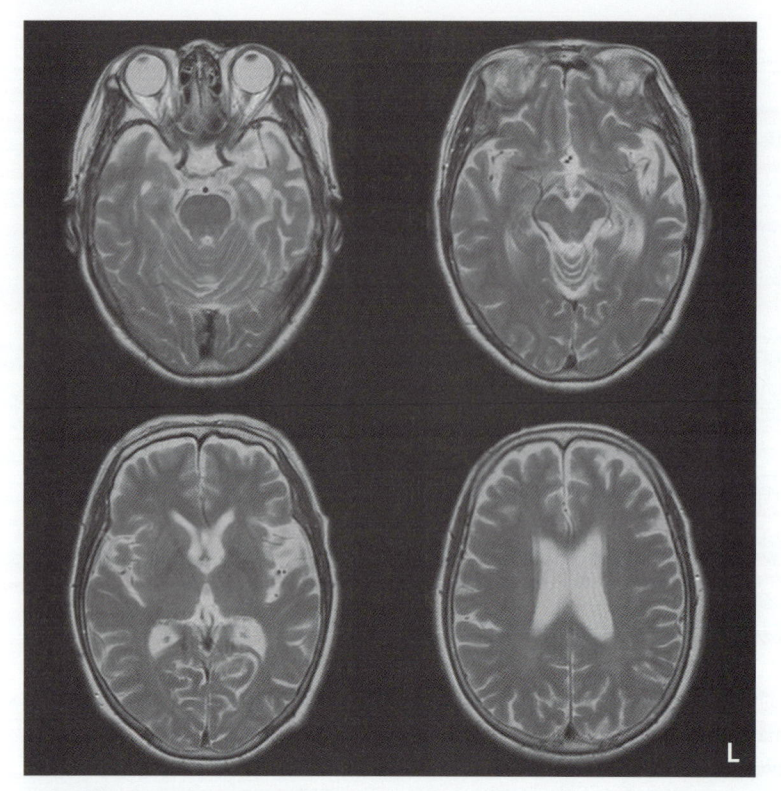

図 14-3 MRI T2 強調画像

脳血管病変は認められず，左側頭葉前部〜下部の強い萎縮が認められる．

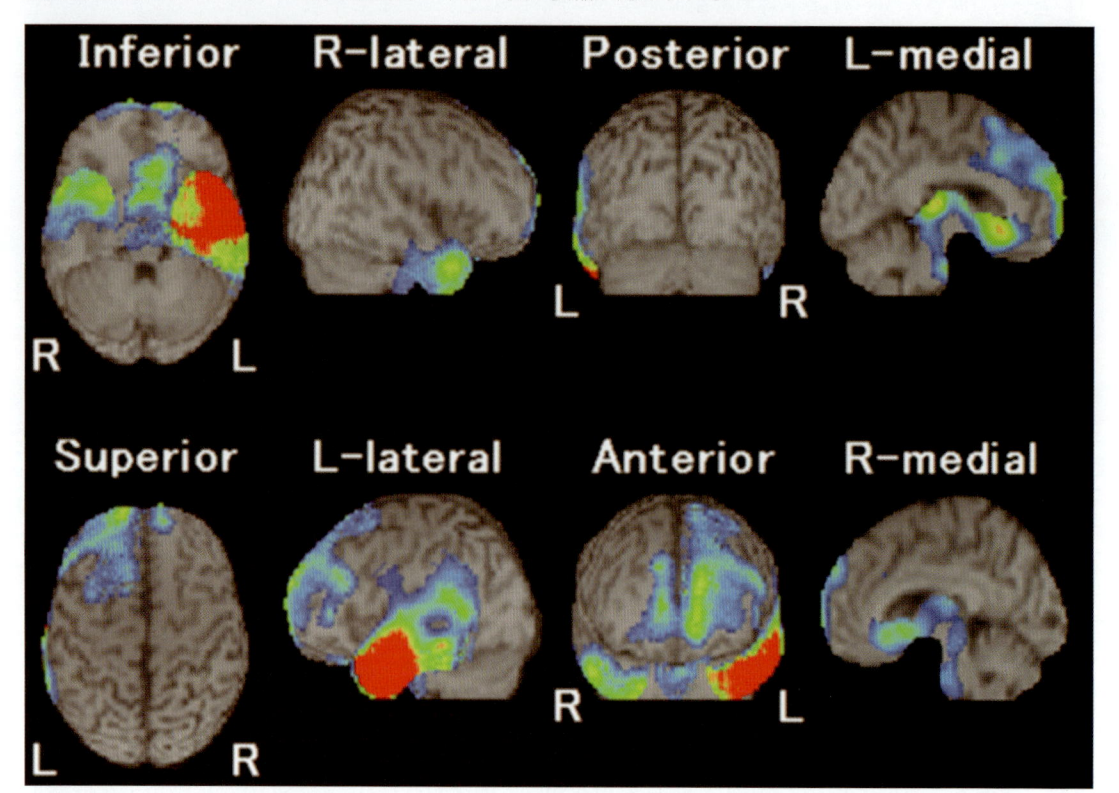

図 14-4 SPECT eZis 画像

左側頭葉前部，外側下部を中心に局所的な血流低下を認める．

VI 症状と病巣の関係

　MRI（図 14-3）では左側優位で両側側頭葉に限局した脳萎縮が認められた．側頭葉の萎縮はその前方や下部に強かった．その他の部位の萎縮はほとんどなく，脳血管性病変も認められなかった．脳血流検査 SPECT（図 14-4）では同部位に限局した脳血流の低下が認められた．

　前部側頭葉と意味記憶の関係について，Patterson らは，視覚や聴覚や体性感覚などの連合野に蓄えられるそれぞれの感覚様式の意味属性をさらに統合する semantic hub としての役割を前部側頭葉が担っていると主張している[7]．ただし，これには異論もあり一定の見解が得られているわけではない．また，語義失語や意味記憶障害の出現について左一側性病変だけで十分なのか，両側性病変が必要なのかという問題も未解決である[8]．

VII 本例から学ぶ診察のポイント

　本例は典型的な semantic dementia（SD）であり，その診断は病歴や特徴的な診察所見からだけでも明らかである．特徴的な画像所見によって臨床診断はほぼ確定されたと考えられる．語彙を中心とする意味記憶障害を呈しており，その責任病巣は左側頭葉の前部から下部にかけての領域と推測される．意味記憶障害に対してエピソード記憶は保たれ，さらに空間的機能や計算など頭頂葉機能が良好であり，これに対応して後方領域には萎縮や血流低下は認められない．

【参考文献】

1) 山鳥　重．記憶の神経心理学．東京：医学書院；2002.
2) 井村恒郎．失語：日本語における特性．精神経誌．1943; 47: 196-218.
3) 田邉敬貴，池田　学，中川賀嗣，他．語義失語と意味記憶障害．失語症研究．1992; 12: 153-67.
4) Kertesz A, Jesso S, Harciarek N, et al. What is semantic dementia? Arch Neurol. 2010; 67: 483-9.
5) Marshall JC, Newcombe F. Syntactic and semantic errors in paralexia. Neuropsychologia. 1966; 4: 169-76.
6) Marshall JC, Newcombe F. Patterns of paralexia: A psycholinguistic approach. J Psycholinguist Res. 1973; 2: 175-99.
7) Patterson K, Nestor PJ, Rogers TT. Where do you know what you know? The representation of semantic knowledge in the human brain. Nat Rev Neurosci. 2007; 8: 976-87.
8) Tsapkini K, Frangakis CE, Hillis AE. The function of the temporal pole: evidence from acute stroke and infarct volume. Brain. 2011; 134: 3094-105.

〈松田　実〉

Chapter 3 頭頂葉

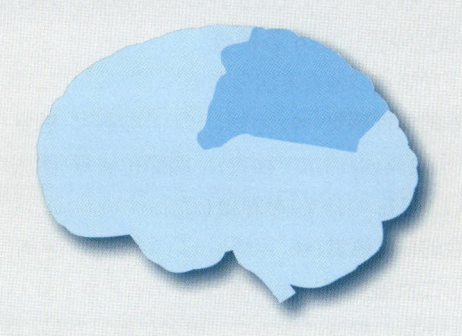

CASE 15

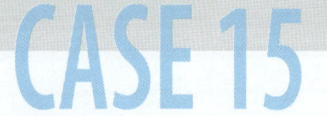

頭頂葉外側

症例15　58歳　右利き男性　教育歴 12年　ビジネスマン

主訴：**右手で物が取り出しにくい．**

I 現病歴

　発作性心房細動を持病とするある男性が，ある日ときどき生じる不整脈の発作を起こした．不整脈は半日続いた．2日後の夜，その患者は突然右手の動きにくさを自覚した．ズボンのポケットから物を取り出せなかった．また右手の冷たさと名状しがたい異常感覚を感じた．力が入りにくい感じはなかった．この症状は10日間続き我々の病院に入院した．

II 現症(第29〜30病日)

　意識は清明で，診察には協力的である．特に言語や記憶の障害はなし．
　自発的な運動については，動きは良好であり，筋力低下は認めなかった．腱反射については，右上肢でごく軽度亢進していた．広げられたA4の紙を手にとって，きわめて短時間できわめて小さく丸めることができた．テーブルの上のコインをすばやく取り上げることができた．また開眼時と閉眼時の両条件で，両手ともナイロンの手袋の装着ができた．
　患者は右手の使いにくさを訴えているが，それがいわゆる運動障害によらないことがわかった．また患者の供述から，眼で見ないときの動きの障害であることがわかる．このことから，患者に感覚の障害，それもおそらく皮質性の感覚障害があることが示唆された．

1. 感覚障害に関する検査

　以下が感覚の検査方法である．
　基本的体性感覚(➡[用語メモ①]参照)；触覚(ティッシュペーパーの縁で検査)，痛覚(ピン先で検査)，温度覚(温冷水で検査)，関節位置覚(閉眼で，指の伸展屈曲を同定できるかどうかで検査)，振動覚(128 Hzの音叉)を評価した．
　複合的体性感覚(➡[用語メモ①]参照)：評価は以下のように行った．
　①**二点識別覚**；検査者はスライドキャリパーの2本のプラスチック針を閉眼した患者の示指と小指の指球に当てて，患者に触った針の数が「1つ」か「2つ」かを尋ねる．
　②**触覚による局在**；検査者は閉眼した患者の右手か左手の手掌のさまざまな位置にペン先で触り，その場所を同側の示指で指し示させた．それぞれの手について18試行行った．
　③**重さ**；右手か左手のどちらかを使って刺激物を重さ順に正しく並べるように患者に言った．刺激物は同じ大きさ・形・質感の6枚の金属板で，重さは50, 60, 70, 80, 90, 100 g である．
　④**素材の認知**；同じ大きさ・形の9枚の木製の板にそれぞれ別の質感のもの(粗い紙やすり，細かい紙やすり，フェルト，木，毛糸，小麦，合成ゴム，粗い金属網，細かい金属網)を貼付し

体性感覚　　　　　　　　　　　　　　　　　　　　　　　　　　　　　　　[用語メモ①]

体性感覚は2つに大別される．基本的体性感覚と複合的体性感覚である．基本的体性感覚は触覚，痛覚，温度覚，関節位置覚，振動覚から構成され，複合的体性感覚は，二点識別覚，触覚による局在，重さ・素材の認知・形の認知からなる．

たものを用意する．患者には，閉眼で2枚の板を続けて触わってもらい，同じものか異なる
ものかを問うた（片側の手につきそれぞれ81試行）．
　⑤触覚による形の認知；以下のように調べた．8つの木製の物体（円柱，立方体，球，プリズム，
円錐，輪，真ん中が絞られた形の円柱，三角錐）を用意した．それぞれは同じ重さであり，材
質も同じである．患者に閉眼で2つの物体を続けて触わってもらい，同じものか異なるもの
かを問うた（片側の手につきそれぞれ64試行）．

　消去現象；示指の先を使って患者の手の甲の右側，左側あるいは両側に軽い短時間の触覚刺激を
行って検査した．

　触覚による物体識別および呼称；15個の日用品（フォーク，ビン，缶切り，クリップ，鍵，乾電池，
消しゴム，針，輪ゴム，磁石，マッチ棒，木の実，ペンのキャップ，洗濯バサミ，鉛筆，ボールペ
ン）を用いた．患者にはやはり閉眼で2つの物体を続けて触わらせて，同じであるか異なるかを問う
た（それぞれの手につき10試行）．触覚による物品呼称については，1つの物体を触ってその名前を
答えさせた（それぞれの手につき12試行）．

　統計解析；一般線形モデルを用い，$p < 0.05$を有意差ありとした．

2．感覚障害検査の結果

①基本的体性感覚と複合的体性感覚両方ともが障害されていた．
②基本的体性感覚では，軽い触覚と温痛覚が右手の特に尺側で障害されており，また異常感覚
　（paresthesia）が認められた．
③関節覚，振動覚についてはどちらの手でも障害されていなかった．
　複合的体性感覚の結果は以下のとおりである．
④二点識別覚は，左手では2 mmであったのに対して，右では3 mmだった．
⑤右手に触れられた場所を正しく指し示すことができなかった．左手で17/18試行で正解だったの
　に対して，右手では12/18試行の正解だった（$p = 0.036$）．
⑥患者は両側の手で金属版を重量別に正しく並べることができた．
⑦素材の認知では81試行のうち，左手で80試行正解だったのに対して，右手では75試行正解だっ
　た（$p = 0.050$）．
⑧三次元の形の認知については，左手では64/64回正解，右手では62/64回正解（$p = 0.15$）．
　消去現象は認めなかった．
　触覚による物体の識別は，左手で20/20試行の正解，右手は18/20試行の正解と差はあったが，
有意差はなかった．
　触覚による物品呼称については，左手で11/12試行で正解，右手で8/12試行で正解（$p = 0.14$）
だった．この結果から統計的には有意差が出なかったが，触覚による物の認知は障害されていると
考えられた．

Ⅲ 高次脳機能障害に関する所見のまとめ

1. 基本的体性感覚の障害（軽い触覚，温痛覚）と異常感覚（paresthesia）
2. 複合的体性感覚の障害（触覚の局在を推定する能力の障害，素材の認知の障害）
3. おそらくではあるが，触覚性の物体の認知の障害
4. 随意運動が巧みにできる

体性感覚誘発電位（SEP）について	［用語メモ②］

正中神経刺激の SEP では，電気刺激は，皮膚受容体すなわちマイスナー小体とメルケル小体からの軸索を興奮させ，3b 野に伝わり N20 を生じると，一般に理解されている．この患者では，SEP の N20 の振幅・潜時ともに左右差がなかった．したがって，この症例では 3b 野が生理学的にも保たれていたといえる．

IV 症状診断のポイントと詳細な検討

症状については，III でまとめたとおりである．皮質性感覚障害についてはまだよくわかっていない点が多いが，詳しくは次の V で解説する．ここではこの症例の正中神経の電気刺激を用いた体性感覚誘発電位（SEP；➡［用語メモ②］参照）について述べる．SEP の結果は正常範囲内で，N20 の潜時も振幅も左右差を認めなかった．このことの意義は，用語の解説を参照されたい．

V 症状と病巣との関係

脳梗塞発症後 54 日後の頭部 MRI により，病変が左中心後回の後ろ半分に位置することがわかった（図 15-1）．Brodmann のヒト脳の細胞構築地図によると，病変は 1，2 野に位置し，3 野は障害されていない．第 54 病日の ^{123}I-SPECT では，左中心後回領域の脳血流の低下が検出された．

後に述べるようにこの病巣でこの症状は説明できる．

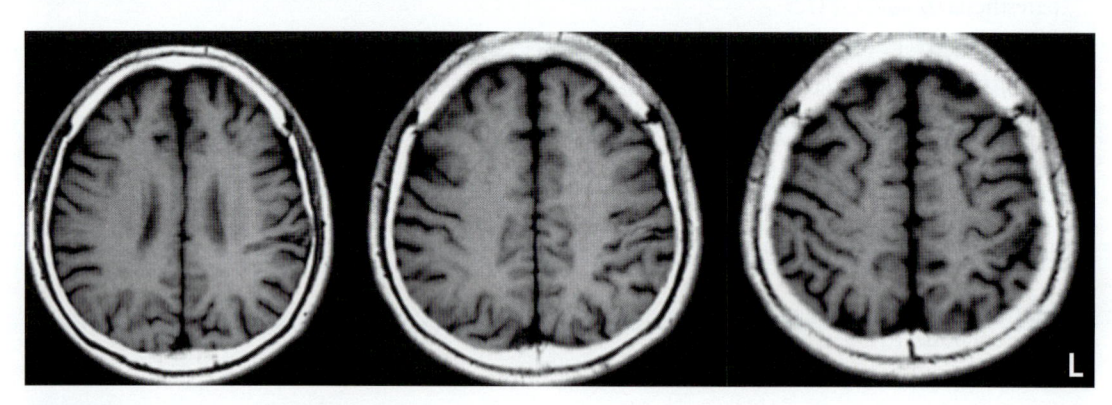

図 15-1 脳の MRI T1 強調画像

VI 本例から学ぶ診察のポイント

中心後回の梗塞によって体性感覚の障害を示した症例である．脳梗塞発症 1 ヵ月後の診察にて，障害側の右手の随意的運動は十分保たれていたが，基本的体性感覚と複合的体性感覚が障害されていた．頭部 MRI で梗塞が左の中心後回の後ろ半分に限局していることが示された．すなわち，病変が中心後回に位置し，しかし 3 野とよばれる中心溝の後壁は保たれていた．これらの所見により，障害部位は 1，2 野に位置し，3 野が保たれていることが示唆された．

体性感覚皮質の障害によっては複合感覚が障害され，基本的体性感覚が障害されないということが広く信じられてきた．最近，体性感覚皮質の障害によって基本的体性感覚が障害される報告が出てきている．本例の結果からも明らかになったように，基本的な感覚が障害されることがあると結論できよう．

> **中心後回におけるヒエラルキー** ［用語メモ③］
>
> 生理学者である岩村の仮説を説明する．岩村は，サルの中心後回の単一ニューロンを調べる実験から，皮膚をある方向にこするといった特殊な刺激に応じる細胞は，中心後回の尾側にいくに従って多くなるという報告，中心後回の2野では形を識別するニューロンが存在することなどから，中心後回には吻側から尾側という軸に沿ってヒエラルキーがあると述べている[1]．またこのヒエラルキーを支えると思われる解剖学的な証拠もある．Powelらによれば，3野は顆粒細胞をもつ典型的な koniocortex であり，1野から2野にいくに従ってその性状は頭頂葉の連合野のそれに近づいていくという．また3野から1野と2野に向かう豊かな線維結合がみられている．

ここで，この例と比較してみたい症例について簡単に紹介する．その症例は，49歳の右利き男性で，右手のしびれを訴えて病院に受診し入院した．入院時の神経学的所見としては，左手の運動に問題はなく，テーブルの上のコインを持ち上げるなどの細かな運動も行えた．腱反射は右上肢でごく軽度亢進していたが，Babinski 徴候は陰性であった．言語などの高次脳機能についても障害はなかった．頭部 MRI では，中心後回の尾側外側に T1 強調画像で高信号域を認め，laminar necrosis と診断した．症例の病変部位を Brodmann の図譜と比べてみると，2野に一致していると考えられた．右手のしびれがほぼ消失した発症後3〜4週目にかけて，先に述べた基本的な感覚の検査，複合的な感覚の検査，物品が何であるかについての検査を行った．結果は，基本的な感覚については，触覚，痛覚，温度覚，振動覚，位置覚いずれも左右の各手で差はなかった．複合的な感覚の検査については，二点識別，触覚定位，重量覚，素材の識別については左右の各手で差は認められず，異常なしと判断された．ただ形の識別においては，右手では三次元的な形を識別できないことが明らかになった．さらに触覚的に与えた物品が何であるかを答えさせる検査では，左手が 15/15 の正答であるのに比し，右手では 2/15 と低下していた．また右手では触覚性に与えた物品のマッチングもできないことが明らかとなった．まとめると，この症例は基本的な感覚が障害されておらず，障害部位は2野にとどまっていた．

今回の症例と今述べた症例との検討から，Brodmann の1野では基本的な感覚が障害されることが示唆された．

体性感覚皮質の障害がなぜさまざまな体性感覚の障害パターンをとるのか，すなわちなぜ複合的感覚障害に基本的体性感覚を伴うものと伴わないものがあるのかについては，岩村の中心後回におけるヒエラルキー（➡［用語メモ③］参照）という考え方がよく当てはまると思われる．用語のところをお読みいただきたいが，中心後回のそれぞれの領域が体性感覚のさまざまな役割を担っているという仮説である．この仮説をさらに検証するためには，中心後回に限局する病変をもつ症例の研究が今後も必要である．

【参考文献】

1) 岩村吉晃．タッチ．東京：医学書院；2001．
2) 武田克彦．体性感覚の症候学．神経研究の進歩．1991; 35: 983-9.
3) Satoh M, Terada S, Onouchi K, et al. Somatosensory and skin temperature disturbances caused by infarction of the postcentral gyrus: a case report. J Neurol. 2002; 249; 10: 1404-8.
4) 武田克彦．ベッドサイドの神経心理学 改訂2版．東京：中外医学社；2009. p.180-90.

〈寺田さとみ，武田克彦〉

CASE 16

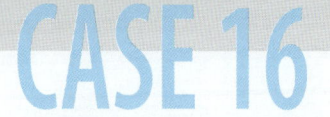

頭頂葉外側

症例16　56歳　右利き男性　教育歴12年　農業

主訴：眼がおかしい．疲れると目の前のものを探せないことがある．

I　現病歴

　自宅で時間を見ようとしたが，左側にある時計がどこにあるか探せなかった．やっと時計を見つけた後も時計の枠は見えるのに針が見えなかった．スリッパを履こうとしたが，履きにくく，歩き出すと左側にあるものにぶつかった．おかしいと思い自分で家人に連絡し，救急車で近医受診した．右頭頂葉出血の診断で保存的治療を受け，1ヵ月で退院した．外来でリハビリテーションを続けているが，疲れると視野が狭まってくる，左側の身体をぶつけやすい，距離感がわからないなどの症状が続いている．5ヵ月後，精査希望して当科初診．

II　初診時現症

　意識清明で診察には協力的，病識もある．病歴聴取では言語・記憶に明らかな異常なし．
　神経学的には左下四分盲を認めた．視力は左右とも1.0．眼球運動に制限はなかった．

①順唱　7桁，タッピングスパン　4個
②Mini Mental State Examination（MMSE）；27/30（立方体の模写〔図 16-1〕－1，3単語想起 －2）
③Rey 複雑図形検査（図 16-2）（→［診察メモ］参照）；模写　27/36，3分後想起　6/36
　模写では対称中心性の左半側空間無視と，図全体を把握できずに部分をつなぎ合わせていく逐次的な描き方が観察された．内省としては「一度に一部しか見えない．部分と部分の関係がわからず，どこに続くかわからない」と述べた．
　加えた検査；同時失認を疑い，2つの円の重なり部分を塗る課題を施行したが，明らかな異常はなかった．
④半側空間無視スクリーニング
　線分二等分検査では，初めは中点が右に寄ったものの，線分両端に印をつけさせて長さを確認させると，むしろやや左寄りになった．抹消検査や時計描画では異常を認めなかった．
　加えた検査；計算課題では，自分の書いた左端の数字を見落とす誤りがみられた．

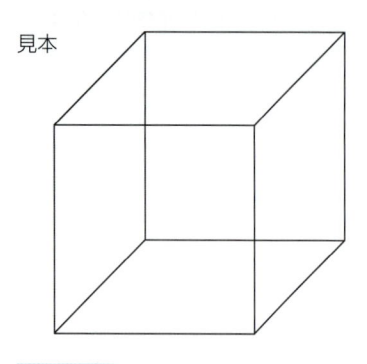

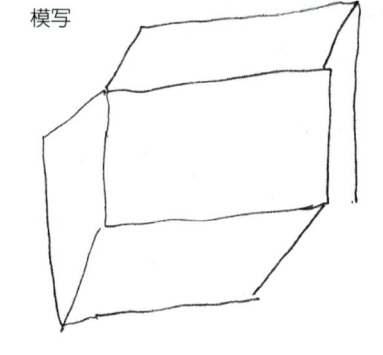

見本　　　　　　　　　　　模写

図 16-1　立方体の模写
三次元の立体をうまく描画できず，構成障害を認める．

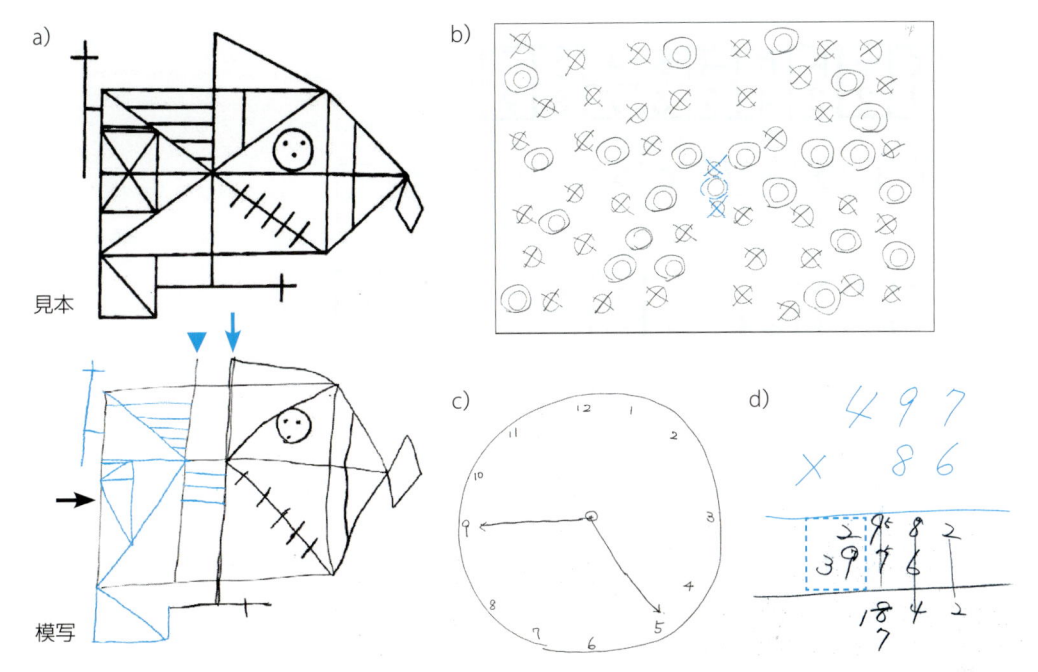

図 16-2 左半側空間無視のみられた検査とみられなかった検査

a) Rey 複雑図形検査の模写．書き順は黒，青の順．右から描き始め，部分部分を描く逐次的な方略をとっている．縦の線を引いてから（青矢印）左側に進み，縦の線がすでに引いてあるのに気づかず，再度縦線（矢頭）を引いていることから，視覚性注意障害が疑われた．左にある四角形の左半分が欠けており（黒矢印），対象中心性左半側空間無視と考えられる．
b) 抹消検査と c) 時計描画では明らかな左半側空間無視は認められない．
d) 計算課題では，自分で書いた左端の 2 桁の数字（破線枠内）の見落としがあり，対象中心性左半側空間無視と考えられた．

Rey 複雑図形検査の活用　　　　　　　　　　　　　　　　　　　[診察メモ]

視覚性の随意記憶（記銘するように指示されないで，自然に記銘される記憶）の課題として知られているが，以下のような種々の機能を 10 分程度でチェックできるので，臨床的に有用である．ただし，やや難易度が高いので，全体の機能を考慮して実施を決める．

① **遂行機能**；どのような順番で描くかというプランニング機能，それを実施する機能をみることができる．計画性なくばらばらに描いている場合，前頭葉機能障害が疑われることがある．
② **構成**：複雑な図形の視空間的特徴をとらえ再現する機能．構成障害があると，模写は拙劣で位置関係が不正確になる．
③ **記憶**；視覚性の想起，再認の機能．再認時の偽陽性などの特徴も知ることができる．模写が拙劣な場合，想起の評価は困難であるが，再認により各部分をどの程度記憶しているか検討することができる．
④ **全般性注意機能**；随意記憶をみているため，全般性注意低下があると成績は低下しやすい．

上記以外に，本例のように模写の様子をじっくり観察することにより，視覚性注意障害や半側空間無視などにも気づくことがある．

実施方法としては，次のことに気をつける．
❶ 模写の際には，後で想起させることを告げずに，「なるべく正確に写してください」と指示する．
❷ 模写は色鉛筆の色を順番に変えながら行うことによって，描いた順序を記録として残すことができる．
❸ 模写の後，3 分または 5 分間の干渉課題を行ってから想起を行い，その後，再認を行う．
❹ 再認では，正答数だけでなく，偽陽性数も記録する．

評価としては，英語版で 6〜89 歳までの年齢階層別の点数分布が示されているため参考にできるが，点数だけでなく模写，想起時の様子を詳細に観察して，質的変化をとらえることが重要である．

（Meyers JE, Meyers KR. Rey Complex Figure Test and Recognition Trial. 1995 Psychological Assessment Resources, Inc. Lutz, FL）

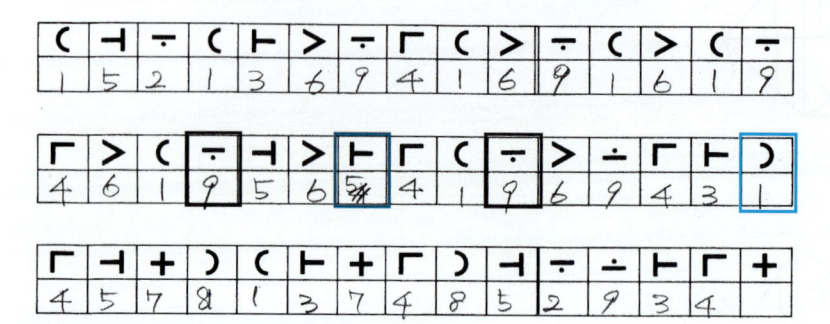

図 16-3 Symbol Digit Modalities Test
左右対称，上下対称の記号で誤る．視空間認知障害と考える．

⑤Symbol Digit Modalities Test（SDMT）；34個/90秒
　遅いだけでなく，鏡像，上下反転像に間違える傾向があった（図 16-3）．
　加えた検査；記号抹消課題でも上下反転の図形に間違える誤りが認められた．

⑥目標到達運動
　両視野とも左手で対象に到達する際にずれがみられ，左手左視野でのずれが大きかった．視運動性失調と判断した．
　加えた検査；注視した対象をつかむことは可能で，明らかな視覚失調はなかったが，対象の手前15 cm くらいで手の接近運動のスピードが落ちるのが観察された．
　手をスリットに通す課題は，両手とも正しい傾きで躊躇なく可能であった．

Ⅲ 高次脳機能障害に関する所見のまとめ

1. 視空間認知障害
2. 左半側空間無視
3. 視覚性注意障害
4. 左手での視運動性失調

Ⅳ 症状診断のポイントと鑑別

　立方体や Rey 複雑図形検査の模写が不良で，Symbol Digit Modalities Test や記号抹消課題で対称形の図形を混同することから，構成障害を含む視空間認知障害があることがわかる．左半側空間無視は，簡単なスクリーニングでは明らかでなかったが，やや複雑で負荷の大きい Rey 複雑図形検査や計算では対象中心性左半側空間無視が認められた．患者の訴えから視覚性注意障害（➡ [用語メモ] 参照）を疑ったところ，Rey 複雑図形検査の模写ですでに描いた部分に気づかず再度描いてしまうのが観察された．単純な円の重複部を塗る課題では，はみ出しはみられなかったことから，複雑な作業中に視覚性注意障害が明らかになると考えられた[1]．手の到達運動の障害は左手でのみ周辺視野で認められ，注視下やスリット通しではみられなかったことから，視運動性失調と判断した．

> [用語メモ]
> **視覚性注意障害**
> 視覚性注意障害は，2つのものに同時に注意を向けられず，一方に気づかない状態である．精神性注視麻痺，視覚失調とともにBálint症候群の一症状として知られている．近年，視覚性注意障害を同時失認と同義として扱う文献もあり，混乱がみられるが，同時失認を以下の3型に分けて整理するとわかりやすい．
> ①**Wolpert型同時失認**：複雑な状況画を見て，部分の認知は可能であるのに，絵全体の意味を把握できない状態．
> ②**腹側型同時失認**：部分部分を逐次的に処理して認知することしかできない状態で，複数の対象の知覚処理に時間がかかる．逐次読みを特徴とする失読がみられる．
> ③**背側型同時失認**：視覚性注意障害に相当する状態で，同時に複数の物に注意を向けることができない．自覚的には，視覚対象が断片的にしか見えなかったり，見えている物が急に消えたり現れたりすると訴えることが多い．
> 病巣としては，腹側型は両側後頭側頭葉内側面を含む領域，背側型は両側後頭頭頂葉外側面を含む領域である例が多い．

V 詳細な検討および経過

1. WAIS-III成人知能検査（表16-1）

言語性課題が非常に良好なのに対し，動作性課題での成績が不良である．特に構成障害の影響が強く出る積木模様では，正しい面を選んでも適切な向きにおけず，何度も回転させて試行錯誤する様子がみられた．特に患者の左下での誤りが目立った（図16-4）．また行列推理では対称図形の弁別ができず，空間配置の規則の推論もできなかった．

表16-1 WAIS-III（発症後3年半）

言語性尺度	年齢群評価点	動作性尺度	年齢群評価点
単語	13	絵画完成	9
類似	14	積木模様	3
知識	13	行列推理	4
算数	9	符号	7
数唱	12		
言語性IQ	114	動作性IQ	71

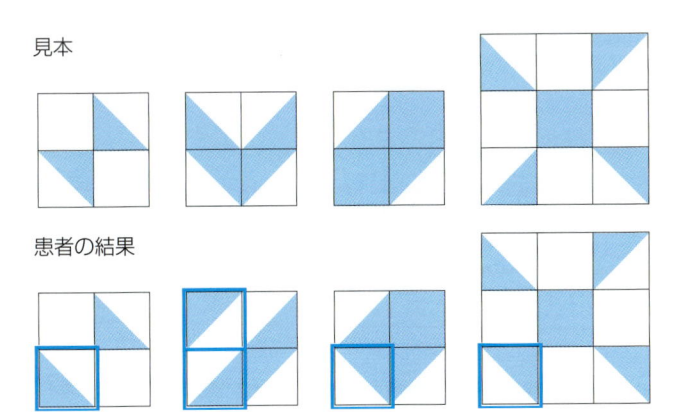

図16-4 積木問題

大体の構成は可能なものの，特に左下に置く積木を誤る．内省としても「向きが分からない」と言い，何度も回転させて試行錯誤する．左端の問題は最終的に正答した．

2. ウェクスラー記憶検査(WMS-R)(表16-2)

　言語性には即時記憶，近時記憶とも保たれているが，視覚性は両者とも低下していることがわかる．しかし，一度記銘されてしまったものは30分後もほぼ保持されていることから，視覚性記憶低下には記銘時の視空間認知障害の影響があると考えられた．視覚性対連合はすべて言語化して覚える方略をとっていたため，遅延再生でも満点だった．

表16-2 WMS-R

	項目	直後	パーセンタイル	30分後	パーセンタイル
注意/集中力 101	精神統制	6/6			
	数唱	18/24			
	順唱	9/12	88		
	逆唱	9/12	99		
	視覚性記憶範囲	10/26			
	同順序	6/14	16		
	逆順序	4/12	10	遅延再生 106	
視覚性記憶 86	図形の記憶	6/10			
	視覚性対連合	13/18		6/6	
	視覚性再生	29/41	8	26/41	16
言語性記憶 118	論理的記憶	29/50	86	25/50	92
	言語性対連合	22/24		8/8	

3. Judgment of Line Orientation(図16-5)

　上に示す2本の線分が下の1〜11のどの線分に相当するかを答える問題で，傾きの視空間認知機能を比較的純粋に検査できる．発症4年後には30問中16問誤り，そのうち10問はほぼ鏡像部位にある線分を選ぶ誤りであった．これはSymbol Digit Modalities Testでみられた対称形を混同する誤りと類似のものと考えられた．発症6年後には，誤り数は13問とあまり変わらないが，いずれも正答の隣の線分を選ぶ誤りに変化した．

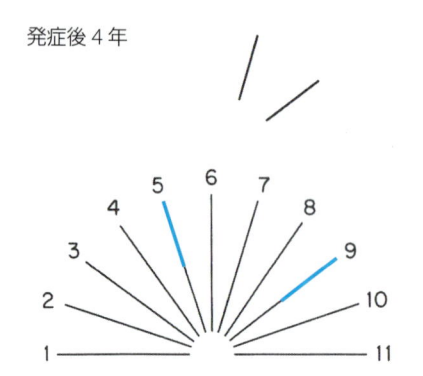

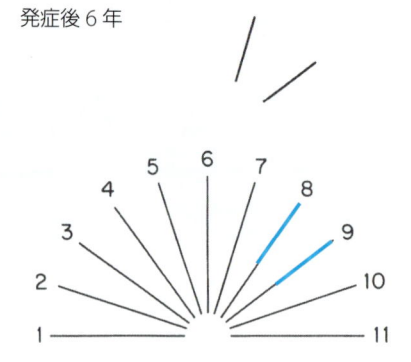

図16-5 Judgment of Line Orientation

上に示す2本の線分が下の1〜11のどの線分に相当するかを答える問題．この例では正答は7，9であるが，発症4年後には7と鏡像関係にある5に誤った．このような鏡像関係にある線分に誤る誤答が30問中10問，隣の線分に誤る誤答が6問だった．鏡像関係にある誤りのうち，中心より左側にある線分を右側に間違う誤りは4/10，その反対は6/10で，左右差はなかった．発症6年後には7を8と誤るような隣の線分に間違う誤りのみとなり，誤りに質的変化がみられた．

4. Developmental Test of Visual Perception-Adolescent and Adult

発症1年9ヵ月では運動要因の少ない視覚性認知が64，視覚-運動統合は66と低下がみられた．発症5年半で運動要因の少ない視覚性認知が85，視覚-運動統合は94と改善がみられている．

VI 症状と病巣の関係

視覚性注意障害がみられること，視空間認知障害，半側空間無視が長期に認められることから，右優位の両側頭頂葉機能低下が示唆された．左半側空間無視では，絵の模写での描き落としや線分二等分検査でのずれと右下頭頂小葉病巣との関連が示唆されている[2]．感覚障害がないことから中心後回の機能は保たれており，スリット通しが両手で可能だったことから上頭頂小葉を通る視覚の最背側経路の機能に異常はないと考えられた．

MRIでは今回の右頭頂葉出血に加え，左頭頂間溝近傍に小さな陳旧性出血を認め，症状に合致する所見と考えられた（図16-6）．

VII 本例から学ぶ診察のポイント

①MMSEでは視空間認知に関する症状をほとんどチェックできないため，スクリーニングとして視空間認知に関わる検査をいくつか追加する必要がある．本例ではSymbol Digit Modalities Testで対称形を誤る特徴的な所見がみられ，Rey複雑図形検査の模写で構成障害を認めた．Judgment of Line Orientationでも視空間認知障害が確認された．

②半側空間無視は軽度の場合，線分二等分検査や抹消検査でははっきりと検出できないことがある．

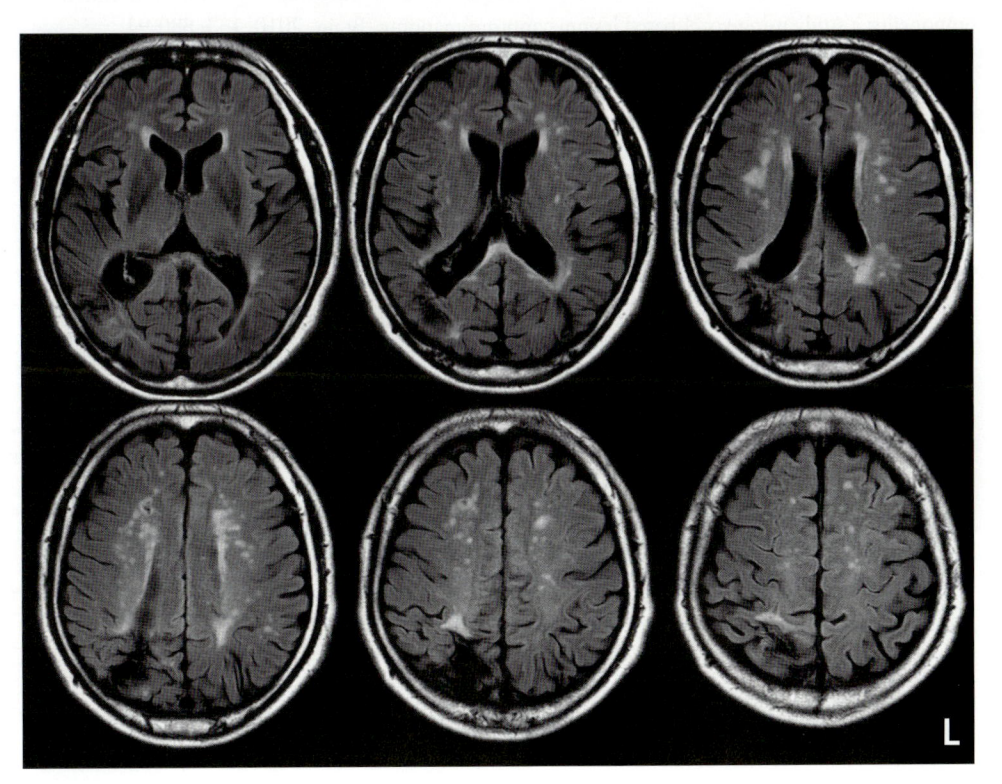

図 16-6 MRI FLAIR 画像
右頭頂葉から側頭葉上部，左頭頂間溝近傍に陳旧性出血巣，大脳深部白質に虚血性変化を認める．

本例の場合は，Rey 複雑図形検査の模写で対象中心性の左半側空間無視があると判断した．また，積木課題で左側の誤りが目立った点も，構成障害に加え，左半側空間無視の影響があったと考えられる．

③患者の訴えから視覚性注意障害を疑ったところ，Rey 複雑図形検査の模写ですでに描いた部分に気づかず再度描いてしまうという様子が観察され，複雑な作業中に視覚性注意障害が出現すると考えられた．このように視空間的操作が少し複雑になると，注意の配分の偏りはより出現しやすくなる傾向がある．視覚性注意障害は多くの場合，両側頭頂葉機能低下で出現する．本例でも MRI を再検したところ，両側頭頂葉病巣であることが確認された．

④経過をみると，年の単位で徐々に症状の回復がみられ，発症後 6 年目で普段の日常生活に問題はない．しかし，農作業においてはまだ支障がみられ，水平や平行を判断してトラクターを操作する，機械を用いて長さ/距離を判断して苗箱をトラックに積む，不規則に並んだ穀物袋の数をすばやく数えるなど，視覚と運動の統合や視覚性注意を要する作業での困難さが残存している．これらに対しては，言語化する，外的な指標を目印にするなどの工夫によりどうにか対処しているが，病前に比べ作業効率は 6〜7 割に落ちている．このように，机上の検査でほとんど視空間認知障害が目立たなくなっても仕事上の障害は残るため，残存する機能でどう補っていくか工夫が必要である．

【参考文献】

1) Suzuki K, Otsuka Y, Endo K, et al. Visuospatial deficits due to impaired visual attention: investigation of two cases of slowly progressive visuospatial impairment. Cortex. 2003; 39: 327-42
2) Verdon V, Schwartz S, Lovblad KO, et al. Neuroanatomy of hemispatial neglect and its functional components: a study using voxel-based lesion-symptom mapping. Brain. 2010; 133: 880-94

〈鈴木匡子〉

CASE 17

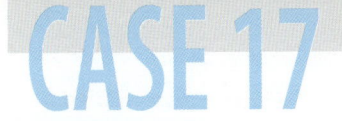

頭頂葉外側

症例17　66歳　右利き男性　教育歴16年　営業職

主訴：駐車場に車を入れるとき，ずれた．字が書けない．

I　現病歴

　駐車場に車を入れようとしたところ，右にハンドルを切りすぎてぶつけてしまった．その後，言葉がうまく出ず，道具の使い方を誤ることに気づいた．翌日，救急外来を受診し，脳出血の診断で入院した．上記の失語や観念性失行と思われる症状はなくなったが，正しい字が書けず，計算を誤る症状が残ったため，発症2ヵ月後にリハビリテーションを希望して当科に転院した．

II　初診時現症

　意識清明で，視力，視野，筋力，体性感覚には問題がなかった．字が書けないこと，計算が正しくできないことに対する病識があった．発症前後から転院までの病歴を正確に語り，出来事記憶には問題がなかった．数の順唱は5桁可能で，全般的注意や即時記憶に明らかな問題はなかった．しかし，数の逆唱は3桁しかできなかった（表17-1）．診察時，左右どちらかの側にあるものに気づきにくい様子もなく，線分二等分や線分抹消も異常なかったので，半側空間無視はないと考えられた．道具の使用や使用の身振りなどには問題がなく，観念性失行や観念運動性失行はないと思われた．診察時の指示に従い，正しく受け答えできたので失語はないと考えられた．また，文章を書き写すときには，図17-1aのように誤りがみられなかった．しかし，検者の言葉を書き取る場合でも（図17-1b），線画を説明する自発書字（図17-1c）でも，

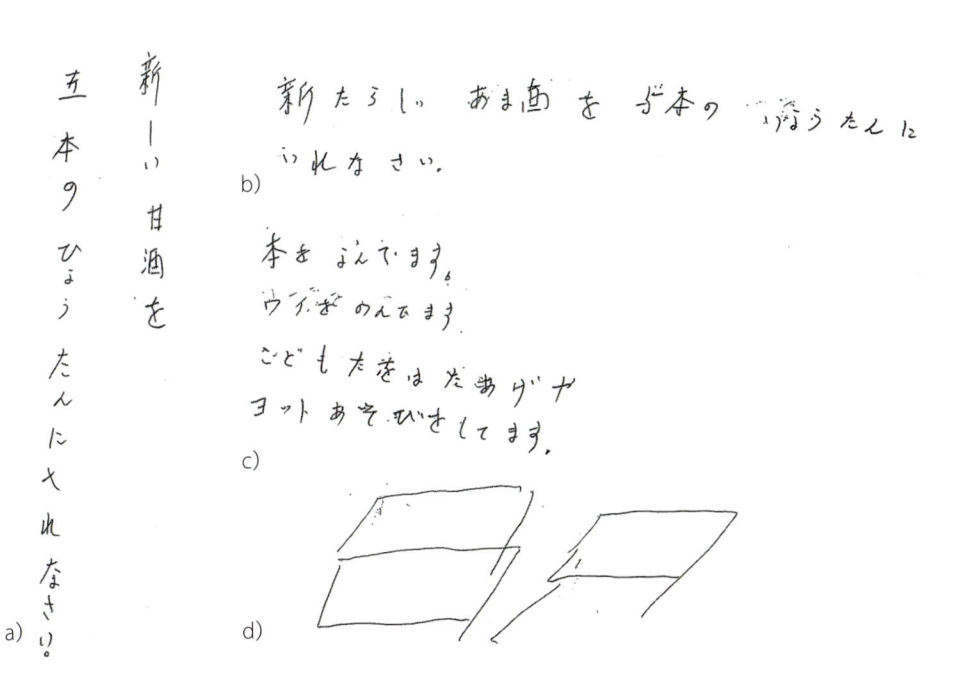

図17-1　症例の a）写字，b）書き取り，c）線画を説明する自発書字
a）には誤りがないが，b，c）いずれでも書き誤りや，漢字が思い浮かばないため仮名で書く反応がみられた．
d）立方体の描画．

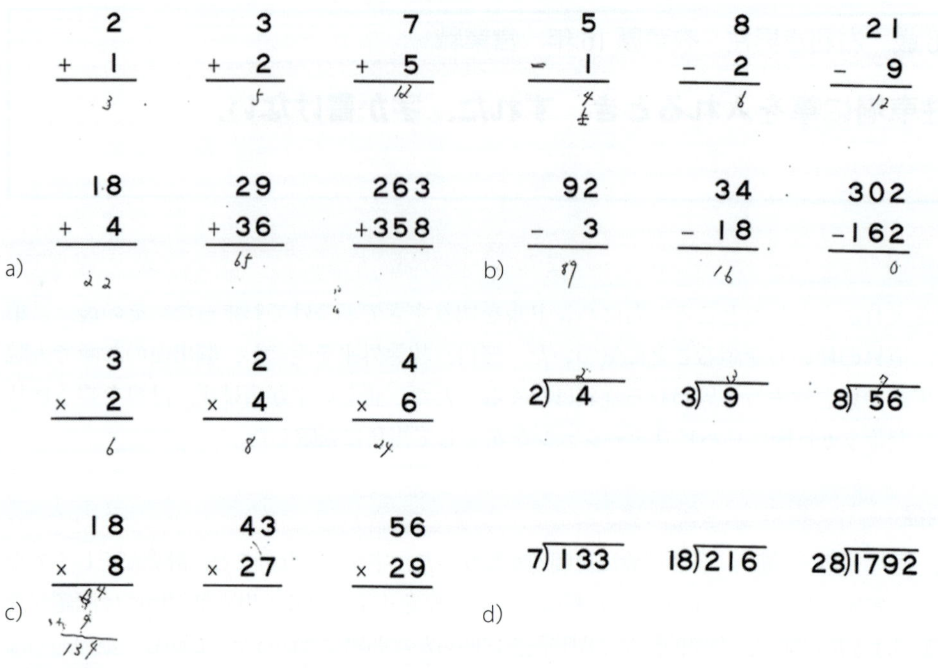

図 17-2 症例の筆算．a) 足し算，b) 引き算，c) 掛け算，d) 割り算

書き誤りがみられた．また，漢字が思い浮かばないため仮名で書く反応が多かった．立方体を描いてもらうと図 17-1d のように正しく描けず，構成障害がみられた．計算にも問題がみられた．足し算と引き算では，図 17-2a, b のように，繰り上がりや繰り下がりを繰り返す必要のある問題に答えられなかった．掛け算と割り算では，九九を使うだけでは解けない問題で答えられなかったり，誤ったりした（図 17-2c, d）．

　鉛筆を患者の目の前に示しつかんでもらうと，鉛筆に対して正確に手を伸ばすことができた．しかし，検者の眉間を見つめさせながら患者の右視野に示した鉛筆をつかんでもらうと，手を伸ばす先が鉛筆の位置から主に上下方向にずれた．左視野に示した鉛筆をつかんでもらうと，ずれはなかった．どちらの視野でも鉛筆をつかむ際の指間の幅には問題がなかった．検者が触った患者の体の部分を患者につかんでもらうと，患者の右側でも左側でも位置のずれは起こらず，正確につかめた．自身にこのような現象が起こることにはそれまで気づいていなかったが，以後は自覚するようになった．

III 高次脳機能障害に関する所見のまとめ

1. 失書
2. 失算
3. 構成障害
4. 視覚性運動失調

IV 症状診断のポイントと鑑別

　上記のように初診時の診察で，意識，全般的注意，即時記憶に問題がなく，失語がないにもかかわらず，文字が書けなかったり，書き誤ったりした．すなわち，「純粋失書」を認めた．その障害は漢字でより強かった．また，さらに半側空間無視などもないのに計算を誤った．足し算，引き算は，一桁どうしの場合や繰り上がりや繰り下がりの回数が少ない場合は可能であったが，繰り上がりや繰り下

がりの回数が増えるとできなくなった．掛け算や割り算では，九九を使うだけでは解けない問題ができなかった．すなわち，本書の「失算」の章で述べる「計算手続きの障害」を，掛け算，割り算により強く認めた．なお，本例でみられた数の逆唱の障害は，このタイプの失算によく伴うものである．加えて，視野の周辺にある対象に触れようと手を伸ばすと，到達点が対象の位置からずれてしまう症状，「視覚性運動失調」がみられた．

　視覚性運動失調では，到達動作を困難にするような視覚や運動，体性感覚の障害はないのに，見た対象に対しここぞと伸ばした手の先が対象から前後左右上下にずれる[1]．検者が触った患者の体の部分を本人がつかむ場合には位置のずれがない．すなわち，到達すべき場所の情報が体性感覚を介して与えられれば問題がない．対象を見つめたときを含め，全視野で起こる場合には optische Ataxie，周辺の視野にあるものに対してだけ起こる場合には ataxie optique とよんで区別する．したがって，本例の症状は ataxie optique に相当する．

　ataxie optique は一側半球病変で，optische Ataxie は両側病変で起こる．しかし，両者の半球内での病変部位に明らかな違いはない[2,3]ので，筆者は，両症状に本質的な違いはないと考えている．ataxie optique でのずれは，1)病巣と反対側の視野にある対象に病巣と反対側の手を伸ばしたときが最も大きく，以下，2)対側視野に同側手，3)同側視野に対側手の順で小さくなり，4)同側視野に同側手では障害がないというパターンが多い．つまり，手の左右より視野の左右の影響が大きい．これは，損傷により視覚性運動失調が起こる脳領域の機能が，体性感覚より視覚に多く依存していることの反映と思われる．ずれた位置から正しい位置へと，何度か意識的に手を動かし直して修正することは可能なことが多い．

　診察は，optische Ataxie では，鉛筆などの視標を患者の前方，手を伸ばす必要のある距離に提示して左あるいは右の手でつかんでもらい，到達動作を観察する．ataxie optique では，患者と向かい合って検者の眉間などを注視させ，左あるいは右の視野の周辺部のさまざまな位置に視標を提示する．患者に視標が見えることを確かめた後，視線が動かないことを確認しながら，左手あるいは右手で到達動作を行ってもらう．

　視覚性運動失調には，すき間に手やものを差し込もうとするとその傾きがすき間の傾きとずれる症状が併存することがある[4]．optische Ataxie 例では見つめたすき間に対しても起こる．ataxie optique 例の傾きのずれの程度と視野や使用手との関係は，上に述べた到達運動の場合と同様である．ずれた傾きを正しい傾きへ，意識的に修正することは可能である．また，差込動作を伴わなければ，周辺視野にあるすき間の傾きに合わせて手やものを自分の近くで傾ける課題は正確にできる．すなわち，すき間の傾きは正しく認知している．

　本例では，見たものに伸ばす手の位置はずれたが，その対象をつかむ動作には問題がなかった．見たものに向かって手を伸ばすことと，つかむこととは一連の動作であるが，それぞれ独立に障害されうる．見たものをつかむ動作の障害は「把握の障害」とよばれる．我々がなにげなく対象に手を伸ばしてつかむ際，指間の幅は軌跡の途中で最大となり，滑らかに閉じていって，対象に到達したときその大きさにほぼ一致する．把握の障害では，この滑らかな動きができなくなり，対象に到達したときの指の開きが対象の大きさに一致しない[5]．症状は，視野と関係なく病巣と反対側の手に生じる．これは，視覚情報よりも体性感覚情報への依存が大きいことの反映と思われる．本例に，把握の障害が観察されたことはなかった．しかし，使い慣れた物品をつかむときの方が症状に改善がみられるとの報告[6]もあるので，把握の障害はないと言いきるには，木片など見られないものを用いて確認する必要がある．

以下に述べる詳細な検査では，1)視覚性運動失調以外の高次脳機能障害に対する評価，2)視覚性運動失調に対する視野の左右と手の左右の影響の検討，3)すき間に手を差し込む動作についての同様の検討，4)把握の障害がないことの確認を行った．

V 詳細な検討

1. 視覚性運動失調以外の高次脳機能障害の評価

　表17-1に示したように，知能には問題がなかった．失語症検査でのごく軽度の低下は語列挙の低下のみによるもので，失語はなくなっていると考えられた．しかし，書字には低下がみられた．行為に問題はなく，観念性失行はなくなっていた．半側空間無視もなかった．計算の成績低下はわずかであるが，かなりかけ離れた選択肢のなかから正答を選ぶ課題なので，計算手続きがわからなくても正答できたためと思われる．構成にも障害がみられた．

表17-1 神経心理学的検査の成績

知能	
Mini Mental State Examination (MMSE) (30)	25
	(計算と構成でのみ失点)
即時記憶・作動記憶	
数の順唱	5
数の逆唱	3
言語	
WAB失語症検査	
失語指数 [97.7 ± 3.0]	91.2
語列挙 (20/分)	7
書字	
WAB失語症検査の書字 (10)	7.1
行為	
WAB失語症検査の行為 (60)	60
半側空間無視	
BIT行動性無視検査	
通常検査 (146)	133〈131〉
行動検査 (81)	79〈68〉
計算	
WAB失語症検査の計算 (24)	23
構成	
WAB失語症検査の描画 (30)	18
WAB失語症検査の積木問題 (9)	6

( )内は得点の上限．[ ]内は健常対照者の平均値と標準偏差．
〈 〉内はカットオフ値．

2. 視覚性運動失調に対する視野の左右と手の左右の影響の検討

　患者の病巣は左半球にあるので，病巣と反対側は患者の右になる．そこで，正面のビデオカメラを注視してもらいながら，棒状の視標を右視野あるいは左視野のいろいろな位置に出して，右手あるいは左手で棒の先端をつかむように指示し，到達動作を行ってもらった．結果，到達位置のずれは，1)右視野に右手を伸ばしたときが最も大きく，以下，2)右視野に左手，3)左視野に右手の順で小さくなり，4)左視野に左手ではずれなかった(図17-3a)．ずれた位置から，手を何度か動かして正しい位置に修正することはでき，自発的に行った．

3. すき間に手を差し込む動作に対する視野の左右と手の左右の影響の検討

　すき間のある円板を用意して，すき間を注視しながら，右手あるいは左手を差し込んでもらったところ，正確に差し込めた．次に，図17-3bに示したように右視野あるいは左視野に円板を提示，すき間の傾きをいろいろに変えて，右手あるいは左手を差し込んでもらった．結果，手のひらの傾きのずれは，1)右視野に右手を伸ばしたときが最も大きく，以下，2)右視野に左手，3)左視野に右手の順で小さくなり，4)左視野に左手ではずれなかった(図17-3b)．手のひらを，自分の近くで，すき間の傾きと同じに傾ける課題は正確にできた．

4. 把握の障害の有無

　種々の幅の直方体の木片を机上の注視下，右視野あるいは左視野に置き，右手あるいは左手でつまんでもらった．結果，いずれも正確に行えた．

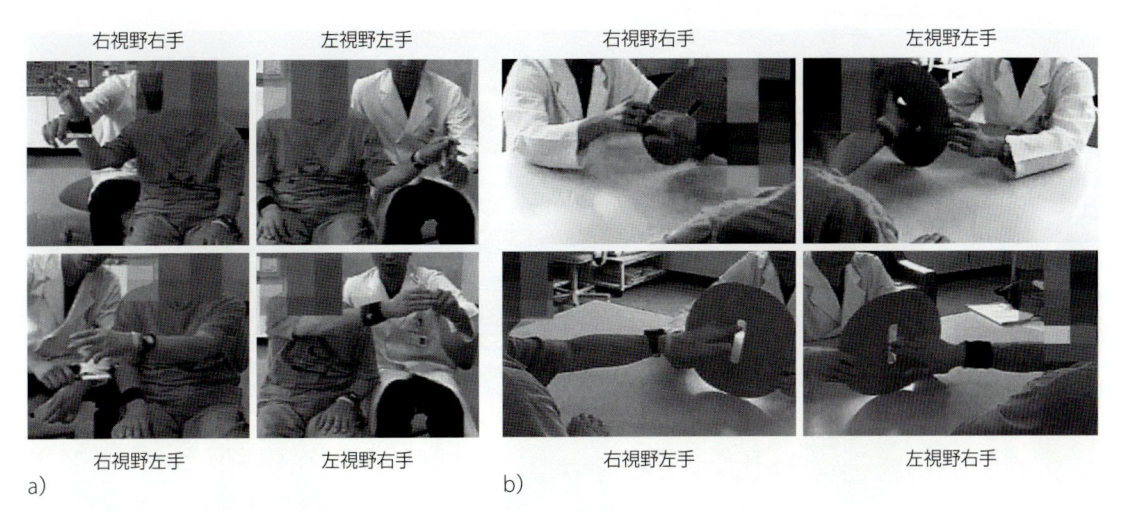

図 17-3 症例の a) 視覚性運動失調，b) すき間に手を差し込むことの障害

いずれも，ずれの程度は①右視野に右手を伸ばしたときが最も大きく，以下，②右視野に左手，③左視野に右手の順で小さくなり，④左視野に左手ではずれなかった．

Ⅵ 症状と病巣の関係

本例には，右視野に右手＞右視野に左手＞左視野に右手＞左視野に左手の視覚性運動失調がみられた．視覚性運動失調の病巣は，症状の強い視野の反対側の頭頂間溝領域を含むことが多い．一次視覚皮質以降の視覚情報処理の流れは，図 17-4 のように大きく 3 つに区別される．側頭葉へ向かう「腹側の流れ」は，対象の形や色の情報を意識に上る形で処理し，それが何であるかを認識することに関わる．頭頂葉の下部へ向かう「腹背側の流れ」は，対象の位置や運動を意識に上る形で処理し，対象の存在を意識することと関わる．頭頂葉の上部へ向かう「背背側の流れ」は，対象の位置や運動，形の情報をあまり意識に上らない形で処理し，行為を直接コントロールする[7]．背背側の流れの機能の多くは頭頂間溝内にある．サルを用いた生理学的研究やヒトの機能的 MRI 研究をもとに，頭頂間溝の後

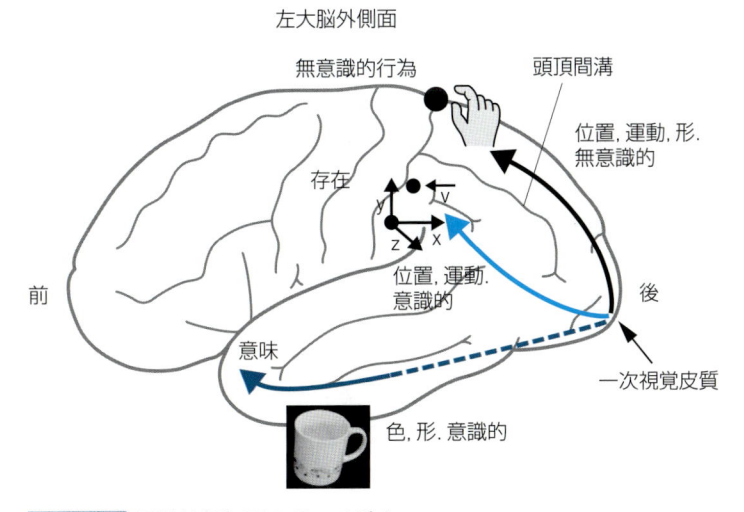

図 17-4 視覚情報処理の 3 つの流れ

→ は腹側の流れ，→ は腹背側の流れ，→ は背背側の流れ．破線は裏側を走ることを表す．

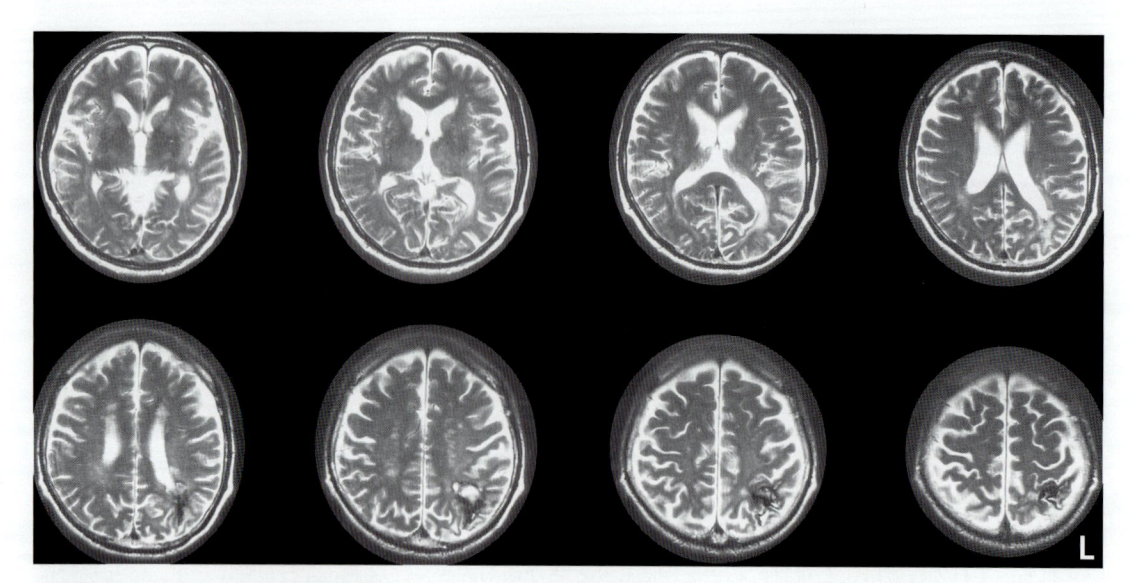

図 17-5 症例の MRI T2 強調画像
左の頭頂間溝内に出血巣, 角回後部と上後頭回前部に周辺の変化を認めた.

内側には見たものへの到達動作に関わる「内側頭頂間溝」とよばれる領域が, 前方の中心後溝付近には把握動作に関わる「前頭頂間溝」とよばれる領域が見つかっている[8]. 前者の損傷で視覚性運動失調が, 後者の損傷で把握の障害が起こると考えられる.

本例の MRI 画像では図 17-5 のように, 左の頭頂間溝内の比較的後部に出血巣があり, 角回後部と上後頭回前部に巣周辺の変化を認めた. 病変の前端は中心後溝に達してはいなかった. 本例に視覚性運動失調があり, 把握の障害がなかったのはこのためと思われる. IMP-SPECT 画像では, MRI の病巣部を含む左の頭頂葉, 側頭葉後部, 後頭葉上前部に循環の低下を認めた (図 17-6).

左半球の頭頂間溝付近や角回は純粋失書を起こしうる場所の一つである. 計算手続きの障害による失算の報告は左頭頂間溝付近の病変例が多い. 構成障害は大脳の左右, 前後さまざまな場所の損傷で起こる. したがって本例が初診時に示した症状と MRI 画像の所見は一致する. 病巣が画像より前方や下方に拡がっていれば, 純粋失書ではなく失語となる. 角回や上後頭回前部の病変では観念性失行が起こりうる. したがって本例の発症時には, これらの領域の機能も低下していた可能性が考えられる.

Ⅶ 本例から学ぶ診察のポイント

① optische Ataxie の場合は, 見つめたものに手を伸ばす場合でもずれが生じるので, 本人も周囲も気づきやすい. ataxie optique は, 会話の相手やテレビなどを見ながら病巣と反対側のものに手を伸ばしたときなど, 到達対象が周辺視野にあるときしか起こらないため気づきにくい. 本例も症状の存在に気づいていなかった. 診察自体は短時間でできるものなので, 病変部位などから存在を疑ったら, 積極的に確認するのがよい.

② 本例では失書があったため, パーソナル・コンピューターを用いて文字を書く練習を行った. 読みには問題がないため, アルファベット・キーの選択や, 変換後の文字の中から正しいものを選ぶことは可能だったからである. しかし, 押さなければならないキーが患者の右側にあると, ずれた位置の文字を押してしまうので, 利用が難しかった. 日常生活動作にあまり支障をきたさないように感じられる ataxie optique にも, このような形で不自由につながる場合があることを知ることができた.

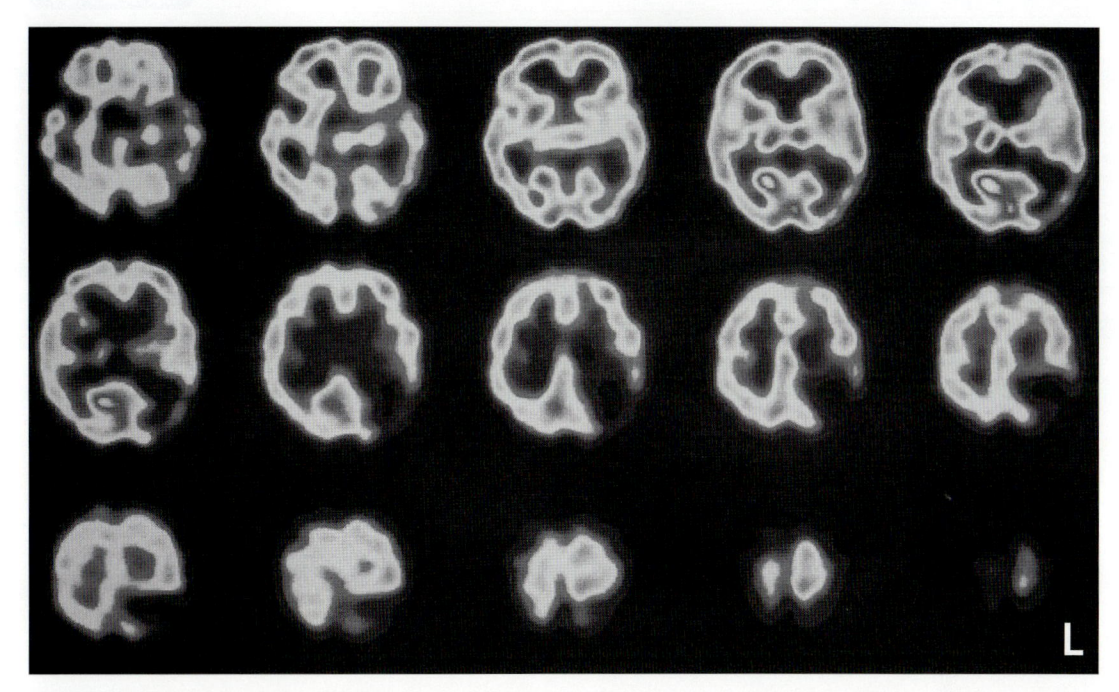

図 17-6 症例の IMP-SPECT 画像
MRI の病巣部を含む左の頭頂葉，側頭葉後部，後頭葉上前部に循環の低下を認めた．

③本例の初発症状は「駐車場に車を入れるとき，ずれた」というものであった．同様の体験を繰り返した視覚性運動失調症例の報告がある[9]．サルの生理学的研究でも，ジョイ・スティックを用いてモニター画面上，周辺視野にある標的までカーソルを移動する課題を行わせると，内側頭頂間溝領域の細胞が活動することが知られている[8]．他の媒体を介したものであっても，十分に学習した到達行為においては，この領域が重要な働きをしていることを示しているのかもしれない．

【参考文献】

1) Rondot P, De Reconde J, Ribadeau Dumas JL. Visuomotor ataxia. Brain. 1977; 100: 355-76.
2) Perenin MT, Vighetto A. Optic ataxia: a specific disruption in visuomotor mechanisms. Brain. 1988; 111: 673-4.
3) Jax SA, Buxbaum LJ, Lie E, et al. More than (where the target) meet the eyes: disrupted visuomotor transformation in optic axaxia. Neuropsychologia. 2009; 47; 230-8.
4) Perenin MT, Vighetto A. Optic ataxia: a specific disruption in visuomotor mechanisms. Brain. 1988; 111: 673-4.
5) Binkofski F, Dohle C, Posse S, et al. Human anterior intraparietal area subserves prehension. A combined lesion and functional MRI activation study. Neurology. 1998; 50: 1253-9.
6) Jeannerod M, Decety J, Mchel F. Impairment of grasping movements following a bilateral posterior parietal lesion. Neuropsychologia. 1994; 32: 369-80.
7) Rizzolatti G, Matelli M. Two different streams from the dorsal visual system: anatomy and functions. Exp Brain Res. 2003; 153: 146-57.
8) Grefkes C, Fink GR. The functional organization of the intraparietal sulcus in humans and monkeys. J Anat. 2005; 207; 3-17.
9) 中野明子，大塚幸子，中沢 操，他．Ataxie optique が残存した1例の報告．臨床神経心理．2005; 16: 13-9.

〈平山和美〉

CASE 18

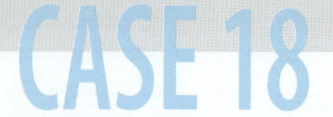

頭頂葉外側

症例18 80歳代　右利き男性　教育歴14年　無職

主訴：特に困っていることはない．
（家人より）左側にあるものに気づかない．

I 現病歴

　急に左側が見えなくなったためにA病院の脳外科を受診したところ，脳出血と診断され，即日入院となる．翌日，血腫の増大を認めたために，開頭血腫除去術施行となる．手術直後から，軽度の左片麻痺と左半側空間無視症状に対するリハビリテーションが行われ，1ヵ月経過時にB病院へ転院し，リハビリテーションが継続された．しかし，その後も左半側空間無視症状が残存したため，精査およびリハビリテーションのために，C病院のリハビリテーション科へ入院となった．

II 初診時現症（発症後4ヵ月）

　意識清明で，評価には協力的．作業療法開始時の面接において言語によるコミュニケーション障害を認めず．ただし，顔は右を向いており，左側から声をかけても話し手に目を向けることは困難であった．
　身体機能所見として，眼球運動に明らかな制限は認められなかったが，対座法にて左同名性半盲を認めた．加えて，軽度左不全片麻痺と左半身における表在感覚および深部感覚に軽度鈍麻を認めた．

① **数唱**；順唱 5，逆唱 4

② **Mini Mental State Examination（MMSE）**；18/30
　時の見当識：−3，場所の見当識：−3，連続減算：−4（100−7＝93を答えられたが，その後，何から7を引くのか忘れてしまう），3単語の遅延再生：−1，線画の模写：−1

③ **行動性無視検査（BIT）の通常検査**

　各試験項目の得点および合計得点を表18-1に示し，模写試験の結果を図18-1に，描画試験の結果を図18-2に示す（結果の解釈については，➡［診察メモ］を参照）．3種類の抹消試験において，抹消できた刺激の数を用紙の左右で比較すると，線分抹消（18/18），文字抹消（0/14），星印抹消（11/25）であった（カッコ内の左の数字は左空間，右の数字は右空間での抹消数）．3本の線分に対する線分二等分試験の結果は，右上の線分：＋81 mm，中央の線分：＋94 mm，左下の線分：＋84 mmといずれも大きな右方偏倚を認めた．

表 18-1 BIT・通常検査結果

試験内容	得点	満点	カットオフ点
線分抹消	36	36	34
文字抹消	14	40	34
星印抹消	36	54	51
模写			
星	0	1	
立方体	0	1	
花	0	1	
図形	1	1	
模写合計点	1	4	3
線分二等分	0	9	7
描画			
時計	0	1	
人	0	1	
蝶	0	1	
描画合計点	0	3	2
合計得点	88	146	131

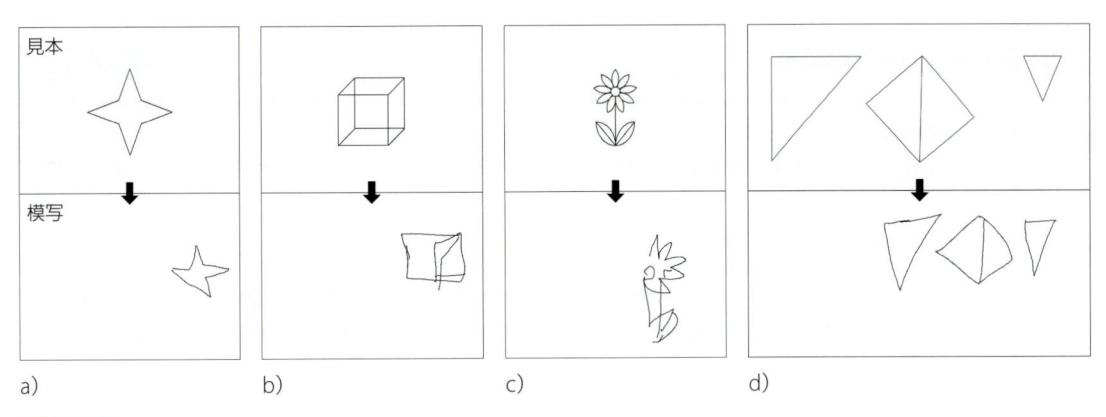

図 18-1 BIT 通常検査：模写試験

a) 星，b) (透視) 立方体，c) 花，d) (3 つの幾何学) 図形の模写の結果．それぞれの上部は見本の線画．いずれの線画も用紙の右側に寄って描かれており，透視立方体や花の絵では，描き直しが認められる．

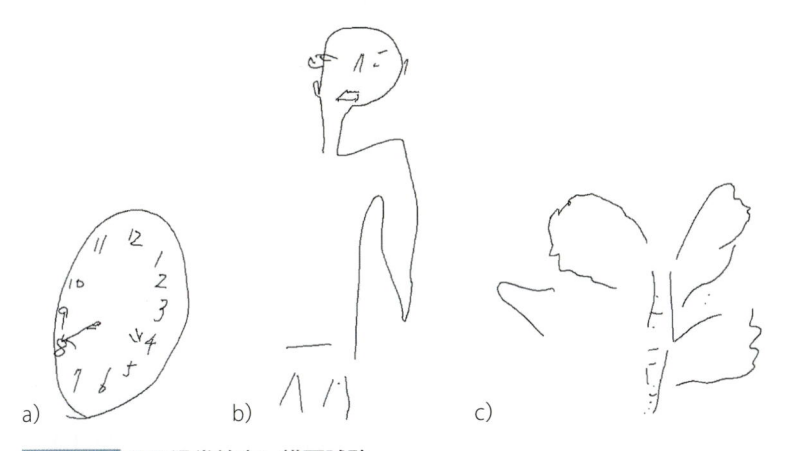

図 18-2 BIT 通常検査：描画試験

a) 時計，b) 人，c) 蝶の描画結果．描かれた内容のみを切り取って提示しているが，すべての描画は，用紙の右側に描かれていた．

④病巣対側身体に対する認識

病巣対側上下肢に対して，半側身体失認，運動無視，片麻痺に対する病態失認，身体に対する半側無視(personal neglect)のいずれも認められなかった(用語の説明は，次項参照)．

⑤日常生活場面・訓練場面での評価

移動時は，杖歩行が可能であったが，直進しているつもりでも右へ寄ってゆく傾向が認められた．食事場面では，いずれの器にも手を付けることが可能であり，器の左側にある食べ物に気づかないことはなかった．また，更衣動作においても左半側空間無視による所見は認められなかった．

訓練場面も含めて日常生活場面においても，右側からくる視覚および聴覚刺激に即座に反応し，動作が滞ること(易反応性)は認められなかった．

> [診察メモ]
> **BIT通常検査の結果の解釈**
> ・3種類の抹消試験の合計得点は，通常検査の総得点の約9割を占めるため，抹消試験での探索能力によって大きく成績は異なる．
> ・模写試験と描画試験の成績は，構成障害によっても失点の可能性があるので，生データをみて，失点の原因を確認する必要がある．
> ・抹消試験の結果は，正しく印の付けられた数のみで評価されるが，刺激の見落としの数に左右差があるかどうかを確認することが必要となる．左半側空間無視患者であれば，用紙の右側に比べて，その左側で見落としの数が多くなる．ただし，代償方法を獲得した患者の場合は，左側から探索を開始するかもしれない．そのとき，用紙の左側に注意が偏るために，用紙の右側に対して刺激の見落としが増える場合がある．そのほか，全般性の注意障害によって，左右差なく用紙全体に刺激の見落としを認める場合もある．
> ・線分二等分試験の結果は，提示された線分の真の中点（客観的中点）から患者の付けた印（主観的中点）までの距離を測定し，主観的中点が真の中点よりも右へ偏倚している場合には，＋の値で，左へ偏倚している場合には，－の値で表記することが伝統的に用いられている．
> 以上の点を理解したうえで，症状有無の判定をすべきと考える．通常検査の合計得点でカットオフを下回る場合には，半側空間無視症状が陽性であると判断される．しかし，合計得点にかかわらず，1つ以上の試験項目の得点においてカットオフを下回る場合には，ADL上，何らかの半側空間無視症状が認められる可能性がある[1]．そのため，合計得点のみならず，各試験結果もカットオフと比較する必要がある．

III 高次脳機能障害に関する所見のまとめ

1. 左半側空間無視
2. 見当識障害（時・場所）
3. 作動記憶の低下
4. 記銘力低下

IV 症状診断のポイントと鑑別

　MMSEの結果から，本症例は，時と場所の失見当識，作動記憶の低下，近時記憶の低下を呈していると考えられた．しかしながら，BITの検査課題の教示を理解し，課題を遂行することが可能であったこと，また，刺激の見落としは，用紙の左側に認められたことより，BITの検査成績の低下は，上述の症状によるものではなく，左半側空間無視による症状であると判断した．
　BITの結果より本症例の左半側空間無視症状の特徴を以下にまとめる．
①抹消試験，模写試験，線分二等分試験，描画試験の4つの異なる種類の項目いずれにおいても症状が陽性であったため，さまざまな側面において左半側空間無視が認められることが明らかとなった．
②抹消試験の中でも，妨害刺激を含まない線分抹消試験においてのみ，見落としなく刺激に印をつけることが可能であった．このことから，ある程度，左方探索能力が保たれていると考えられた．
③模写試験では，全課題において，描かれた絵が用紙の右側へ偏倚していた．採点には影響されないが，これも左半側空間無視症状であると判断できる．最も容易と考えられる星の模写では，左右非対称に描かれ，左下のへこみが欠損しているために，減点と判断した．透視立方体と花の絵の模写では，それぞれの左側が描かれていないために減点となっている．一方，幾何学図形の模写に関しては，描き落としや形態の歪みを認めなかった．この見本を構成している3つの図形すべてが，単純な要素で構成されている．こうした図形の1つを描き写す際には，その右側に注意が固着せずに，左側も描き進められたと考えられる．また，右端の図形のみならず，中央および左端の図形

も忘れずに描けたことに関しては，線分抹消試験の結果が示すように，左方探索能力がある程度保たれていたことが課題遂行に寄与したのではないかと推察される．

④**線分二等分試験**では，それぞれの線分に対して，提示された線分の右端からほぼ一定の距離のところに主観的中点を付けており，なおかつ，その位置は，線分の真の中点より大きく右へ偏倚していた．用紙の右側に印刷された線分への反応は，その左側に印刷されたものへの反応よりも偏倚量が小さくなる場合もあるが，本症例においては，その現象は認められなかった．

⑤**描画試験**においても，模写試験と同様に，描かれた絵は，用紙の右側に描かれていた．時計の文字盤を描く際には，1から12までの数字が文字盤の右側に書き込まれることや，文字盤の中で正しい配置に数字を記入することができても，その左側で数字の描き落としが認められる場合がある．本症例においては，いずれも認められなかったが，時計の針を描く際に，短針の根元が文字盤の中心より右へ偏倚し，長針の根元と一致していないために，減点となっている．人の描画は，向かって左側の上下肢が描かれていないことのみならず，眉毛と目が顔の輪郭に重なっていること[2]が，左半側空間無視症状であるために，減点となっている．蝶を描いた際には，左側の羽の描画が不十分で非対称となっているために，減点となっている．

V 症状と病巣の関係

左半側空間無視は，右大脳半球内の損傷であれば，どの部位でも起こる可能性が考えられる[3]．本症例においては，左同名性半盲が認められたこと，運動麻痺や感覚障害は軽度であったこと，線分抹

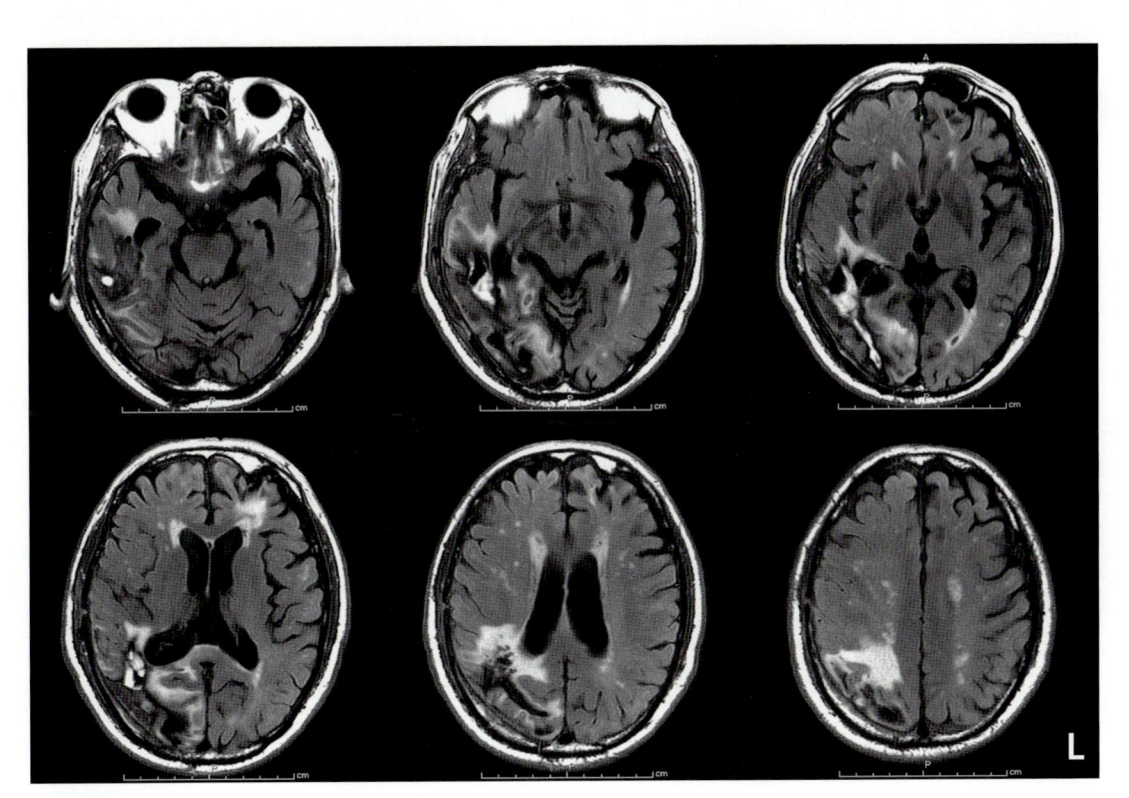

図 18-3 頭部 MRI FLAIR 画像（初診時，発症より 4 ヵ月経過）
右頭頂葉から後頭葉，側頭葉に拡がる陳旧性の出血巣と，その周囲に虚血性変化を認める．また，左前頭葉にも虚血性変化を認める．向かって左側が右大脳半球を示す．

消試験では見落としがなく，線分二等分試験で主観的中点の右方偏倚が認められたこと[4]から，中心溝よりも後方で，頭頂葉を中心とした病巣が推定された．

　頭部 MRI 所見では，右頭頂葉から後頭葉および側頭葉に拡がる陳旧性出血巣，およびその周囲に虚血変化が認められ，本症例の呈した症状に矛盾しない所見であると考えられた．その他として，左前頭葉にも虚血変化を認めた（図18-3）．

Ⅵ 本例から学ぶ診察のポイント

①初診時，顔が右を向いており，声掛けをしても左方向へ目線を向けることが困難であったので，左半側空間無視を疑った．BIT 行動性無視検査の通常検査を用いて，評価したところ，机上検査において左半側空間無視を呈していることが明らかとなった．

②BIT 通常検査に含まれる多くの項目において，半側空間無視症状が陽性であったが，線分抹消試験と左右に並んだ3種類の幾何学図形を模写する試験においては，失点なく課題を遂行することが可能であった．線分抹消試験には，妨害刺激が含まれていないので，左方向へ探索することが可能であったと考えられる．一方，幾何学図形の模写試験では，見本に含まれる図形が1つまたは2つの要素で構成されているために，描画中にその右側に注意が偏ることがなかったのではないかと考えられる．これらのことから，注意配分の負荷量が少なければ，空間や刺激の左側に対して注意を向けることが可能であると解釈できる．

③神経学的所見として，軽度の左不全軽度片麻痺と左上下肢の表在および深部感覚に軽度の鈍麻を認め，そのほか，左同名性半盲を呈していた．また，線分二等分試験における結果よりも，線分抹消試験の結果の方が成績良好であり，頭頂葉損傷患者の特徴を呈していた．頭部 MRI より，右側頭頭頂後頭領域に損傷のあることが明らかとなった．

④半側空間無視症状の経過に関しては，積極的なリハビリテーションを実施しても，症状の改善は難しい場合が多い．その理由として，訓練の積み重ねが得られにくいことや，症状に対する病識が得られにくいことが影響していると考えられる．たとえ，左側へ注意を向けられるような課題を通して，左方探索能力の向上が認められたとしても，多くは，机上検査での改善にとどまり，日常生活動作まで波及することが難しい．そのため，動作の開始前に，言語による確認を行うことや，手順を手続きとして体で覚えること，そのほか，外的な手がかりを利用することなどを検討し，個々の能力に合わせた代償手段の導入が必要と考えられる．

【参考文献】
1) 石合純夫（BIT 日本版作製委員会代表）．BIT 行動性無視検査日本版．東京：新興医学出版；1999.
2) Seki R, Ishiai S, Seki K, et al. Leftward deviation of eyes in human face drawing: a new diagnostic measure for left unilateral spatial neglect. J Neurol Sci. 2010; 297: 66-70.
3) 石合純夫．無視症候群・外界と身体の処理に関わる空間性障害．In: 高次脳機能障害 第2版．東京：医歯薬出版；2012. p.151-92.
4) Binder J, Marshall R, Lazar R, et al. Distinct syndromes of hemineglect. Arch Neurol. 1992; 11: 1187-94.

〈太田久晶，石合純夫〉

CASE 19

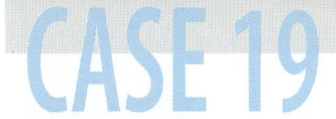

頭頂葉外側

症例19　80歳代　右利き男性　教育歴12年　無職(元事務職)

主訴：声が出にくい．
　　　(家人より)左側の身体や空間に注意を向けられない．
　　　病識が乏しい．

I 現病歴

　早朝，寝室で倒れていたところを家族が発見し，救急車にてA救急センターに搬送された．急性心不全，両側肺水腫，右半球の脳梗塞の診断で，即日入院となり，それぞれに対する保存的治療を受ける．入院1週間後より，理学療法士(PT)，作業療法士(OT)，言語聴覚士(ST)によるリハビリテーションが開始となる．発症より2週間後に出血性梗塞となり，保存的治療を受ける．入院直後の気管切開によって口頭表出は非常に困難であったが，発症から1ヵ月後に切開部が閉鎖され，発声が可能となる．

II 現症(発症後1ヵ月)

　意識障害は，JCSでI-2．ややボーっとしているが，質問を理解し，言語で応答することは可能であった．発話量は少なく，嗄声で，声量が少ないために聞き取りにくい．日付や場所に対する見当識障害を認める．
　神経学的所見として，眼球運動に制限を認めず．視野は，対座法にて左同名性半盲を認めた．また，重度左片麻痺に加えて，左半身に表在感覚と深部感覚の重度鈍麻を認めた．

1. 半側空間無視に対する評価

　車椅子で作業療法室へ来室したときには，顔は右を向いており，左側から声をかけても，なかなか左へ目線を向けられない状態であった．左半側空間無視を呈していると考え，行動性無視検査(BIT)の通常検査より線分抹消試験と線分二等分試験を抜粋し，スクリーニング検査として実施した．

①線分抹消試験(図19-1)
　線分に対して短い線で印を付ける教示はうまく入らなかったため，線分に○を付けるよう教示内容を改めた．課題遂行の様子をみると，右上の3本の線分に印を付けるに留まり，促しても印の数に増加は認められなかった．1本の線分に対する反応は，線分に重なることがなかったが，それに対して印を付けたとみなした．得点 3(満点：36，カットオフ：34点)．

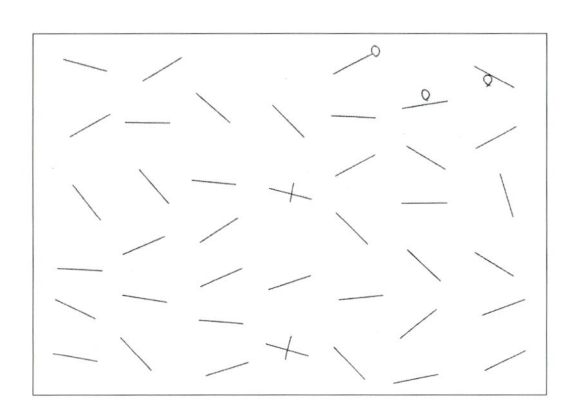

図 19-1 線分抹消試験の結果
用紙の正中にある2つの線分に対して付けられた短い線は，検者が教示として付けたものである．教示を終えても，印を付け始めることができなかったために，線分に対して○を付けるように教示を変更したところ，右側の線分に対して印を付けることができた．2つの印は，かろうじて線分に接していたが，1つの印は，線分と重ならないままであり，修正も認められなかった．

②線分二等分試験(図 19-2)

左下の線分に対して付けた印は，線分に重なることがなかったため，付けた印から線分に垂直に線を引き，重なった位置を主観的中点とした．3本の線分に対する主観的中点は，大きく右へ偏倚していた（各線分の正中からの偏倚は，右上の線分：+62 mm，中央の線分：+75 mm，左下の線分：+75 mm）．得点 0（満点：9，カットオフ：7点）．

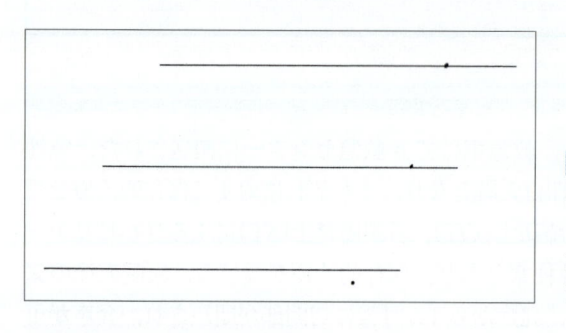

図 19-2 線分二等分試験の結果
いずれの線分に対する主観的中点は，大きく右へ偏倚していた．また，左下の線分に対する反応は，線分に重ならないことに加えて，自己修正も認められなかった．

2. 点を線でつなぐ課題

線分抹消試験や線分二等分試験の結果より，患者の反応が，線分に重ならないことが認められたため，視覚失調の可能性を考えた．3つの点を提示し，それを線でつなぐ課題を実施したところ，ずれはわずかであるが，線の引き始めと引き終わりに点と重ならないことが認められた．また，自己修正は認められなかった（図 19-3）．なお，中心視野および周辺視野にある対象に対する到達運動は，患者の十分な協力が得られず実施できなかった．

Bálint症候群[1]を構成する精神性注視麻痺や視覚性注意障害は認められなかった．

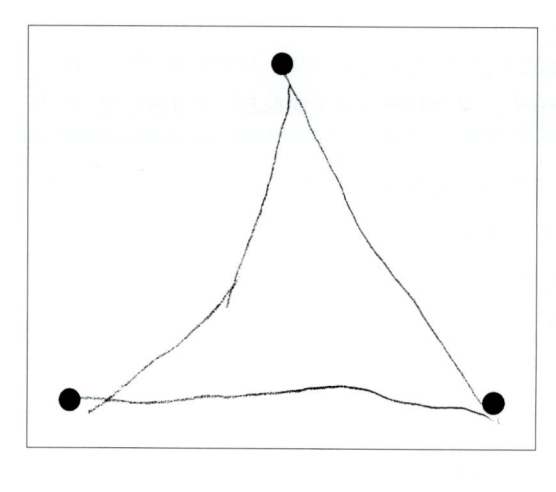

図 19-3 点を線でつなぐ課題の結果
上の点から右下の点までの描線は，ずれることなく，点から始まり点で終わっている．左下の点からの描線は，右下の点の近くまで行われるも，点とは重なっていない．上の点から左下の点までの描線は，大きく右へずれてしまい，一度手を止めてから描き直している．しかし，描き直しの描線は，直前に描いた線の端から続けて描かれておらず，左下の点とも重なっていない．

本症例は，重度左片麻痺を呈していたので，身体の認知に障害を呈しているか否かを確認するために，次の 3〜5 の項目を実施した．

3. 片麻痺に対する病態失認(➡ [用語メモ①] 参照)の評価
①質問に対する回答内容からの評価

身体機能に関して，何か困っていることがあるかないかを尋ねると，「ない」と答える．次に，左上下肢に動かしにくさがあるかないか尋ねても「ない」と答える．さらに，左手を身体の右側に提示し

て，左上肢に麻痺があることを示しても，「動く」と答え，麻痺の存在を認めることができなかった．

②**動作遂行時の様子と内省からの評価**

以下の動作課題を実施し，その際の左手の動きに関して説明をしてもらった．

両上肢の挙上；両手を挙げてもらった時は，右上肢のみを動かし，左上肢の拳上動作が認められなかった．動作時の確認として，左手が挙がっているのかを確認すると，「左手が挙がっている」と答えた．

拍手；両手で拍手することをお願いすると，左手の参加が認められないのにもかかわらず，あたかも胸の前で両手を使って拍手をしているかのように，右手を動かしていた．拍手ができているかを尋ねると「はい」と答えた．右手が正中線を越えて，動かない左手の手掌または手背を叩くことも，右手で机を叩く動作も認められなかった．

握手；患者の左手で検者と握手をしてもらった時に，患者の左手指の動きが認められないにもかかわらず，「握っている」と答えた．何度確認しても，患者の返答に変化は認められなかった．検者の手を握ることができているかを何度も確認した際に，患者は怪訝そうな顔をしていた．患者が「自分の左手は動くのに，どうしてそのような質問を受けるのか」と思っているのではないかと検者は考え，それを尋ねると，「はい」と力強く答えた．

4. 身体に対する半側無視（➡［用語メモ②］参照）の評価

右手の届く範囲に左上肢を置いて，検査を実施した．指示された左上肢の部位を右手で触れてもらうと，左肩および左肘に対しては，即座に到達が可能であった．しかし，右手で左母指に触れるように指示したところ，動作に躊躇が認められた．促しの後で，右手で左前腕に一度触れ，そこからたどるように末梢方向へ手を伸ばした．手関節のあたりで探索が一時止まり，そこから，探索を再開することで，ようやく母指に到達する状況であった．

5. 左半側身体失認（➡［用語メモ③］参照）に対する評価

体幹正中より右側に左手を置いて，これが誰の手であるか尋ねると，返答は，認められなかった．そこで，それが自分の左手であるか尋ねると「はい」と答えた．また，検者の左手を患者の左手と置き換えて提示し，それが，患者自身の手なのか，検者の手なのかを，2択で答えてもらうと，正答できた．

次に，患者の左手と検者の左手を同時に提示して，どちらが自分の左手であるか選んでもらうと，検者の手を自分の手であると答えた．その状況下で，患者の左手を持ち上げて，これは誰の手なのか尋ねると，こちらも自分の手と答えた．自分の左手が2本あるのかと尋ねたが，それに対する説明

片麻痺に対する病態失認 ［用語メモ①］

病巣対側上下肢に麻痺が生じているにもかかわらず，そのことを認識できない，または，それを否認する現象[2]．麻痺した上肢を客観的事実として提示しても，誤った認識は修正されない場合がある．

身体に対する半側無視 ［用語メモ②］

病巣対側の自己身体に対して注意を向けることが困難となる現象であり，英語圏では personal neglect と表記される[3]．半側空間無視の自己身体版．

半側身体失認 ［用語メモ③］

病巣対側上下肢を自分のものと認めない現象[4]．動作や行動からは判断できず，質問によって始めて明らかになる．

は得られなかった．

Ⅲ 高次脳機能障害に関する所見のまとめ

1. 左半側空間無視
2. 視覚失調の疑い
3. 片麻痺に対する病態失認
4. 身体に対する半側無視
5. 左半側身体失認

Ⅳ 症状診断のポイントと鑑別

　線分抹消試験で探索できた刺激の数は非常に少なく，線分二等分試験での主観的中点も大きく右へ偏倚していたために，重度な左半側空間無視を呈していることが明らかとなった．ただし，線分抹消試験および線分二等分試験で患者の付けた印が線に重ならないことは，左半側空間無視では説明困難と考えられた．点を線でつなぐ課題の結果から，目標とする場所へ手を伸ばすことが困難であることが示唆され，視覚失調の可能性があると考えられた．

　質問を用いた評価および動作を用いた評価のいずれにおいても，片麻痺の存在を認識しているとは認められず，片麻痺に対する病態失認症状を呈していると判断した．片麻痺に対する病態失認患者は，麻痺側上肢を動かそうとする意図が働くと，実際の動きが伴わなくとも，その動きが行われたと判断することが報告されている[5]．握手課題時の怪訝そうな表情から，本症例の症状出現もこの発生機序に起因するのではないかと推察された．

　身体に対する半側無視患者であっても，自ら病巣対側の肩に触れることが可能である場合が多いと考えられる．本症例においては，左肩のみならず左肘に対しても即座に触れることが可能であった．また，左母指も触れることが可能であったが，その際に，直接その部位に手を伸ばすことはせずに，前腕をたどっていたこと，そして，到達までに動作が止まっていたことから，身体に対する半側無視を呈していると判断した．

　本症例より「左上肢が自分のものではない」という発言は認められなかったが，自己と検者の左上肢を区別することができなかった．自分の左上肢がどれであるのかという認識が困難であったことから半側身体失認症状に当てはまると考えた．

Ⅴ 症状と病巣の関係

　本症例は，片麻痺に対する病態失認および，半側身体失認を呈していたことから広範な領域に損傷が生じていた可能性が考えられた[6]．また，線分抹消試験と線分二等分試験のいずれにおいても重度な左半側空間無視を呈していたので，病巣部位が前方または後方へ限局しているのではなく[7]，広範な領域に損傷が認められていたのではないかと考えられた．

　そのほかとして，左同名性半盲から後頭葉損傷が，身体に対する半側無視症状から頭頂葉損傷[8]が推定された．

　頭部 CT 画像所見より，右中大脳動脈領域に広範な損傷が認められ，片麻痺に対する病態失認，左半側空間無視，身体に対する半側無視，左同名性半盲の出現に合致する所見と考えられた（図 19-4）．

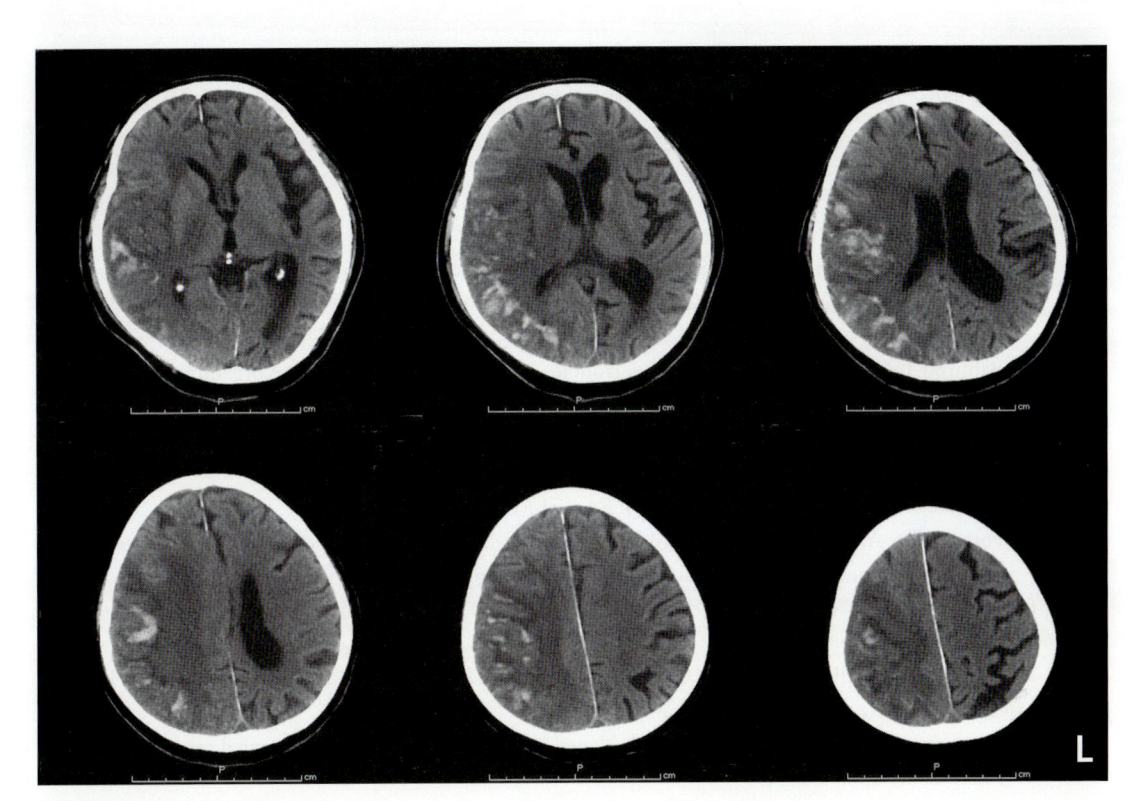

図 19-4 頭部 CT 画像所見
出血性梗塞により右中大脳動脈領域の皮質および皮質下に広範な損傷を認める．

VI 本例から学ぶ診察のポイント

①本症例は常に右側を向いていたため，左半側空間無視を疑い，線分抹消試験と線分二等分試験をスクリーニング検査として実施した．結果として，いずれの課題においても，重度な左半側空間無視症状が認められた．また，これらの課題で付けた印が，線の上に重ならないことが認められた．点を線でつなぐ課題を掘り下げ検査として実施したところ，視覚失調も呈している可能性が明らかとなった．

②重度の左片麻痺を呈していたため，病巣対側上肢に対する認識に誤りがないか質問や動作課題を通して確認した．その結果，片麻痺に対する病態失認や半側身体失認，さらに，身体に対する半側無視も伴っていることが明らかとなった．

③本症例の場合は，質問による評価方法によっても，動作とその内省による評価方法によっても片麻痺に対する病態失認を呈していることが明らかとなった．しかし，両検査方法で成績に乖離が生じる場合もあるため[9]，両課題を用いることが包括的な評価内容になるのではないかと考えられる．

④右手で左母指に即座に触れることが困難であったため，身体の左半側無視を呈していると判断した．しかし，肘から末梢側へ手を伸ばす代償手段を自ら用いることが可能である状態であった．

⑤「自己の左上肢を自分のものではない」と説明する典型的な発言は認められなくても，自己と他者の左上肢の区別に誤りが認められたことは，半側身体失認による影響であると判断した．患者に対する質問の方法を変えても回答内容に一貫性があるかどうかを確認する必要があると考えられた．

⑥右中大脳動脈領域の広範な損傷により，半側空間無視，片麻痺に対する病態失認，半側身体失認，

身体に対する半側無視が出現したと考えられた．しかし，視覚失調と考えられた症状に関しては，右大脳半球損傷のみで生じていたのか，対側半球の機能低下も伴っていたのかは，形態画像のみでは，判断が困難であった．脳機能画像による評価が診断の一助となるのではないかと考えられた．

【参考文献】

1) Bálint R. Seelenlähmung des Schauens, optische Ataxie, räumliche Störung der Aufmerksamkeit. Mschr. Psychiat. Neurol. 1909; 25: 51-81.（森岩 基，石黒健夫，訳．精神医学．1977; 19: 977-85.）
2) Babinski J. Contribution à l'étude des troubles mentaux dans l'hémiplégie organique. Rev Neurol. 1914; 27: 845-8.
3) Bisiach E, Perani D, Vallar G, et al. Unilateral neglect: personal and extra-personal. Neuropsychologia. 1986; 24: 759-67.
4) Critchley M. The parietal lobes. London: Edward Arnold; 1953. p.225-55.
5) Fotopoulou A, Tsakiris M, Haggard P, et al. The role of motor intention in motor awareness: an experimental study on anosognosia for hemiplegia. Brain. 2008; 131: 3432-42.
6) 太田久晶，石合純夫．身体にかかわる認知と動作の障害 片麻痺に対する病態失認．神経心理学．2011; 27: 289-96.
7) Binder J, Marshall R, Lazar R, et al. Distinct syndromes of hemineglect. Arch Neurol. 1992; 11: 1187-94.
8) Committeri G, Pitzalis S, Galati G, et al. Neural bases of personal and extrapersonal neglect in humans. Brain. 2007; 130: 431-41.
9) Cocchini G, Beschin N, Fotopoulou A, et al. Explicit and implicit anosognosia or upper limb motor impairment. Neuropsychologia. 2010; 48: 1489-94.

〈太田久晶〉

CASE 20

頭頂葉外側

症例20　72歳　右利き男性

主訴：**右手に力が入らない．左手も動かしずらい．**

I 現病歴・既往歴

8年前にめまい，右手の脱力をきたし，その後同様の症状を時々自覚していた．某年1月に再び右手に力が入らなくなり，当院脳外科を受診した．MRIにて新たな梗塞巣を認めたため，精査目的にて入院となった．

II 既往歴

以前より心房細動を指摘されていたが，詳細は不明である．8年前に頸椎症を指摘されているが，今回発症の約1ヵ月前のMRIでは，「椎体後縁の骨棘形成は軽度」で，脊髄への圧迫・変形は認めなかった．

III 初診時現症

意識清明で，病識は十分であり，診察にも協力的であった．発話時に構音の障害は認めなかった．

1．神経学的所見

①脳神経系；異常なし

②運動・動作系（表20-1）

　右手；軽度麻痺（+），指分離動作不良，指分離を要さない動作良好
　左手；麻痺（−），指分離動作良好，指分離を要さない動作良好

表 20-1 運動・動作系検査結果

		右手	左手
運動・動作	a. 握力(kg)	26	30
	上肢 Barré 徴候	軽度回内	正常
	くぼみ徴候	+	−
	第5指徴候	−	−
	b. I-V 指の順次指折り動作と順次外転(指ひろげ)動作	指分離不良*	正常
	母指と他の指の順次対立動作	指分離不良*	正常
	すべての指をまとめての屈伸動作（グーパーなど）	正常	正常
筋トーヌス		正常	正常
不随意運動		−	−

＊一指を屈曲させようとすると隣接する指がともに動き，あるいは1本の指だけを動かそうとすると動作は遅くなり，結果として分離は不十分なままになる．運動の開始などによどみはない．

③感覚系（表20-2）

　右手；表在覚，深部覚と動きの知覚，複合的な感覚のすべて低下
　左手；表在覚，複合的な感覚の低下

表 20-2 感覚系検査結果

		右手	左手
表在覚	痛覚	低下	低下
	触覚		
深部覚と動きの知覚	位置覚	低下	正常
	重量覚		
	動きの知覚		
複合的な感覚	2点識別覚*	低下	低下
	graphesthesia		
	立体覚		
触覚性消去現象		右刺激の消去（＋）	

＊正常値は 1.5〜2 cm 幅識別可とされている掌で，左右手とも 5 cm でも識別不可であった．

④協調運動系；障害なし
⑤原始反射（把握反射と本能性把握）；両手ともに認めなかった．

2. 高次脳機能評価（スクリーニング）（特段の記載がない限り，使用手は右手）

①順唱 7 桁，タッピング順方向スパン 4 個
②MMSE（Mini-Mental State Examination）；17/30（発症約 1 ヵ月前は 28/30）
　減点は，見当識；−3 点，注意；−5 点，再生；−3 点，書字；−1 点，言語理解；−1 点．
　立方体模写の結果は図 20-1 に示した（次頁，⑤構成課題に再掲）．

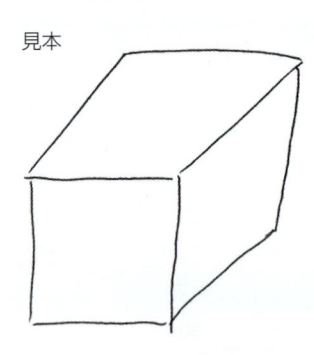

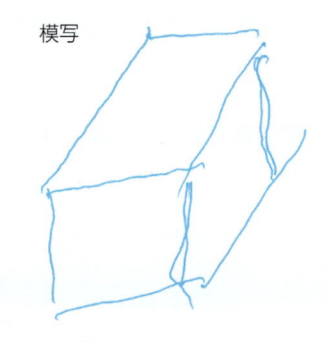

見本　　　　模写

図 20-1 立方体模写の結果（右手）

③RCPM（レーブン色彩マトリックス検査）；26/36
④言語評価と計算（加減算）（表 20-3）；軽度の保続を認めるが，明らかな失語症状を認めず．

表 20-3 言語評価と計算課題結果の内訳

自発話	構音の障害（−），音韻性錯語（−）	
視覚性呼称	10/10	
聴覚的理解	a　大中小の 3 枚の紙での 3 段階命令（マリーの 3 枚の紙試験）	1 段階命令の遂行は可能で，次に行った 2 種類の 2 段階命令では，2 回目の 2 段階命令時に，先行する 2 段階命令と同じ動作を行った（保続）
	b　身体部位指示（左右指定あり）	5/6（誤りは左右の間違え）
復唱	10 語文可能	
読字	障害を認めなかった	
書字	小学校 2 年生程度の漢字の書き取りで，軽度の字形想起障害を認めた．右手での書字で基線の揺れを認めた．「修」（5 年学習漢字）の左右各手での書き取りの結果を示す（図 20-2）	
加算	可能	
減算	100−17 が不可（筆算）	

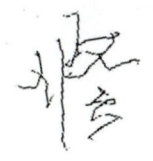

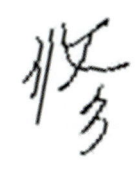

図 20-2 「修（5 年生学習漢字）」の書き取りの結果
左右どちらの手でも基線の揺れを認めるが，利き手の右手の方がより拙劣であった．

⑤ **構成課題**（表 20-4）；軽度の構成障害（＋）

表 20-4 構成課題結果

	右手	左手
立方体模写*	可能（基線の揺れあり）（図 20-1）	未実施
手指姿位パターンの模倣*	1/3	1/2
コース立方体の 2×2 個の図柄模倣（両手使用）*	可能	

*どちらの手動作も，ぎこちなく，拙劣であった．
手指姿位パターンの模倣時，右手では I 指-III・IV 指の対立課題で，III・IV 指を折っているが，I 指と対立させずに III，IV 指を掌につけた．左手では I 指-IV 指の対立課題で，I-III 指の対立になった．位置関係がまったくつかめないと本人は説明した．

⑥ **パントマイム課題**（言語命令かつ動作の視覚教示下で実施；表 20-5）；保続による誤りを認めたが，パントマイムの障害（−）

表 20-5 パントマイム課題結果

	右手	左手
信号動作（おいでおいで，バイバイ，敬礼）	2/3	3/3
道具の使用動作（櫛，金槌）	2/2	未実施

右手の信号動作課題での減点は，おいでおいでの後に実施したバイバイの課題時に「おいでおいで」の動作（保続）が出現したためであった．

⑦ **動作に関する脳梁・前頭葉症状**（表 20-6）；いずれも認めなかった．

表 20-6 動作に関する脳梁・前頭葉症状の有無

	右手	左手
運動無視	なし	なし
間欠性運動開始困難		
拮抗失行		
道具の強迫的使用		

⑧ 検査の合間，かけている眼鏡の位置を修正するために，右手で眼鏡の柄を持とうとした際，手（の位置）が「めがね」からずれて，持ち損ねることが観察された．この誤りには自らすぐに気づいて修正した．

Ⅳ 高次脳機能障害に関する所見のまとめ

①左右手別の症状
右手；軽度の麻痺(各課題動作に影響しない程度)
　　　動作の拙劣化(大脳性の拙劣症[肢節運動失行]による)
　　　体性感覚障害(表在覚，深部覚および動きの知覚，複合的な感覚)の障害
左手；動作の拙劣化(体性感覚障害由来の拙劣化の疑い)
　　　体性感覚障害(表在覚，複合的な感覚)の障害

②両手共通の症状
構成障害；軽度(＋)

③その他の全般的症状・所見
MMSE；17/30，RCPM；26/36，保続；(＋)

Ⅴ 症状診断のポイントと鑑別

1. 一側頭頂葉損傷で，両手に出現する行為・動作障害

　左あるいは右一側半球損傷で，両手に出現する行為・動作障害は総じて3つである．構成障害，パントマイム動作の再現障害(観念運動性失行)，道具の使用障害(観念性失行)である〔CASE 21(129頁)やCASE 27(168頁)を参照のこと〕．本例では，このうち軽度の構成障害を認めた．またパントマイム動作の再現課題では，右手で1点の減点があったが，これは保続による減点であった．そのため，パントマイム動作の再現障害(観念運動性失行)はないと判断した．道具の使用障害(観念性失行)は，通常パントマイム動作の再現障害例でみられるので，パントマイム動作の再現障害を認めない本例では道具の使用障害がある可能性は低いと推測され，初回評価には含めなかった．ただし次のⅥの2の単一道具の使用課題(開眼)で評価し，その障害は認めないことを確認した．

2. 一側性の行為・動作障害

　一側手に出現する行為・動作障害は，筋強剛や不随意運動や失調などの錐体路以外の障害を除くと，一般に次の3つの機能の諸障害としてとらえうる．すなわち「基礎的な動作能力」の障害，「各種感覚(主に視覚と体性感覚)による動作制御」の障害，「脳梁・前頭葉の各種機能」の障害である．「基礎的な動作能力」とは，体性感覚障害などの他の機能障害によらない，自立的，一義的な動作能力であり，本例では右手にその障害の代表である「麻痺」を呈している．「各種感覚(主に視覚と体性感覚)による動作制御」とは，視覚や体性感覚などの入力情報を動作という出力に生かすための制御・調節機構である．本例では，右手，左手いずれにも体性感覚障害がみられたことから，左右手ともに，この動作制御の障害の可能性がある．

　麻痺，体性感覚の障害のほかに，本例では右手，左手とも動作の拙劣化がみられた．拙劣化とは，指同士の協調性，同調性，あるいは個別運動の障害による，動作の拙劣化現象である．対象のない動作が拙劣化すると，指分離動作が障害される．一方，対象がある動作(把持してからの「対象の操作」)が拙劣化すると，対象の素材，材質に適合するための運動調節が損なわれ，対象の扱いが下手になる．原因には，基礎的な動作能力の障害としては「麻痺」(筋力低下を伴う)による拙劣化と，筋力低下を伴わない「大脳性の拙劣症(肢節運動失行)」があり，そして「各種感覚(主に視覚と体性感覚)による動作制御」の障害としては「体性感覚障害由来の拙劣化」があげられる．拙劣化の原因と，拙劣化の出現する動作を分類して表20-7に示した．なお，本例でみられなかった筋強剛や不随意運動や失調などの

表 20-7 拙劣化の原因と，拙劣化の出現する動作

	拙劣化をきたす「基礎的な動作能力の障害」			体性感覚障害由来の拙劣化
	麻痺	大脳性の拙劣症		
		中心前回型	中心後回型	
対象のない動作				
指分離を要する動作の障害	＋	＋	＋	－
指分離を要さない動作の障害	＋	－	－	－
対象のある動作				
(把持後の)対象操作の拙劣化	＋	＋	＋	＋
視覚による補正(改善)	－	－	＋	＋

＋は，障害が重篤な場合に症状が出現することを示している．

錐体路以外の障害も，拙劣化の原因の1つとして鑑別が必要となる場合がある．

①右手の拙劣化の原因

　右手は III-1-②運動・動作系（119頁）で検討した通り，軽度の麻痺があり，指分離が不良であった．ここで右手の麻痺が，右手の拙劣化の原因であるかどうかが問題となる．麻痺はある程度以上に重篤になると一般に筋力の低下とともに動作の拙劣化をきたす．しかしこの場合には，例えば指折り動作のような指分離を必要とする動作のみならず，「指分離を必要としない動作」，例えば指を揃えての動作も障害される（表20-1）．したがって麻痺による動きの悪さを除外するには，この「指分離を必要とする動き」での分離の悪さと，すべての指を一緒に動かすような「指分離を必要としない動作」，例えば「グーパー」のような動きの良好さとのコントラストが確認できればよい．本例では右手に軽度の麻痺はみられたが，すべての指を一緒に動かす「グーパー」動作に障害は認めなかった．それにもかかわらず指分離の障害がみられたことから，右手の拙劣化は，「基礎的な動作能力」の障害のうちの，麻痺以外のもう一つの原因，すなわち大脳性の拙劣症によると判断できた．

　大脳性の拙劣症は，中心前回損傷あるいは中心後回損傷のいずれかの損傷によって生じるが，特に中心後回損傷に伴って生じる大脳性の拙劣症（中心後回型）は，視覚を遮蔽すると拙劣の程度が増強するといわれている（日常動作は視覚によって補助されている）[6]．こうした変化がみられるかを，次の「Ⅵ　詳細な検討および経過」で確認した．

②左手の拙劣化の原因

　左手は，麻痺を呈さず，かつ指分離動作が良好である．そのため大脳性の拙劣症もないと判断した．このことから，左手の拙劣化は，体性感覚由来の拙劣化である可能性が高い．体性感覚由来の拙劣化は，基礎的な動作能力自体が劣化（拙劣化）して生じているのではなく，感覚障害のために，自己の運動を「対象の形状や材質，さらには動作によって変化していく状態」に適合させながら行うことができなくなったために生じると考えられる．したがって体性感覚障害由来の拙劣化は，指分離能などの本来の基礎的な運動能力には障害はなく，対象が存在する動作，すなわち対象操作時にのみ出現する．以下の詳細な検討で拙劣化に体性感覚障害が関与しているかどうかを確認した．

Ⅵ　詳細な検討および経過

1. 把持後動作（対象操作）の，視覚による補正の有無

　一般に，大脳性の拙劣症の中心後回型と，体性感覚障害由来の拙劣化は，（閉眼により）手を見ないで動作する場合より，（開眼して）手を見ての動作の方が拙劣さは改善するとされる．そこでこの改善

を確認する．また体性感覚障害は，触認知に障害をきたす可能性があるのでこれを確認する．

実施方法

触覚性呼称（閉眼），単一道具の使用課題（閉眼），単一道具の使用課題（開眼）の順に行った．「単一道具の使用課題（閉眼）」では，例えば閉眼のまま（視覚呼称時に用いたのと同じ道具 10 個の）道具を 1 つずつ手渡して「これはハサミです．使ってみてください」と指示し，使用動作を再現させた．次に開眼させて，単一道具の使用課題を実施した．なお，単一道具の使用課題は，閉眼時，開眼時ともに，道具の使用対象物は提示していない．

結果（表 20-8）

表 20-8 触覚性呼称の結果と，対象操作の様子および視覚補正の有無確認の結果

	右手	左手
触覚性呼称（閉眼）	0/10	0/3
単一道具の使用課題（閉眼）	5/10	−
単一道具の使用課題（開眼）	8/10	1/1
視覚性呼称（再掲）	10/10	

左右手ともに，触覚性呼称で，道具の操作は拙劣であったが，単一道具の使用課題は，閉眼から開眼すると，右手で明らかな改善を認めた（ただし拙劣さは残存）．単一道具使用課題（開眼）の誤りも拙劣化による減点であった．左手については道具の使用課題の開閉眼での変化としては確認していないが，道具の扱いが触覚性呼称時の扱いに比べて，開眼後の方が明らかに良好であった（改善があった）．

右手に関しては，すでに判明している大脳性の拙劣症に加えて，表 20-8 に示した通り，触認知障害が認められた．すなわち視覚性呼称が良好であるのに触覚性呼称が不良であるという対照で明らかであった．さらにこの触覚性呼称課題は，言語の問題でない場合には，立体覚障害の課題とみなすことができる．そして本例の場合も，言語に問題はないのに，この課題が右手で障害されていた．このことは，右手では立体覚などの複合的な感覚が障害されているとした感覚系検査結果（表 20-2）を，さらに支持する．また右手の拙劣化は，閉眼から開眼することで改善がみられた（軽減しても消失はしない）．このことから，右手の拙劣化は，視覚による補正の有効な拙劣化（麻痺や中心前回型の大脳性の拙劣症以外の原因による拙劣化）と再確認できた（表 20-8）．この右手の大脳性の拙劣症は，下村らの報告例 2 例目と類似していると考えられる[10]．

左手に関しても，触覚性呼称も障害されていることが確認され，視覚性呼称が良好であることと対照的であった．この課題は，右手の際と同様に，立体覚の課題とみなすことができ，左手でも複合的な感覚が障害されていることを支持する．体性感覚由来の拙劣化では，中心後回型の大脳性の拙劣症と同様に，視覚によって補助され軽減されると考えられ，本例の左手の拙劣化でも，閉眼から開眼することで改善がみられた（軽減しても消失はしない）．このことから，本例の左手の拙劣化は，視覚による補正の有効な拙劣化（麻痺や中心前回型の大脳性の拙劣症以外の原因による拙劣化）と再確認できた（表 20-8）．

本例の示した左手の拙劣化は，指分離能が良好で，対象操作時の拙劣化がみられた点で，山鳥が求心性の肢節運動失行とした 1 例[14]や下村らの第 1 例[10]と類似している．ただし筆者はこれを肢節運動失行とは区別して，山鳥のいう「求心性肢節運動失行」とは呼ばずに，「体性感覚障害由来の拙劣化」と表現した．

判定

道具の使用障害（観念性失行）：（−）

右手：触認知障害（＋），（中心後回型の）大脳性の拙劣症（肢節運動失行）（視覚補正ありの確認済

み）
　　左手：触認知障害（＋），体性感覚障害由来の拙劣化（＋）（視覚補正ありの確認済み）

2. 把持するまでの動作：optische Ataxie 課題，ataxie optique 課題，母指探し試験（➡ [診察メモ]参照）

体性感覚障害が原因となって，手の到達・把持動作の際に手がずれることがある．課題としてはoptische Ataxie 課題，ataxie optique 課題，母指探し試験がこれにあたる（メモ参照）．本例では，III-2-⑧（121頁）で眼鏡の柄をつかむ際に手がずれることがあったので，いずれかで障害を呈する可能性があるが，初診時には評価していない．そこで，これらの3つの課題での障害の有無を評価した．

結果（表20-9）

表20-9 optische Ataxie 課題，ataxie optique 課題，母指探し試験の結果

	右手動作時	左手動作時
optische Ataxie 課題	左右視野とも可能	左右視野とも可能
ataxie optique 課題	両視野で障害（＋），左視野で顕著	両視野とも可能
母指探し試験	ずれ（＋）	ずれ（＋）

右手の体性感覚障害は，メモで述べた，ア）optische Ataxie 課題，イ）ataxie optique 課題，ウ）母指探し試験の右手動作時，さらにウ）母指探し試験で右手固定時に影響する（ずれをきたす）可能性があった．評価の結果，イ）ataxie optique 課題での障害と，ウ）母指探し試験では，右手動作時のみならず，さらに右手固定（標的）時（すなわち左手動作時）でも障害を認めた．これらの障害では，常に右手を動作時として使用した際，あるいは母指探し試験では固定時にみられることから，右手の体性感覚障害により生じたものとみなしうる（➡ [診察メモ]参照）．本例は，検査の合間の眼鏡のかけはずし時に，右手が眼鏡の柄からずれることがあった．これは体性感覚障害による，イ）ataxie optique 課題での障害（ずれ）と同様の機転によるとみなしうる．

左手の体性感覚障害は，右手の体性感覚障害の場合と同様に，ア）optische Ataxie 課題，イ）ataxie optique 課題，ウ）母指探し試験の左手動作時，さらにウ）母指探し試験で左手固定時に影響する（ずれをきたす）可能性があった．評価の結果，ウ）母指探し試験において左手（動作手）でずれが生じたが，

---

optische Ataxie 課題，ataxie optique 課題，母指探し試験　　　　［診察メモ］

大脳皮質，皮質下の損傷（あるいは末梢神経損傷）により，標的へ手を到達させ把持する課題時に，標的から手がずれる現象（症状）が知られている．これらは条件の異なる3つの到達・把持課題の，どの課題で障害がみられるかによって，まず区別されている．1つは，ア）標的を注視した状態で手を標的に到達・把持させる課題であり，**optische Ataxie 課題**とよばれる．2つ目は，イ）周辺視野で標的を視覚的に捕捉し，その状態で到達・把持させる課題であり，**ataxie optique 課題**とよばれる．3つ目は，ウ）把持する標的が自己の身体部位（例えば母指）である場合の閉眼状態での到達・把持で，**母指探し試験**とよばれる．いずれも標的から手がずれた場合に障害ありとする．これらの各条件下での障害は，さらにその原因によって，A) 体性感覚障害が原因となって生じる場合，B) 視覚障害が原因となって生じる場合，あるいは，C) 体性感覚や視覚の検査では明らかな異常がないのに生じる場合に分類される．このうちC) 体性感覚や視覚の検査のいずれでも異常がみられなくても，手がずれる障害は，先の3つのア〜ウの条件下で，それぞれ「optische Ataxie」，「ataxie optique」，「母指探し試験の障害」として知られている．このうち前2者ア，イについては本書 CASE 17（101頁）で説明されている．ウ）母指探し試験の障害は，体性感覚としてもたらされる固定手（標的）の位置情報が，大脳内離断によって利用できなくなためとされる．機序の詳細については，本書 CASE 18 や別紙を参照されたい[2,7,8]．本例の右手，左手では，BやCによる障害（ずれ）ではなく，Aの機転による障害が関係する可能性を検討した．

これは既述の通り，右手の位置に関する障害（固定手の障害）のためと考えられた．
　判定
　　右手の体性感覚障害の影響：ataxie optique 課題で左右視野でともに障害（ずれ）(＋)，母指探し試験での右手動作時の障害（ずれ）(＋)，かつ右手固定（標的）時の障害（ずれ）(＋)
　　左手の体性感覚障害の影響：影響なし

　脳梗塞がその後約 3 ヵ月間に数回生じ，視覚に関する障害（Bálint 症状群）が加わった．

Ⅶ 症状と病巣との関係

　本例の画像所見は図 20-3，20-4 に示した．MRI FLAIR 画像では，左右の中心後回に，脳梗塞による異常信号域を認め，この異常信号域は左右の半卵円中心および脳室周囲に拡がっていた．SPECT では両側中心回領域に顕著な血流低下を認め，そのほか頭頂葉領域でも血流低下を認めている．一方，既往歴にある頸椎症による神経系への損傷は認めなかった．本例では左右の手に各種体性感覚障害を認めたが，この体性感覚障害は，脳梗塞による大脳皮質（中心後回）損傷によって生じたものと考えられる〔大脳皮質損傷による体性感覚障害については，本書 CASE 15（90 頁）の章で述べられている．感覚そのものの障害に関してはそちらを参照されたい〕．

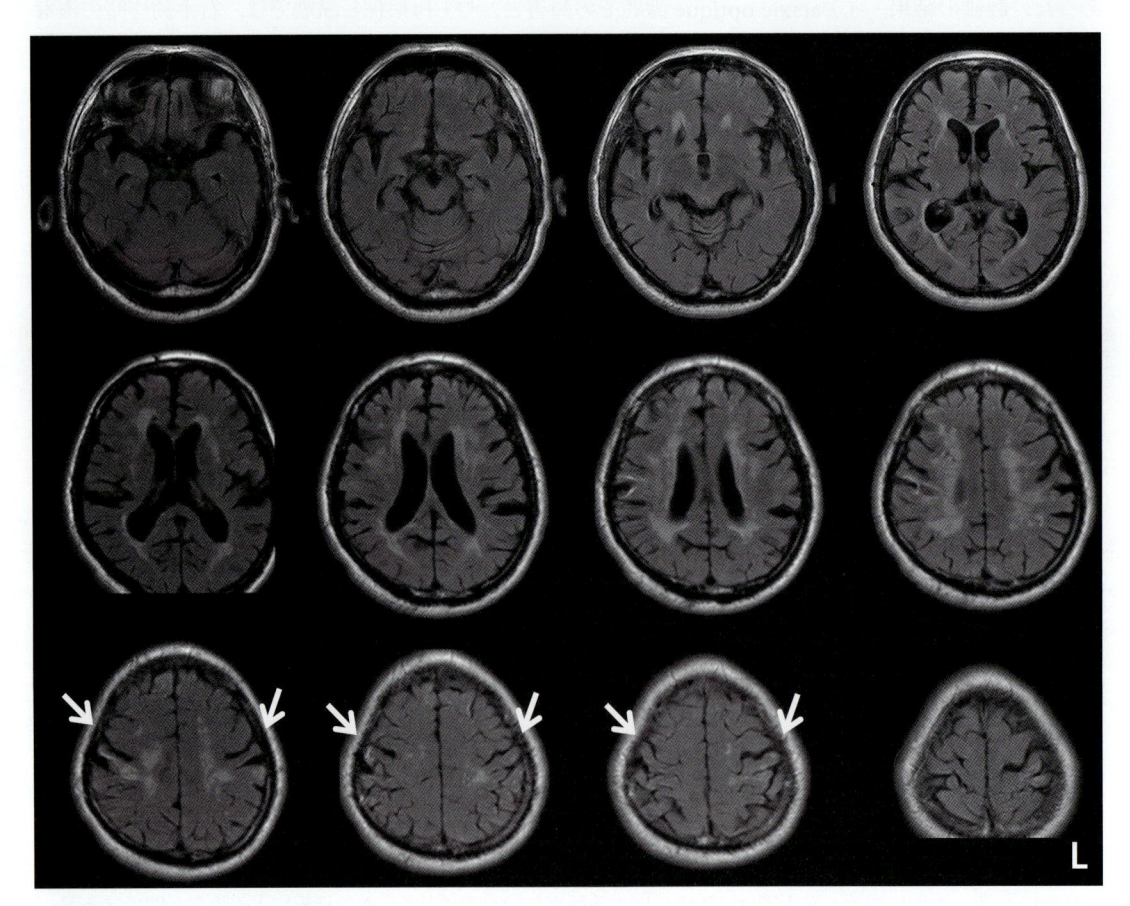

図 20-3 MRI（FLAIR 画像）
矢印は左右の中心溝．

大脳性の拙劣症は，中心前回損傷あるいは中心後回損傷のいずれかの損傷によって生じる．さらに体性感覚障害による拙劣化は，体性感覚障害が末梢から大脳までの，どの部位の損傷によっても生じる．多発性硬化症による体性感覚障害由来の拙劣化は useless hand syndrome とよばれ，知られている．これについて平山は，「上行性投射系が損傷されると，体性感覚，特に深部感覚や，自己固有感覚の障害をもたらし，そのため上肢，特に手指の動作拙劣をもたらす」[3]とした．また田代らは，位置覚，振動覚，二点識別覚，文字図形認知覚，立体覚の障害に伴って拙劣になるとしている[13]．また頸髄損傷による体性感覚障害由来の拙劣化は，numb clumsy hands として知られている[5, 12]．なお，これらと紛らわしい用語に，dysarthria-clumsy syndrome[1] がある．dysarthria-clumsy syndrome は，用語の中に clumsy とあるが，ここでいう意味での拙劣化ではなく，その主体は運動失調(協調運動系の症状)である[3]．

　さてこうしてみてくると，中心後回損傷時には，大脳性の拙劣症と，体性感覚障害由来の(対象操作時の)拙劣化が生じうるといえる[6, 14]．両者は，いずれも視覚によっていくらか補正されうる点で共通するものの，基礎的な動作能力(対象のない動作時の指分離能力)が障害されているか，保たれているかの大きな違いがある．本例では大脳性の拙劣症は右手に，体性感覚障害由来の拙劣化は左手にみられた．この違いが1つの連続性のあるスペクトラム上での違いであるのか，ともに独立した症候であるのか，今後の検討が待たれる．

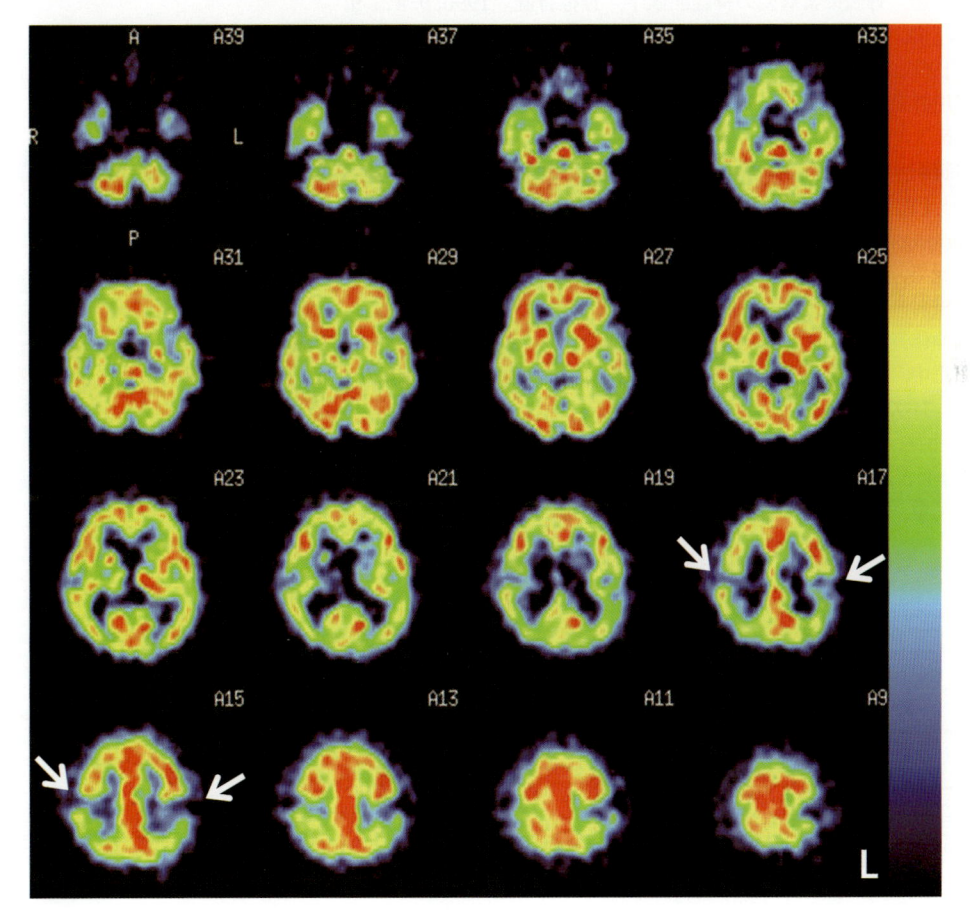

図 20-4 ^{123}I-IMP SPECT
向かって右が左半球．矢印は中心回領域の血流低下を示す．

Ⅷ 本例から学ぶ診察のポイント

　筋強剛や不随意運動，失調といった障害を除いて，動作の拙劣化をきたす原因として，麻痺，大脳性の拙劣症（肢節運動失行），体性感覚由来の拙劣化があり，このうち大脳性の拙劣症（肢節運動失行），体性感覚由来の拙劣化を，1症例の右手の障害，左手の障害として示した．

　なお，体性感覚障害由来の運動障害について，さらに末梢性，脊髄障害性といった部位や，多発性硬化症等の疾患の種類によらず，広くみてみると，本稿で紹介した障害のほかに，偽性アテトーゼが知られている[4,9,13]．

【参考文献】

1) Arboix A, Bell Y, Garcia-Eroles L, et al. Clinical study of 35 patients with dysarthria-clumsy hand syndrome. J Neurol Neurosurg Psychiatry. 2004; 75: 231-4.
2) Blangero A, Ota H, Delporte L, et al. Optic ataxia is not only 'optic': impaired spatial integration of proprioceptive information. Neuroimage. 2007; 36: T61-8.
3) 平山惠造. 神経症候学第1巻. 改訂第2版. 東京: 文光堂; 2006. p.218-20.
4) 井上雄吉. 偽性アテトーゼと useless hand syndrome (of Oppenheim) を呈した多発性硬化症. 神経内科. 1997; 47: 377-82.
5) 亀山 隆. 脊髄後索病変の神経症候学. 脊椎脊髄. 1996; 9: 421-9.
6) 河村 満, 平山惠造, 塩田純一. 中心領域 (Liepmann) の限局性病変による肢節運動失行. 臨床神経, 1986; 26: 20-7.
7) 小早川睦貴, 河村 満. 視覚性運動失調 (ataxie optique) と Balint 症候群. Clin Neurosci. 2009; 27: 432-5.
8) 中川賀嗣. 失行と行為・動作の検査. 神経心理学レクチャー. 神経心理学. 2014; 30: 116-24.
9) Sharp FR, Rando TA, Greenberg SA, et al. Pseudoathetosis. Movements associated with loss of proprioception. Arch Neurol. 1994; 51: 1103-9.
10) 下村辰雄, 鈴木孝輝, 高橋 暁. 中心領域 (Liepmann) の限局性病変による肢節運動失行 − 3症例での検討 −. 神経内科. 1988; 29: 64-70.
11) 高橋伸佳, 河村 満. 後大脳動脈閉塞症による上肢の到達運動障害. 臨床神経. 1998; 38: 402-6.
12) 武田正中, 奥田文悟, 皆本秀明, 他. Numb clumsy hands を呈した C4/C5 椎間板ヘルニア. 神経内科. 1997; 47: 429-31.
13) 田代邦雄, 伊藤和則, 深沢俊行, 他. The useless hand syndrome (of Oppenheim). 脊椎脊髄. 1991; 4: 635-40.
14) 山鳥 重. 肢節運動失行の臨床的地位. 精神医学. 1985; 27: 641-5.

〈中川賀嗣〉

CASE 21

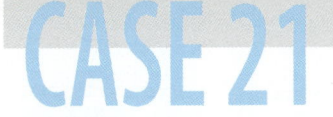

頭頂葉外側

症例21 52歳　右利き女性　教育歴12年　主婦

主訴：もの忘れがひどい．料理が作れない．計算ができない．

I 現病歴

2年前よりもの忘れが出現．料理が作れない，計算ができないなどの症状も徐々に出現してきたため近医を受診し，高次脳機能精査のため神経内科受診となった．

II 初診時現症

意識清明で見当識良好．診察に協力的だが，過度に陽気で話が脱線しやすい．神経学的には異常所見なし．

①順唱 5桁　逆唱 2桁

順唱5桁は正常下限程度だが，逆唱2桁はほとんど逆唱ができない状態に等しい．

②長谷川式認知症スケール（HDS-R）；21/30（計算，逆唱，語列挙（5個/分），5物品再生（4/5）で失点）

主訴はもの忘れであったが，3単語の遅延再生は全問正答，5物品再生もほとんど正答する．時間と場所の見当識も良好である．それに対し93－7＝28と誤り，逆唱は前述の通り不良で，語列挙（野菜名）も不良であった．

③ベントン視覚記銘検査（➡［診察メモ］参照）；

＜施行法A，形式Ⅰ＞正確数 0/10　誤謬数 19（省略 6，ゆがみ 8，保続 2，回転 0，置き違い 3，大きさの誤り 0，左 8，右 9）

＜施行法C，形式Ⅲ＞正確数 1/10　誤謬数 27（省略 3，ゆがみ 7，保続 2，回転 0，置き違い 1，大きさの誤り 1，左 8，右 5）

施行法Aは即時再生課題（見本図版を10秒見た直後に描画），施行法Cは模写課題である．即時再生のみならず，模写でも10試行中1つしか正答できないことから，正しく描画できない原因は，記憶障害より構成障害（➡［用語メモ］参照），さらに広くとらえると視空間認知障害が考えられる．誤りパターンは即時再生と模写で類似している．誤りは左右空間両方にみられ，明らかな半側空間無視はない．また，両課題とも患者が描画する空間は見本図版に近い，紙の上部（図21-1）であることから，見本に近づけて，あるいは見本の上に再生するclosing-in現象が示唆される．

ベントン視覚記銘検査でわかること　　　　　　　　　　　　　　　　　　　　　　　　　　　　　　　［診察メモ］

記憶の検査は大きく言語性記憶課題と視覚性記憶課題に分かれるが，本検査は後者である．視覚性記憶課題には，初めに見た図形が後に呈示される図形群の中にあるかどうかの再認や，図形と色などの組み合わせを覚える対連合課題があるが，本検査は呈示された図形を描画により再構成する課題である．したがって，再認や対連合課題ではわからないようなさまざまな構成機能の障害を抽出することができる．逆に言えば，点数が低いからといって記憶障害が原因だとは限らない．

構成障害 ［用語メモ］

模写・積木の組合せ・キツネ手の模倣など見本となる視覚対象があって，それを見ながら同じ形のものを再構成する課題をうまくこなせない状態をいう．手の筋力低下や不随意運動によるものではなく，視覚対象自体は認知できるというのが条件である．
Kleist のいう構成失行 constructional apraxia はほぼ同じ状態を指すが，左頭頂葉病変で生じ，Bálint 症候群や観念性失行，半側空間無視を伴わないものに限定される．実際にはこれらがまったくないものは少なく，右半球によるものも多く，また「失行」とあえて命名するには自動性−意図性の乖離もない．このような理由から本邦ではあまりこの言葉は使われないが，欧米の論文では構成障害の意味でこの言葉を使っている場合も多いので注意が必要である．
一般に左半球病変による構成障害（特に模写）の特徴は次のようにまとめられる．
i) 単純で小さく，形は保たれている．
ii) 細部に乏しく，空間的関係は保たれる．
iii) 直角や鈍角が多く，躊躇しながら描く．
iv) 手本を見ながら練習すると改善する．
v) closing-in 現象がみられやすい．
一方，右半球病変の特徴は次のようにまとめられる[1]．
i) 複雑だが歪む．
ii) 細部を描き込むが空間的関係が歪む．透視法が欠如する．左半側空間無視がみられる．
iii) 鋭角化傾向がみられ，躊躇なくエネルギッシュに描く．すでに描いた線をなぞる．
iv) 手本を見ながら練習しても改善しない．
v) 細部から描き込む piecemeal approach がみられる．
closing-in 現象は構成障害を示唆する重要な所見だが，健常者でも条件によっては誘導されることがあり，また左右半球いずれの損傷でもみられる．

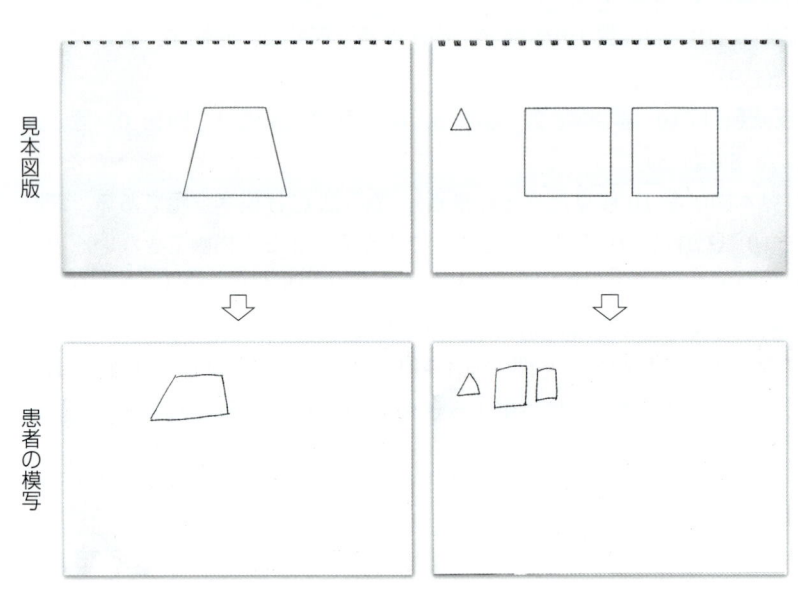

図 21-1 ベントン視覚記銘検査（模写）
描画用紙の上部，見本図形呈示部位に近い空間に描かれる．四角形や三角形自体は描けており，むしろ図の配置に誤りがある．

III 高次脳機能障害に関する所見のまとめ

1. 視空間認知障害
2. 構成障害
3. 計算障害
4. 語想起障害

IV 症状診断のポイント鑑別

本例は，もの忘れを主訴として緩徐進行性の経過をとっており，認知症が疑われるケースである．このような場合注意してほしいのは，簡易知能検査で単語や物品の記憶がそれほど失点していないにもかかわらず，逆唱ができない点である．順唱には音韻操作能力が強く関わるのに比べ，逆唱では視空間操作能力も関わり，頭頂葉損傷患者では難しくなりがちである．また，模写は構成障害の有無を調べるのに最も簡便で有用な方法である．[用語メモ]に示したように，損傷がいずれの半球であるかによって誤り方に違いがあるが，丸や四角などではなく，立方体やある程度複雑な見本図形を用いた模写のほうが障害を検出しやすい．

V 詳細な検討および経過

1．WAIS-R 成人知能検査（表 21-1）

言語性 IQ と動作性 IQ の違いが顕著である．動作性検査下位項目の評価点はいずれも 1 か 2 であり，絵画配列・積木模様の粗点は 0 であった．積木模様では，積木を 4 個使って正方形を作ることは可能だが，デザインは見本図形とまったく異なるものを作る．また，模写と同じく closing-in 現象が頻繁にみられた（図 21-2）．言語性検査下位項目では数唱と算数の評価点が低く，数の概念または演算能力の障害も示唆される．

表 21-1 WAIS-R

言語性	評価点	動作性	評価点		
知識	12	絵画完成	2		
数唱	3	絵画配列	1		
単語	10	積木模様	2		
算数	5	組合せ	2	全 IQ	65
理解	11	符号	1	言語性 IQ	89
類似	9			動作性 IQ	<46

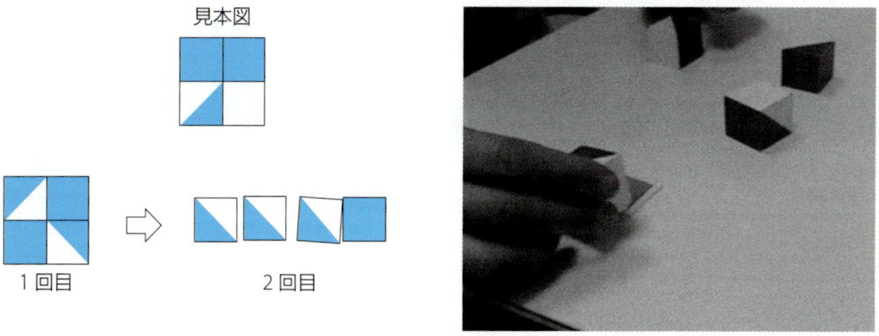

a) エラーの例　　　　　　　　　b) closing-in 現象

図 21-2 積木のエラー
a) 見本図形とはまったく異なるデザインにする．答えを教えた後もできない．
b) 見本図形の上に積木を置いてしまう．

2. WAB 失語症検査（表 21-2）

　失語指数は高く，失語・失行はみられない．書字と構成の得点が極端に低く，構成障害が疑われる．さらに下位項目をみると，構成課題はいずれも低成績で，書字課題では写字も不良であることから，構成障害であることがわかる．また，読み課題のうち構造（漢字）を聞いて漢字（構造）をいう課題は，いずれも視空間イメージが関わるため，両者とも成績が悪い場合は視空間認知障害が示唆される．

表 21-2 WAB 失語症検査

情報	流暢性	聴覚理解*	復唱	呼称*	読み*	書字*	行為	構成*
9	9	8.05	9.6	8.4	7.65	3.9	右)9 左)8.7	4

AQ	CQ(右)	CQ(左)
88.1	76.65	76.35

*AQ: 失語指数　CQ: 大脳皮質指数

＜下位項目（*のついた項目のみ）＞

聴覚理解		呼称		読み		書字		構成	
Yes/No	60/60	物品呼称	58/60	文章理解	32/40	指示	4/6	描画	21/30
単語	59/60	語想起	10/20	文字命令	17/20	書字表現	4/32	積木	0/9
継時命令	42/80	文章完成	8/10	文字弁別	6/6	文書取	6/10	計算	12/24
		会話応答	8/10	単語⇔絵(物品)対応	18/18	文字書取	1/2.5	RCPM	7/36
				話言葉仮名対応	2/2	数字書取	5/5		
				話言葉漢字対応	1.5/2	漢字単語書取	0/6		
				構造を聞いて漢字を言う	0/6	仮名単語書取	2/6		
				漢字を聞いて構造を言う	0/6	五十音	2.5/12.5		
						数字	7.5/10		
						写字	6/10		

3. 標準高次視知覚検査（VPTA）（表 21-3）

　この検査は，視覚・視空間認知障害に関して包括的なチェックができる検査バッテリーであり，障害があるほど点数が高い．視覚の腹側経路機能を調べる下位項目（物体・画像，相貌，色彩，シンボル〔模写以外〕）の点数は低く，一方背側経路機能をみる下位項目（視空間操作，地誌的見当識，および模写）は高い．花の絵の模写は正確にできず，時計の絵では文字盤の字を正しく配列できない．また数字列の読みでは行替えがスムーズにできない．ただし半側空間無視は明らかでない（図 21-3）．

表 21-3 VPTA

基本機能		物体・画像		相貌		色彩		シンボル		視空間操作		地誌的見当識	
視覚変化	0/2	絵の呼称	0/16	有名人命名	4/16	色名呼称	0/16	記号	0/8	線分二等分左)	2/6	日常生活	2/6
線分の長さ	1/10	絵の分類	5/10	有名人指示	2/16	色相分類	4/12	片仮名	0/6	線分二等分右)	0/6	個人	3/4
数の目測	2/6	物品呼称	0/16	家族	0/6	色名指示	0/16	平仮名	0/12	線分抹消すべて	0/20	白地図	8/16
線分の傾き	5/6	状況図	4/8	異同弁別	2/8	言語-視覚	1/6	漢字	0/12	**模写 花 左)**	14/14		
錯綜図	4/6			同時照合	0/6	言語-言語	0/6	数字	3/12	**模写 花 右)**	14/14		
図形模写	4/6			表情叙述	0/6	色鉛筆	2/6	単語漢字	0/12	**数字右読み　両側**	23/24		
				性別判断	0/8			単語仮名	0/12	**数字左読み　両側**	23/24		
				老若判断	4/8			模写	7/12	自発画　両側	6/6		

*太字は誤答率が半分より多いもの

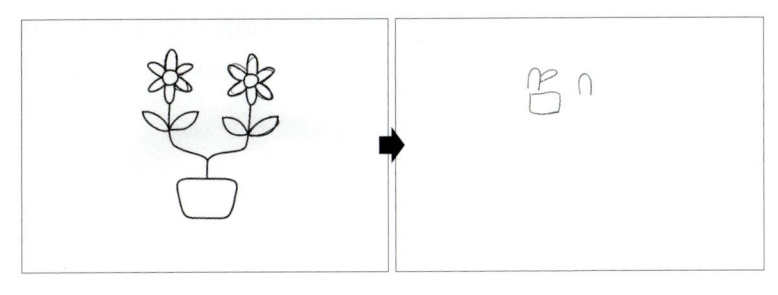

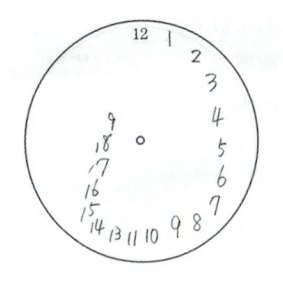

a) 花の絵の模写　　　　　　　　　　　　　　　　　　　　　　　　　　　　　b) 時計の文字盤記入

図 21-3 VPTA の描画
a) 花の絵の模写では，各部分を正確に描くことができない．半側空間無視は明らかでない．
b) 文字を正しく配置することができず，左側では文字が内側に彎曲する．数字も 13 以上書き入れる．

VI 症状と病巣の関係（図 21-4）[2]

　構成障害を含む視空間認知障害の存在から，頭頂葉の機能低下が疑われる．頭部 MRI 所見はこれを支持しており，両側頭頂葉の皮質が薄く，周囲の脳溝が開大している．下頭頂小葉より上頭頂小葉に目立つ．側頭葉以下の萎縮は顕著でない．SPECT ではこの萎縮部位に一致して血流低下がみられ，やや右優位である．なお，前頭葉下部は保たれているが，上部では右優位に脳溝の拡大と皮質の萎縮，

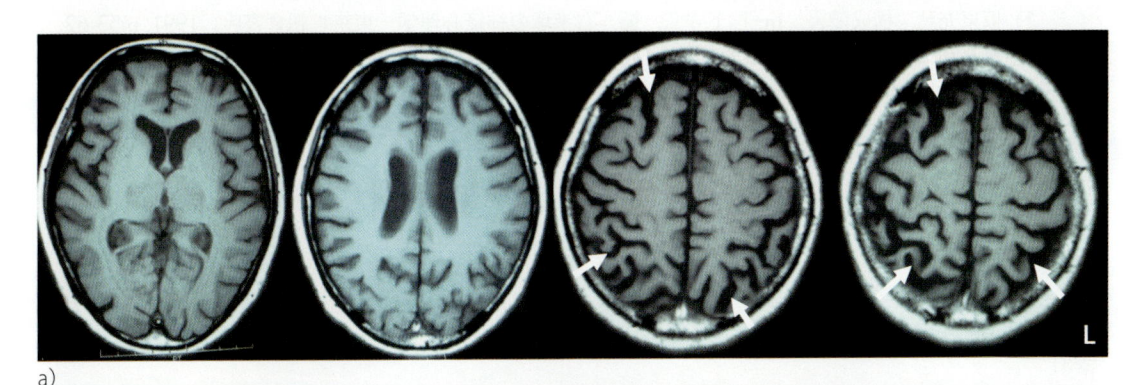

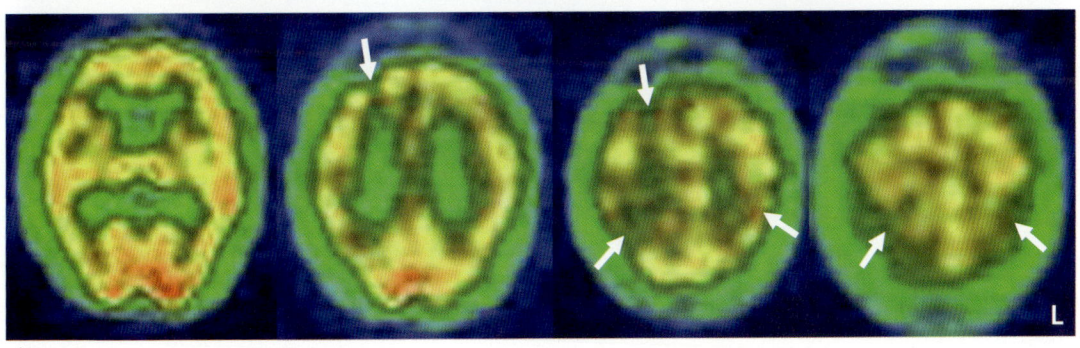

図 21-4 頭部 MRI T1 強調画像（A）と SPECT 画像（B）
a) 側頭後頭葉の萎縮は目立たないが，両側頭頂葉の脳溝開大と皮質の萎縮が目立つ．下頭頂小葉より，上頭頂小葉や上中前頭回で目立つ（矢印）．
b) 萎縮部位に一致して血流低下がみられる．全体に右がやや優位である．
（永井知代子．神経心理学．2006; 22: 43-52 を改変）[2]

および血流低下がみられている．この領域は上・中前頭回であり，背外側前頭前野や前頭眼野を含む．複雑な描画に際しては，効率のよい視覚的走査が必要であり，上記の頭頂葉・前頭葉の所見はこの機能の低下と一致する．

VII 本例から学ぶ診察のポイント

① 構成障害は，アルツハイマー病など脳の後方領域の機能低下をきたす認知症ではみられやすく，もの忘れ外来で遭遇しやすい．普通，中等度以上に進行したアルツハイマー病でみられるが，記憶障害が強くないにもかかわらず構成障害や視覚認知の異常が目立つ posterior cortical atrophy[3] という疾患群（アルツハイマー病のほか，皮質基底核変性症や Creutzfeldt-Jakob 病などのこともある）があるので，注意が必要である．

② 右半球・左半球いずれでも生じるが，一般に右半球の機能低下で重度になりやすい．半側空間無視を伴う場合と伴わない場合がある．

③ 上頭頂小葉・下頭頂小葉いずれでも生じるが，上頭頂小葉病変では模写のみならず見本図をなぞることもできない場合がある．

④ closing-in 現象は構成障害を示唆する重要な所見であり，左右半球いずれの障害でも出うる．

【参考文献】

1) 板東充秋．構成障害．In: 杉下守弘，編．右半球の神経心理学．東京：朝倉書店；1991. p.53-62.
2) 永井知代子．神経学的にみた模倣と構成機能．神経心理学．2006; 22: 43-52.
3) Crutch SJ, Lehmann M, Schott JM, et al. Posterior cortical atrophy. Lancet Neurol. 2012; 11: 170-8.

〈永井知代子〉

CASE 22

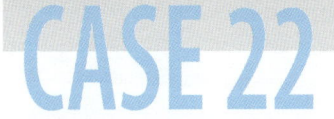

頭頂葉外側

症例22　47歳　右利き男性　教育歴16年　製麺業

主訴：漢字が思い出せなくなった．

I 現病歴

突然の頭痛で発症．頭部 CT にて左頭頂葉出血を認めたため脳外科に緊急入院し，保存的治療で改善した．改善後も漢字が思い出せない，日時がわからないなどの症状がみられるため，高次脳機能検査目的にて神経内科紹介受診となった．

II 初診時現症（発症1ヵ月後）

一般身体所見に異常はなく，神経学的には意識清明で，脳神経系・運動系・感覚系に異常を認めず，両下肢腱反射低下のみを認めた．

①長谷川式認知症スケール（HDS-R）；7/30

数字の概念が必要なもの（年齢，年月日，計算，逆唱）はすべて0点で，計算のみならず数の概念に混乱がみられる．3単語の記憶では，即時再生は3/3で良好だが遅延再生は1/6で低下している．5物品遅延再生も1/5であり，短期記憶は良好だが長期記憶には障害がある．野菜の語列挙は1分間に2個のみで，語想起の重度の障害も認める．

②Mini Mental State Examination（MMSE）；11/30

MMSE は HDS-R と重複する検査項目もあるが，HDS-R では調べない項目もあるため，筆者は同時に施行している．呼称・復唱・読字・模写はいずれも満点であった．場所の見当識は3/5で，建物内の位置については失点がみられた．書字は不能（図22-1a）で，3段階の口頭命令に従うのも困難がみられた．

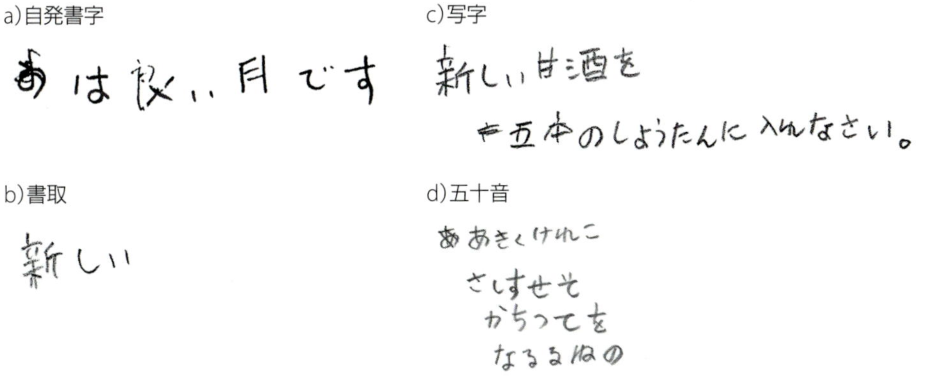

図22-1　書字サンプル
a) 自発書字：錯書がみられる．
b) 書き取り：聴覚からの書き取りでは想起不能のものが多い．
c) 写字：良好だが，ひょうたん→しょうたんという錯書がみられる．
d) 五十音：五十音を想起して書く課題でも種々の誤りがみられる．

③ベントン手指認知テスト（表22-1a）

患者の手指に検者が触れ，その指の名前を答えさせる課題である．開眼・閉眼で一指のみ触れた場合でも，二指を同時に触れた場合でも，いずれも4〜6割の正解率であった．左右差はない．誤りはIII〜V指に多く，隣の指を答えるエラーがほとんどであった．なお，患者自身ではなく対面した他者（検者）の手指を見て答える場合も正解率は同じであった．

④ベントン左右認知テスト（表22-1b）

自己身体（患者）および他者身体（検者）に関して左右を問う課題である．自己身体では，「左耳はどれですか」のような単純命令では誤ることがないが，「左手で右目を触ってください」のような二重命令では正解率は5割程度であった．他者身体では，単純命令でも誤る場合があり，二重命令は自己身体と同様で5割程度の正解率であった．

表 22-1 手指認知・左右認知テスト

a) 手指認知テスト

		R	L
1. ベントン	手指命名（開眼）	4/10	6/10
	手指命名（閉眼）	6/10	5/10
	二指の同時刺激認知	8/20	11/20
2. WAB失語症検査	手指聴覚理解（自己）	2/5	
	手指聴覚理解（他者）	2/5	2/5

b) 左右認知テスト

1. ベントン	自己身体単純命令	4/4
	二重命令	5/8
	他者身体単純命令	3/4
	二重命令	2/4
2. WAB失語症検査	左右聴覚理解（自己）	5/7

III 高次脳機能障害に関する所見のまとめ

1. 計算障害（数の概念の障害を含む）
2. 失書
3. 左右失認
4. 手指失認
5. 語想起障害

IV 症状診断のポイント鑑別

本例は，左頭頂葉出血にてGerstmann症候群（➡［用語メモ］参照）を疑われ脳外科から紹介されたケースである．このような場合，まず四徴がすべて揃っているのか不全型なのか，あるいはそれ以外の高次機能障害（失語，構成障害，健忘など）がないのかどうかに注目して調べていく．四徴以外の障害が強ければ，あえてGerstmann症候群として取り上げることはできない．簡易知能検査には日時・計算・逆唱など数にまつわる項目が含まれるので，これらの課題に対する反応をみて失算の有無を考える．書字課題はMMSEに含まれるので，失書はこのときに簡単にチェックする．手指認知・左右認知に関しては診察の一部として行ってよいが，ベントンの検査は簡易でかつ結果を定量的に示

> **[用語メモ]**
>
> **Gerstmann症候群**
>
> Gerstmann症候群は，手指失認・左右失認・失算・失書を四徴とする臨床症候群であり，左角回付近の病巣を示唆するものとして知られている．これまで議論の的になってきたのは，①他の症状を伴わない，独立した症候群としてとらえられるのか，②限局病変で生じうるのか，③同領域の障害で生じる他の症状群から分離する必要があるのか，④四徴は同一の基盤をもつ症候群なのか，であった．皮質の電気刺激研究や，角回付近の限局病巣による純粋Gerstmann症候群の存在から，①②は認められるようになってきた．この純粋Gerstmann症候群の検討から，④については心的イメージの操作障害が関係していることが示唆されている[1]．さらに最近では，健常者の機能的MRIと拡散テンソル画像を用いた研究により，四徴をきたす機能単位である手指認知・左右認知・計算・書字課題で働く角回付近の領域は別々であり，それらの領域と他領域をつなぐ線維が共通して通る領域が，純粋Gerstmann症候群の病巣と一致することを示した研究もある[2]．

せるので便利である．本例の場合，診察中の発話は流暢で，錯語はなく復唱・呼称も良好であったことから失語の可能性は低かったが，語想起が不良である点が初診時には問題であった．

V 詳細な検討および経過

1. WAIS-R成人知能検査（発症3ヵ月後）（表22-2）

動作性IQが言語性IQに比較し30近く低い．言語性下位項目の中では数唱・算数・類似問題が比較的不良で，数に関わる問題以外に概念化の障害がうかがえる．動作性下位項目は全般的に低く，特に絵画完成では1問しか正答できなかった．積木模様や組合せ問題は，時間はかかるものの半数以上には正答できた．

表22-2 WAIS-R

言語性	評価点	動作性	評価点		
知識	10	絵画完成	1		
数唱	7	絵画配列	4		
単語	10	積木模様	4		
算数	4	組合せ	6	全IQ	69
理解	9	符号	3	言語性IQ	84
類似	5			動作性IQ	56

2. WAB失語症検査（発症1ヵ月後）（表22-3）

ここでも大脳皮質指数（CQ）のほうが言語性指数（AQ）より低いことに注意が必要である．聴覚理解・読み・書字・構成の低成績が目立つ．呼称も比較的不良だが，下位項目をみると物品呼称は良好であり，語想起の不良が影響していることがわかる．聴覚理解は全般に不良で，手指や左右の認知にも誤りがみられる（表22-1）．単語や文字の読みは良好だが文章理解は悪く，漢字を聞いてその構造を言うのもその逆の課題もまったくできなかった．文章の書き取りでは無反応が多く，写字ではこれが改善するが，「ひょうたん」→「しょうたん」などの錯書がみられる．五十音を想起して書く課題でも，「かちつてを」，などの誤りがみられる（図22-1b～d）．構成課題は全体に低成績で，計算では加算以外はすべて失点した．1桁の乗算はまったくできないが，九九ではすべて正答する．描画では，見本図形を見ながらの模写は良好だが（図22-2a，b），見本のない「人の姿」だけは，棒状のものをつないだ形しか描けなかった（図22-2c，d）[3]．また，時計描画では形の構成はできるが文字盤を書き入れることができなかった．

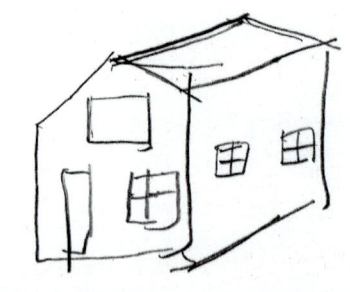

表 22-3 WAB 失語症検査

情報	流暢性	聴覚理解*	復唱	呼称*	読み*	書字*	行為	構成*
10	10	5.6	10	7.6	6.85	4.7	左右とも9.5	4.6

AQ	CQ(右)	CQ(左)	
86.4	74.5	74.5	*AQ: 失語指数　CQ: 大脳皮質指数

<下位項目(*のついた項目のみ)>

聴覚理解		呼称		読み		書字		構成	
Yes/No	42/60	物品呼称	56/60	文章理解	28/40	指示	6/6	描画	23/30
単語	49/60	語想起	4/20	文字命令	14/20	書字表現	3/32	積木	0/9
継時命令	21/80	文章完成	8/10	文字弁別	5/6	文書取	1/10	計算	8/24
		会話応答	8/10	単語⇔絵(物品)対応	17.5/18	文字書取	2.5/2.5	RCPM	15/36
				話言葉仮名対応	2/2	数字書取	5/5		
				話言葉漢字対応	2/2	漢字単語書取	1/6		
				構造を聞いて漢字を言う	0/6	仮名単語書取	0/6		
				漢字を聞いて構造を言う	0/6	五十音	9/12.5		
						数字	10/10		
						写字	9.5/10		

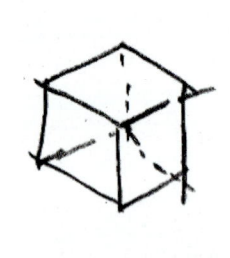

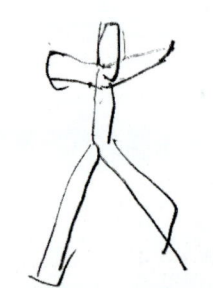

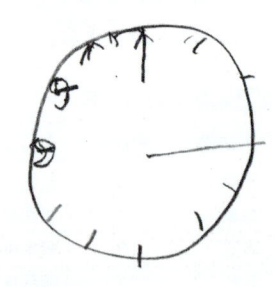

a) 立方体　　b) 家　　c) ヒト　　d) 時計

<模写>　　　　　　　　　　　　　　　　　　　<記憶からの描画>

図 22-2 描画サンプル
<模写> a) 立方体, b) 家: いずれも比較的正確に描き写すことが可能である.
<記憶からの描画> c) ヒト: 棒をつないだような図しか描けない. d) 時計: 円は描いたが, 文字盤と針を描き入れることができない.
(永井知代子. 失語症研究. 2001; 21: 16-23 より改変)[3]

3. ウェクスラー記憶検査(WMS-R)(発症2ヵ月後)

<一般的記憶指数> 58　<言語性記憶指数> 62　<視覚性記憶指数> 78
<注意・集中力> 66　<遅延再生> 57

　記憶指数は全体に低く, WAIS-RやWABと異なり, 言語性のほうがやや不良である. 注意・集中力もやや低いが, この項目には数の概念や計算が入るので, 本例の場合注意集中の障害とはいえない. 注目すべき点は一般的記憶指数と遅延再生に違いがないということである. 典型的な健忘では, 記憶の保持障害を反映して遅延再生の低成績が著しいが, 本例ではこれはみられない.

4. 読み書きテスト(発症3ヵ月後)

<漢字読み> 99/100　<漢字書字> 44/100　<仮名読み> 97/100　<仮名書字> 80/100

小学3年までに習う漢字100字とその仮名の読み書きでは，読みはいずれも満点に近い正解率であるが，漢字書字は半数もできず，仮名でも8割の正解率であった．いずれも頭に浮かばないと言って無反応に終わるものが多かった．

VI 症状と病巣の関係（図22-3）[3]

発症1週間後の頭部MRIでは，左角回・縁上回・中側頭回後方から上頭頂小葉にかけての皮質～皮質下出血を認めた．病巣の中心は左下頭頂小葉であり，Gerstmann症候群をきたす部位といえる．ただしこの領域は，他に伝導失語や観念失行・観念運動性失行，構成障害などもきたす可能性があり，これらを詳細にチェックする必要がある．本例では，復唱や物品呼称が良好であり錯語もみられないことから，伝導失語は否定的である．失行もみられない．構成障害は，積木模様が不良なことなどからは可能性が示唆されるが，模写や写字など，いわゆる模倣の類が良好であることからは，その定義にそぐわない．むしろ本例では，語想起の障害が目立ったこと，記憶から想起しての描画が極端に不良であることなどを考慮すると，メンタルローテーションを含む心的イメージの操作障害（➡[用語メモ]参照）が積木模様の成績には影響した可能性が高い[3]．

VII 本例から学ぶ診察のポイント

①左頭頂葉損傷患者をみたら，Gerstmann症候群の四徴があるかどうかは常に念頭において診察する．

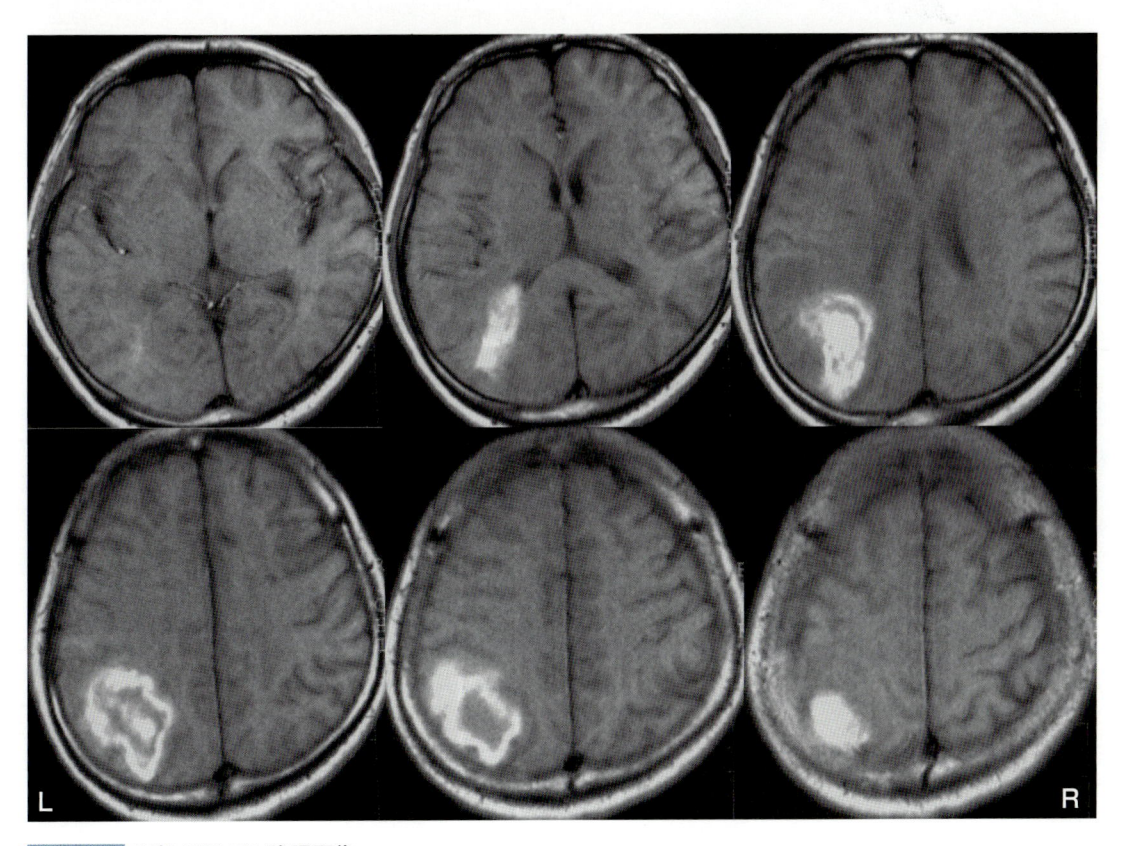

図22-3 頭部MRI T1強調画像
左角回・縁上回・中側頭回後方から上頭頂小葉にかけての皮質～皮質下出血がみられる．
（永井知代子．失語症研究．2001; 21: 16-23より改変）[3]

四徴を調べる決まったバッテリーはないので，一般的な簡易知能スケール施行中，あるいは神経学的診察中に，手指や左右の認知が正常か，書字・計算に問題がないかをチェックする．
②Gerstmann症候群があると，全般的な知能検査の成績が低く出やすい．
③近縁領域の障害で生じやすい，失語や構成障害，健忘がないかどうかを調べる．

【参考文献】
1) Mayer E, Martory MD, Pegna AJ, et al. A pure case of Gerstmann syndrome with a subangular lesion. Brain. 1999; 122: 1007-20.
2) Rusconi E, Pinel P, Eger E, et al. A disconnection account of Gerstmann syndrome: functional neuroanatomy eveidence. Ann Neurol. 2009; 66: 654-62.
3) 永井知代子．心的イメージの操作障害として捉えたGerstmann症候群．失語症研究．2001; 21: 16-23.

〈永井知代子〉

CASE 23

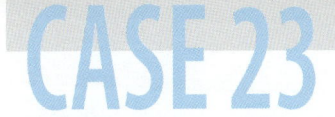

頭頂葉外側

症例23　65歳　右利き男性　教育歴12年　元会社員

主訴: **言葉がうまく話せない．**

I 現病歴

　ある日の午後，裏庭で花の手入れをしていたが，うわごとを言いながら戸をどんどんとたたいているところを家人に発見され，救急病院に搬送された．意識はあり明らかな麻痺はなかったが，「はい」としか言えず自分の名前も答えられなかった．脳梗塞と診断され保存的加療を開始された．翌日より，発話，理解ともに改善がみられ，意思疎通は可能となったが，うまく話せないという症状が持続し，発症後10日目で当院に転院となった．

II 初診時現症

　意識は清明で，礼節は保たれ，診療にも協力的であった．発話障害についての病識も正常であり，「うまく話せなくなった」と訴えた．身体的，神経学的には明らかな異常を認めなかった．運動障害，感覚障害，視野障害ともに認めず，半側空間無視も認められなかった．観念運動性失行，観念性失行はなく，物体，人物，画像の認知は正常であった．粗大な記憶障害はなく，生育歴，生活史，今回の発病，入院から転院までの状況をよく理解しており，たどたどしいながらもそれを説明することが可能であった．
　数唱では確実に行えるのは2桁までであり，3桁では不安定であった（2施行で1つの誤り）．タッピングスパンは5個可能であった．

言語所見

　構音障害はなく，発話意欲や発話量も正常であったが，音韻性錯語を混じ，しばしば中断や言い直し（自己修正）が認められた（➡[診察メモ①]）．しかし，正常な長さの文をスラスラと言える場合もあり，基本的には流暢性の発話と考えられた．自発話以外でも呼称，復唱，音読など音韻表出を要求するすべての課題において音韻性錯語が目立った．総じて，自発話よりも課題発話のほうが困難であった（➡[診察メモ②]）．
　特に復唱では5音節以上の多音節語や文の復唱が困難であり，しばしば自己修正を試みるが正解にいたらない場合も多かった．無意味語の復唱は3音節でも困難であった．文の復唱では音節性錯語を混じる以外に，特に文の後半を忘れてしまって「何でしたかね？」と反応することも多かった．あるいは，文の意味を大きく変えずに別の言い方に変換してしまう現象もしばしばみられた（表23-1の下線部）（➡[診察メモ③]）．また，文の復唱では助詞を間違えることが時々観察された（表23-1の二重下線部）（➡[診察メモ④]）．自発話と復唱を比較すると，自発話よりも復唱のほうが音韻性錯語も多く，困難さが目立った．
　呼称では基本的に語彙自体は想起できていると思われたが，音韻性錯語で汚染されたり，目標語の一部の音韻が出ているが完全な単語の音韻形態に至らなかったりした．語頭音ヒントは比較的有効であった．
　会話では理解障害は認められなかった．「櫛で鉛筆に触る」などの統辞構造の理解に依存する文の理解も良好であった．「左手で右の耳に触る」「手を2回握る」などの動作命令も正確に行えた．

音読は復唱や呼称に比べるとかなり良好であったが，多音節語や長文になると音韻性錯語が出現した(例：したきりすずめ→しらきりすずめ)．読解は正常であった．書字では漢字は比較的良好であったが，仮名単語の書字では音韻性錯書による書き誤りが多く，自分で誤りに気づいて書き直すことが多かった(図 23-1)．短文の書き取りは非常に困難であった．

表 23-1 復唱と呼称の例

＜単語の復唱例＞
・雨，海，みかん，新聞の復唱は正解(4 モーラまでの単語は復唱できることが多かった)
・雪だるま→「ゆき　ゆき　ゆきた　ゆきた　あれ　ゆきたる　ゆきだ　ゆきだるま」
・お好み焼き→「おこ，おこの，あれ，おこのみ　おこのみ　何かな　あ，おこのみな　おこのみな　おこのみなに　おこのみな　おこのみ　このみ　やきか」
・サンタクロース→「タ　タン　タン　あれ　サン　サン　タ　ク　サンタク　えーロースかな　サンタクロース」
・天照大御神(あまてらすおおみかみ)→「あまたらす　おお　おお　かみ　これはダメですね(とあきらめる)」

＜文の復唱例＞
・猿も木から落ちる→「サルの　サルも　ちがう　サルも　サルも　サルも　ちがう　サルも　ちりむ　え　ちりも　え　なんでしたかね」
・お母さんに電話をかけた→「お母さんは　お母さんに　電話を　を　き　きが　電話を　きが　お母さんに　で　でんか　でんが　を……」
・隣の町で火事があった→「町の，町の」
　(もう一回言いますよ，隣の町で火事があった)→「とり　とま　えー　とる，えー　よこ　よこの　となりの　隣の町に火事があった，長いのはどうも」
・雨が降り続いているので今日も散歩に行けません→「うーん　雨が　えーふりつづいて　いま　いるので　えー　えー　あ　えー　えー　ちょっと　何でしたかね」
　再提示→「えー　長い雨が続いているので　えー　えーっと　さん　さん　さんぽ……」

＜物品呼称の例＞
・はさみ→「これは　えー　はし　はも　はし　分かるんですけどね」(はさのヒントを与えると)「あ　はさみ」
・鉛筆→「えんぺ，えんぴ，えんぴ，あー　えんぴつ」
・ネクタイ→「うーん　メ　メク　メクメ　(ネのヒント)ネク　あ，ネクタイ」
・枕→「ます　ます　まく　まく　まくら」
・扇子→「えーと　せ　せん　せん　うーん　せん　せ　せんしゅ　せん　せんす　あーせんす」

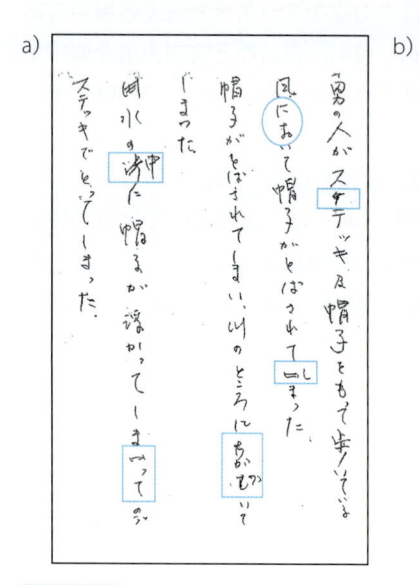

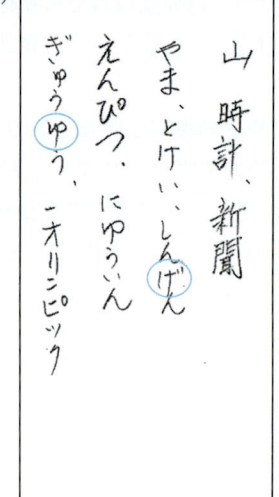

図 23-1 伝導失語の書字
a)本例，b)他の伝導失語例．○は音韻性錯書，□は錯書と自己修正を示す．

自己修正，接近行為（conduite d'approche） ［診察メモ①］

患者が自身の発話の誤りに気付いて正しく言い直そうとする行為であり，伝導失語では音韻性錯語の自己修正がしばしば認められ，接近行為ともよばれる．何度も言い直そうとする場合が多いが，必ずしも正解に接近しているとは限らず，むしろ目標語から遠ざかっている場合も少なくない．自己修正は自身の発話の音韻をモニターできているから起こる現象と考えられ，モニター機能が障害されるWernicke失語ではあまりみられない．

自動性意図性乖離（automatico-voluntary dissociation） ［診察メモ②］

くつろいだ場面ではさほど障害が目立たないのに，診察場面や課題場面などでは障害が強くなる現象がよく観察される．自動性意図性乖離とよばれ，失語症全般あるいは失行も含めて左半球障害による神経心理学的徴候一般の特徴ともいえる．伝導失語はこの特徴が最もよくみられる失語型であり[1]，自発話よりも呼称や復唱など音韻そのものを意識せざるを得ない課題で，音韻性錯語が目立つ．

文の復唱における句の言い誤り paraphrasing[2] と深層失語[2, 3] ［診察メモ③］

単語の言い誤りが錯語（paraphasia）であり，意味性錯語は意味的な誤り（鉛筆→消しゴム）をさし，音韻性錯語は音韻的な誤り（鉛筆→えんぺつ）である．音韻性錯語は伝導失語の最大の特徴である．これに対して，paraphrasingとは文の復唱において正確な復唱ができずに，意味的に似た句に言い換える現象である．この現象も伝導失語においてしばしば認められる．意味は把握できているが音韻が正確に残らないために起こると考えられ，通常の意味性錯語とは異なる．言語性短期記憶（verbal STM）の障害の一症状であり，したがって伝導失語に多いが，伝導失語に特異的というわけではない．

これに対して，単語の復唱における意味性錯語は深層失語の特徴である．深層失語という術語は無意味語の復唱が非常に困難で，単語の復唱で意味性錯語が認められる場合に用いられ，いわば「深層失読の復唱版」である[2]．その機序として重度のSTM障害（音韻イメージの急速な減衰）が想定されている場合が多いが，自験例ではそれだけでは説明できないと考えられた[3]．単なる伝導失語だけでこの現象をみることはまずない．

錯文法性錯語 ［診察メモ④］

波多野が最初に記載した[4]．文の発話において助詞を他の助詞に言い間違える現象であり，一部の伝導失語の患者の発話にしばしば観察される．特に文の復唱でみられることが多い．単なる音韻性錯語という解釈もあるが，誤りの内容は必ず他の助詞への置き換えなので錯文法ともいえる．しかし，統辞の理解は正常であり，助詞の穴埋め問題などでも大きな問題は認めないので，文法障害の表現ではないと考えられる．文節という大きな枠組みは保存されるが，音韻性錯語出現傾向とSTM障害とが重なって助詞部分を他の助詞に変更する音韻性錯語が出現しやすい，と筆者は解釈している．

III 詳細な検討

① 標準失語症検査（SLTA）；結果を図23-2に示す．理解はほぼ正常であったが，文では一部誤りがみられ，その内容は命令文の一部を忘れることによる誤りであった．SLTAの単語復唱課題は音節数が短いものばかりであり，本例では全問を正解した．失語症検査の単語復唱では多音節語の検査が不可欠であり，この点はSLTAの欠陥である．

② レーヴン色彩マトリックス検査（発症10日目）；28/36

③ WAIS-R成人知能検査（発症2ヵ月後）；

　　言語性IQ＝80（知識10，数唱4，単語7，算数8，理解7，類似6）

　　動作性IQ＝98（絵画完成9，絵画配列12，積木模様8，組合せ9，符合9）

　　全IQ＝88

　　一般的知的機能はおおむね保たれていたが，数唱の低下が特徴的であった．

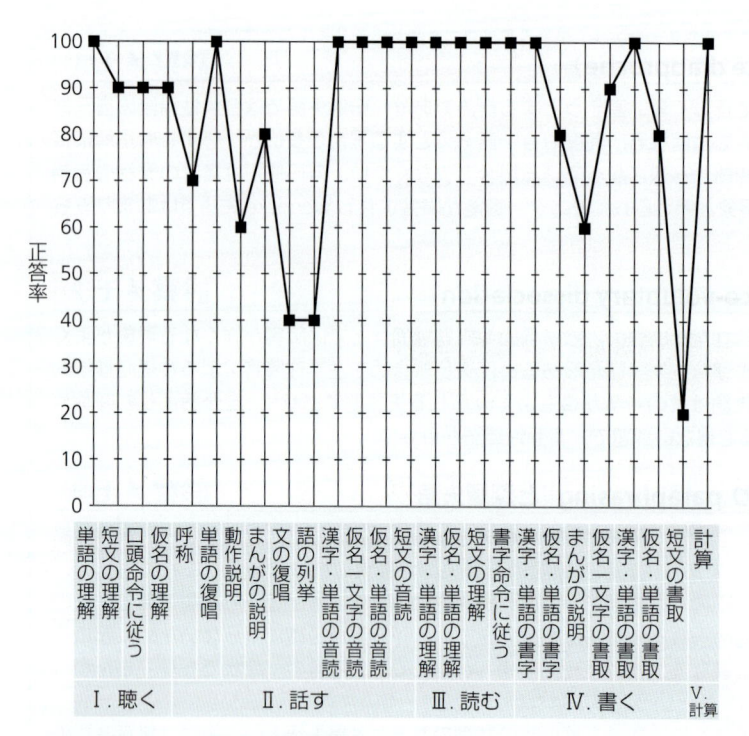

図 23-2 発症 11 日目の SLTA

IV 高次脳機能障害に関する所見のまとめ

1. 言語症状以外には明らかな神経心理症状は認めない
2. 言語所見のまとめ：
   ①構音は正常であり（失構音，構音障害なし），発話は基本的に流暢．
   ②自発話や復唱，呼称，音読などの音韻表出課題で自己修正を伴う音韻性錯語が目立つ．書字表出でも音韻性の誤りが多い．
   ③単語理解は正常．文の理解もほぼ正常である（ただし④参照）．
   ④言語性短期記憶（verbal STM）の障害を認める．このために文の理解が障害される場合がある．
   ⑤軽度の喚語困難を認める．音節性錯語のための誤りと，音韻形態が十分に賦活できていないための誤りとの両方が認められる．

   ①〜⑤の特徴は伝導失語に相当する．基本的な伝導失語の定義は①〜③でなされることが多く，④⑤は合併しやすい症状とする考え方も可能である．ただし，④の STM 低下はほぼ全例に認められる症状である[5]．以上より，本例は典型的な伝導失語である．

V 症状と病巣の関係・原因疾患

　画像所見（図 23-3）では，縁上回を中心とする皮質〜皮質下に脳梗塞を認めた．冠状断（図 23-3c）からもわかるように Wernicke 領野の障害は軽度であり，伝導失語をきたす典型的な病巣である．
　原因疾患については，日中の活動中の突然発症という発病形式や皮質を巻き込む病巣の分布からも脳塞栓が最も疑われたが，心臓超音波やホルター心電図に異常は認められず，病棟での心電図モニターでも不整脈をとらえることができなかった．またその他の塞栓源も明らかではなかった．しかし，

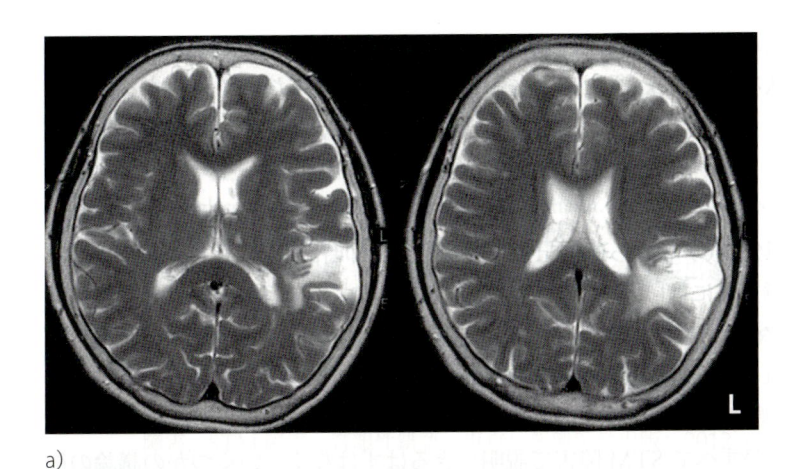

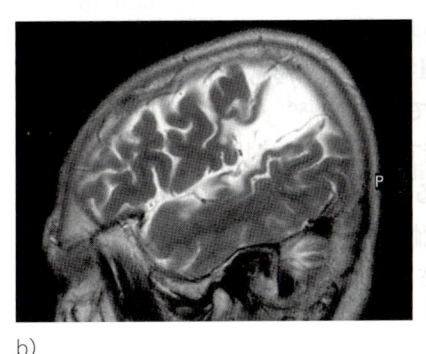

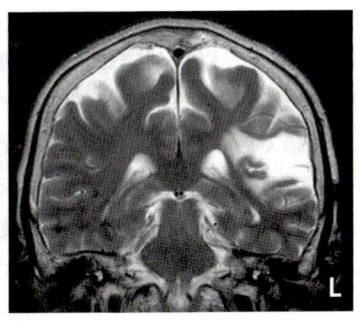

図 23-3 頭部 MRI T2 強調画像
a) 水平断, b) 矢状断, c) 冠状断

　その後の外来通院中に偶然に心房細動が発見された．したがって，本例は一過性心房細動による心原性脳塞栓と診断され，その後は抗凝固療法を行うこととした．規則正しく身体的ストレスのあまりかからない入院中では認められなかった不整脈が，退院後の日常生活では出現している場合があるので注意が必要である．

Ⅵ 症状診断のポイント

伝導失語
①臨床的な事項
a) 言語症状の特徴
　構音は正常だが表出面で音韻性の誤りが多く，意味的な側面は障害されない失語とまとめられる．最も特徴的な症状は「自己修正を伴う音韻性錯語」である．言語性 STM 障害の合併はほぼ必発である．音韻性の誤りと STM 障害のために復唱障害は最も目立つ障害となる．単語理解はまったく正常であり，復唱できない文でも意味的な理解はおおむね保たれていることが多い[6]．

b) 病巣の問題
　伝導失語は Wernicke 領と Broca 領とをつなぐ弓状束の障害で生じるという離断説が有名であるが，左上側頭回後方から頭頂葉にかけての皮質領域が責任病巣であるという説も有力であり，この中でも縁上回が重視されることが多い．縁上回の深部白質には弓状束が走っているので，多くの場合，縁上

CASE 24

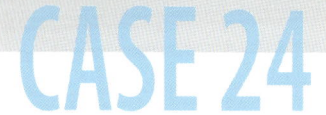

頭頂葉外側

症例24　62歳　右利き　教育歴　12年　元会社員

主訴：**言葉が出ない．**

I 現病歴

　以前より高血圧を指摘されていたが，放置していた．また大酒家であった．突然頭痛が生じると同時に発語困難となった．テーブルの右に置いてある食べ物に気がつかなかった．翌日近医を受診，高血圧，肝障害を指摘された．4日後に当院を紹介受診．自発話に音韻性錯語が混ざり，聴覚理解も低下しており，中等度の流暢性失語が疑われた．手の反復拮抗運動（diadochokinesis）を模倣させると，手指の開閉運動を行った（観念運動性失行と考えられる）．頭部CTで左頭頂葉に高吸収域を認め，脳出血の診断で入院となった．

II 現症

　右下四分盲（ゴールドマン視野計で確認），仮名の失読，漢字の失書，失算（100－7もできず），左右認知障害を認めた．手指の認知は保たれていた．左右認知障害は発症後40日で回復した．以下の検査は退院後に行ったものである．

①WAIS-R成人知能検査（表24-1）

　言語性IQは正常下限，数唱は順唱4桁と軽度低下していた．動作性IQは明らかに低下していた．下位検査では積木模様，組合せ，符号問題で特に低下していた．右下四分盲の影響も無視できないが，軽度の視空間認知障害があると考えられる．

②WAB失語症検査（表24-1）

　自発話は流暢で，ときに喚語困難があったが，錯語はなかった．聴覚理解，呼称，読み，書字で軽度の障害があった．読みでは，仮名で書かれた助詞を誤読し，また書字では，仮名の錯書と漢字の想起困難があった．全体として，仮名の失読，漢字の失書，失名辞と診断した．失行はこの時点では回復していた．計算は多肢選択課題では完璧であったが，暗算の成績は低下していた（後述）．自発描画で立方体の右側の線分がずれたり，線分二等分で左に偏位したりしていた（図24-1）．これは軽度の右半側空間無視の存在を疑わせる．

表24-1　神経心理学的テスト

WAIS-R（発症6ヵ月後）	
言語性IQ	73[a]
動作性IQ	58*[b]
WAB（発症3ヵ月後）	
自発話	
情報の内容	9/10
流暢度	9*/10
呼称	7.7*/10
物品呼称	55/60
復唱	10/10
聴覚理解	8.95*/10
読み	8.56*/10
文章の理解	40/40
偏と旁から漢字を認知	0*/6
漢字の偏と旁を言う	0*/6
書字	8.5/10
写字	9.5*/10
漢字の書き取り	1.5*/6
仮名の書き取り	5.5/6
行為	10/10
計算	24/24

*健常者の平均より2 SD以上離れているもの
[a] 下位検査評価点：知識 5，数唱 4（順唱は4桁），単語 7，算数 8，理解 8，類似 6．
[b] 下位検査評価点：絵画完成 5，絵画配列 5，積木模様 4，組合せ 3，符号 2．

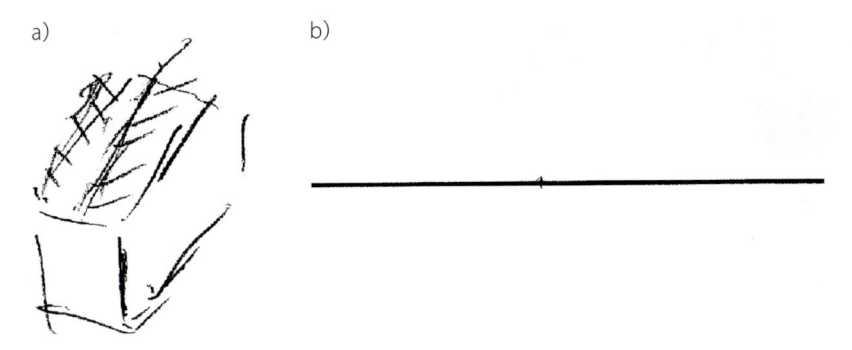

図 24-1 立方体の自発描画および線分二等分
a) 立方体の右側の線分がずれている．b) 線分二等分では左側に偏位している．
これらの所見は右の半側空間無視の存在を示唆する．

III 高次脳機能障害に関する所見のまとめ

1. 右下同名性四分盲
2. 失読失書；仮名の錯読，漢字の失書
3. 失名辞
4. 言語性即時記憶障害
5. 失算
6. 右半側空間無視疑い

IV 症状診断のポイントと鑑別

　本例は左角回を中心とする脳出血（図24-2）である．角回の皮質下には対側下1/4視野に対応する視放線の背側経路が通っているので，まず右下四分盲がないかどうかを対座法で明らかにしておく．角回の損傷でGerstmann症候群が出現するといわれているので，Gerstmann症候群の四徴（失書，失算，左右認知障害，手指認知障害）はチェックしておく．また角回，縁上回，上頭頂小葉病変のいずれでも言語性即時記憶障害が出現する[1, 2)]ので，これもチェックする必要がある．本例では失書，失算，左右認知障害，言語性即時記憶障害が存在した．左右認知障害，手指認知障害は比較的早期に消失しやすい．

　そのほか，左角回近傍の病巣で出現するものとして，失読，視覚運動失調，失名辞，観念運動性失行，右半側空間無視などが知られている．

V 詳細な検討および経過

　失読，失書，失算の性質について調べた．以下のテストはすべて筆者が作成したものだが，頻度，親密度，心像性を統制した刺激語のリストがSALA失語症検査[3)]に入っている．

1. 漢字・仮名読み書きテスト（小学校3年までに習う漢字100字とその平仮名読み）（表24-2）

　読みでは仮名読みが軽度障害され，書き取りでは漢字・仮名とも障害されていたが，漢字の障害が強かった．漢字書字障害の大部分は，文字想起困難による失書である．仮名書字障害の誤りは，無反応，部分反応，音韻性錯書以外に，片仮名への置換（substitution；例．「いきる」→「イキる」）が5語にみられた．逆に片仮名で書いてもらったところ，平仮名への置換が9語にみられた．平仮名と片仮名は異書体ととらえることができ（➡［用語メモ］参照），相互への置換は異書性失書を反映したもの

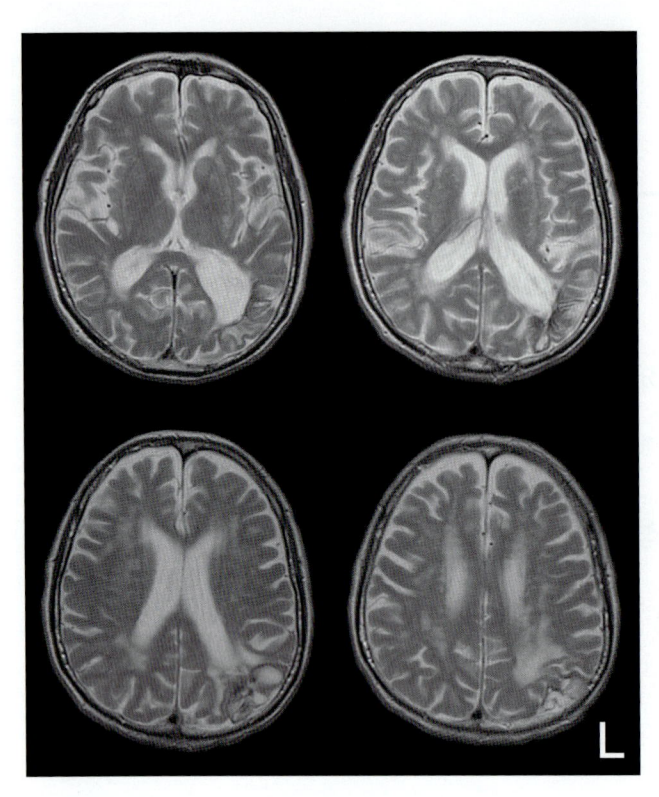

図 24-2 MRI T2 強調水平断画像
（発症 7 年後）

左角回とそれに隣接した外側後頭回（主に中後頭回）の皮質下にヘモジデリン沈着を伴う高信号域を認める．左側脳室下角は代償性に拡大している．

表 24-2 特殊な神経心理学的テスト

I. 漢字・仮名読み書きテスト（漢字 100 字とその仮名読み，カッコ内は所要時間，発症 3 ヵ月後）	
漢字読み	100（2 分）
仮名読み	93*（4 分*）
漢字書字	21*（12 分）
仮名書字	73*（13 分*）
II. 漢字・仮名文字読みテスト（発症 3 ヵ月後）	
1 文字仮名読み	43*/46（1 分*，1 文字あたり 1.6 秒）
2 文字漢字単語読み	90*/100（4 分*）
3 文字仮名単語読み	79*/100（8 分*，1 単語あたり 4.8 秒）
5 文字仮名単語読み	35*/50（7 分*，1 単語あたり 8.5 秒）
III. 仮名文字書き取りテスト（発症 7 年後）	
3 文字仮名単語	39*/50（7 分*）
5 文字仮名単語	37*/50（11 分*）
IV. 計算テスト（発症 8 年後）	
暗算	8*/40（加 5，減 2，乗 1，除 0）
筆算	25*/40（加 9，減 6，乗 6，除 4）

*正答率，または所要時間が健常者の平均より 2 SD 以上離れているもの

と考えられる．

2．漢字・仮名文字読みテスト（表 24-2）

　2 文字漢字単語読みでは，軽度の読み障害があった．仮名読みは 1 文字のレベルですでに障害され，3 文字，5 文字と文字数が増えるにつれ，正答率が低下し，1 文字/単語あたりの所要時間が多くなった（語長効果）．また 5 文字単語読みで逐字読みになっていた．仮名読みの誤りはすべて音韻性錯読

> [用語メモ]
>
> **運動性失書**
>
> 失書は認知心理学的に言語性(中心性)失書と運動性(周辺性)失書に分けられる．言語性失書とは書字に必要な文字の視覚イメージにアクセスするのが妨げられたために生ずる書字障害をいい，音韻失書(非単語に選択的な書字障害)，語彙性失書(つづりが例外的な語に選択的な書字障害)などが該当する．運動性失書とは文字の視覚イメージを運動パターンに変換する過程が損傷されたために生ずる書字障害をいう．運動性失書には失行性失書と異書性失書が知られている．
>
> ① **失行性失書**(apraxic agraphia)
> 以下のような特徴を備えた失書をいう．1)運動・感覚障害にはよらない字形のくずれ，2)見本を見ると字形のくずれは幾分改善，3)文字のつづりや形を口頭で述べたり，タイプしたりするのは可能，4)筆順を誤る．左の上頭頂小葉または頭頂間溝周囲の皮質病変で出現する．
>
> ② **異書性失書**(allographic agraphia)
> 英語を例にとると，大文字と小文字，活字体と筆記体のようにアルファベット文字の中で字体の異なるものを異書体(allograph)とよぶ．小文字あるいは大文字が選択的に書けなくなる，あるいは大文字と小文字の混同が起こる失書を異書性失書とよぶ．異書性失書は角回を含む側頭・頭頂・後頭移行部の病変で起こる[4]．平仮名と片仮名の関係は，両者とも音価がまったく同じであり，「う」と「ウ」のように形が似ているものがある点で，英語の大文字と小文字の関係に似ている．平仮名・片仮名間の書体の混同は日本語における異書性失書の表れと考えられる．

であるが，音の順序が入れ替わる誤り(転置〔transposition〕のエラーとよぶ；例．「きけん」→「けんき」)が3文字仮名単語の誤答の1/3にみられた．

3. 仮名書き取りテスト(表24-2)

発症7年経っても，漢字の失書，仮名の錯書は続いており，音韻性錯書，置換のエラーがみられた．

4. 計算テスト

発症8年後に，暗算，書き取り演算の計算テスト[5]を行った．これは2桁と1桁の数字の演算で，加減乗除10問ずつ，計40問からなり，繰り上がり・繰り下がりのあるものを半数入れてある．成績は暗算が極端に悪く，筆算で改善した．数唱は4桁であり，言語性短期記憶(作動記憶)障害の関与が大きいと考えたが，演算そのものの障害(失演算)もあると考えられる．

失読は数年間でかなり改善し，7年後の再評価の際には時間はかかるものの，読み誤りがほとんどなくなった．しかし，漢字の失書，仮名の異書性失書，失算，言語性即時記憶障害は残存した．

VI 症状と病巣の関係

本例の病巣は左角回を中心に後方の外側後頭回(中後頭回が主体)まで延びている．Gerstmann症候群の4徴を生ずるのは角回に限らない．縁上回，上頭頂小葉など，頭頂葉の損傷ならどこでも起こり得る[6]．本例では失書ではなく，失読と失書を呈した．仮名の失読と漢字の失書の組み合わせは，角回・中側頭回後部病変による失読失書ですでに報告されている[7]．しかしながら，本例で病巣が角回にとどまらず，後頭葉に伸展していることに注目すべきである．さらに本例では，仮名の失読で，逐字読み，語長効果がみられた．仮名の失読を後頭葉後部型の仮名の純粋失読〔CASE 29(180頁)を参照〕の合併と考えるには無理がある．なぜなら，本例では失書のほうが重篤であり，仮名の失書もみられるからである．逐字読みが失読失書に合併したと考えるべきであろう．逐字読みの存在は，病変が外側後頭回に及んでいることを示唆している．本例の外側後頭回病変は仮名の純粋失読の病巣より上にある．この点に関し，筆者は仮名文字の読みには後頭葉(18/19野)の腹側，背側を含む広汎な領域が関わっていると考えている[8]．

病変が角回に限局した場合，失読は生じず，純粋失書になる[9]．"角回性"失読失書は，病変が角回とそれに隣接する後方の外側後頭回を含む場合に初めて生ずるものと考えられる[1]．縁上回に限局した病変でも仮名の音韻性錯書，漢字の想起困難を主体とした純粋失書が出現する[1]．頭頂間溝，上頭頂小葉に限局した病変では，字形のくずれ，筆順のエラーを主体とした失行性失書(➡[用語メモ]参照)になる[10]．

VII 本例から学ぶ診察のポイント

ベッドサイドで書字の障害を見つけるには，漢字の2字熟語とその仮名書き3語ずつを書き取らせるとよい．本例でみられた置換のエラーや転置のエラーは，ある程度の量の読み書きテストをやらないと，見つけるのが困難であろう．

【参考文献】

1) Sakurai Y, Asami M, Mannen T. Alexia and agraphia with lesions of the angular and supramarginal gyri: evidence for the disruption of sequential processing. J Neurol Sci. 2010; 288: 25-33.
2) Sakurai Y, Onuma Y, Nakazawa G, et al. Parietal dysgraphia: Characterization of abnormal writing stroke sequences, character formation and character recall. Behav Neurol. 2007; 18: 99-114.
3) 藤林眞理子, 長塚紀子, 吉田 敬, 他. SALA失語症検査. 千葉：エスコアール；2004.
4) Rapcsak SZ, Beeson PM. Neuroanatomical correlates of spelling and writing. In: Hillis AE, ed. The handbook of adult language disorders. Integrating cognitive neuropsychology, neurology, and rehabilitation. New York: Psychology Press; 2002. p.71-99.
5) Sakurai Y, Matsumura K, Iwatsubo T, et al. Frontal pure agraphia for kanji or kana: dissociation between morphology and phonology. Neurology. 1997; 49: 946-52.
6) 櫻井靖久. Gerstmann症候群. Clin Neurosci. 2009; 27: 410-3.
7) 三宅裕子, 田中友二. 仮名に選択的な失読と漢字に選択的な失書を呈した左側頭頭頂葉皮質下出血の1例. 失語症研究. 1992; 12: 1-9.
8) Sakurai Y. Varieties of alexia from fusiform, posterior inferior temporal and posterior occipital gyrus lesions. Behav Neurol. 2004; 15: 35-50.
9) Sakurai Y, Takeuchi S, Takada T, et al. Alexia caused by a fusiform or posterior inferior temporal lesion. J Neurol Sci. 2000; 178: 42-51. Erratum in: J Neurol Sci. 2001; 182: 173-4.
10) Otsuki M, Soma Y, Arai T, et al. Pure apraxic agraphia with abnormal writing stroke sequences: report of a Japanese patient with a left superior parietal haemorrhage. J Neurol Neurosurg Psychiatry. 1999; 66: 233-7.

〈櫻井靖久〉

CASE 25

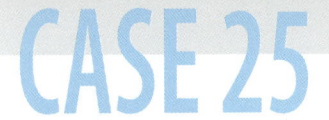

頭頂葉外側・皮質下

症例25 17歳　右利き男性　教育歴11年　高校生

主訴：板書が遅い．一度に書き写すことができない．

I 現病歴

　部活中に右下肢がしびれて力が入りにくいことに気づき近医受診．軽度の右不全片麻痺と頭部CTで左頭頂葉に出血が認められたため，当院脳神経外科に入院し，保存的に治療された．発症3日後，携帯電話でメールを打つと文字を打ち間違えてしまう，メールを書いている途中で知らぬ間にブックマークを開けてしまっている，食事中に無意識に箸で牛乳パックをつかもうとしている，大便をしにトイレに行ったのに小便器の前に立っていた，などの訴えが聞かれたため当科紹介となった．

　2週間後には携帯電話でのメール操作は普通にできるようになり，自分の意図しない行動をしてしまうこともなくなったが，自分の名前を漢字で書くときに偏と旁の位置関係がわからない，小学生で習うような簡単な漢字が思い出せないなど，漢字の想起困難による書字障害が残存した．また話をしている途中で誰かに話しかけられると自分が何を話していたのかわからなくなってしまうことがたびたびみられた．これらの症状は次第に改善し，1ヵ月後に自宅退院となった．家庭では階段の昇降を除いて支障なく過ごしていたが，テレビでサッカーゲームをしていると自分の攻めるべき方向と逆の方向に攻めてしまっていることがあった．

　さらに1ヵ月後，復学したのち当科再診．学校では板書に時間がかかりノートをとることができない，パソコンのタイピングも遅くて周囲のスピードについていけない，などの訴えがあった．発症8ヵ月後，漢字の想起困難および書字障害は著しい改善を認めたが，黒板を書き写す際に，書き写すべき言葉や文をいったん覚えておくことができないため，一度に数文字しか写すことができず，板書が間に合わないとの訴えは継続していた．

II 現症

発症3日後

　意識清明で診察には協力的．病識もあり，病歴も正確に説明できる．
　神経学的には，軽度の右不全片麻痺を認めた．握力は右35kg，左48kg．

①順唱　3桁，タッピングスパン　2個
②モントリオール簡易認知機能検査(Montreal Cognitive Assessment: MoCA, ➡[診察メモ]参照)；17/30
　(トレイルメーキングテスト　−1，立方体模写　−1，時計描画　−2，数唱　−2，計算　−2，復唱　−1，類似　−1，単語再生　−4)
　トレイルメーキングテストBは数字と仮名をそれぞれ別々に結んでしまった．立方体も正確に模写できず，時計描画もできなかった(図25-1a, b)．数字の順唱5桁，逆唱3桁とも正答できなかった．計算は筆算でも96−7は正答できなかった．文の復唱も長い文では後半が言えなかった．5単語記銘の1回目で4個までしか再生できなかったが，単語の遅延再生ではヒントや再認も含めると5個中5個とも正答できた．見当識は良好．
③Rey複雑図形検査(RCFT)；模写　26/36，5分後想起　2/36
　模写の段階で構成障害を認めた(図25-1c)．5分後想起はほとんど再生できなかった．

> **[診察メモ]　モントリオール簡易認知機能検査（Montreal Cognitive Assessment: MoCA）**
>
> 1996年にモントリオール大学のNasreddine博士によって考案された簡易認知機能検査．アルツハイマー病の初期の認知機能障害をスクリーニングするのに，Mini Mental State Examination（MMSE）よりも検出力で優れている．複数領域の認知機能（注意・集中力，遂行機能，記憶，言語，視空間構成力，概念的思考，計算，見当識）を10分程度の短時間で評価できる．MMSEやHDS-R（改訂長谷川式簡易知能評価スケール）と同じく，スコアは30点満点で評価する（正確には教育歴を考慮して高卒までは1点加点するため31点満点となる）．英語以外にも数多くの言語で翻訳版が作成され，2010年に日本語版も作成され公表されている．検査用紙や実施方法などについては，ウェブサイト http://www.mocatest.org/ を参照．

a) 立方体模写

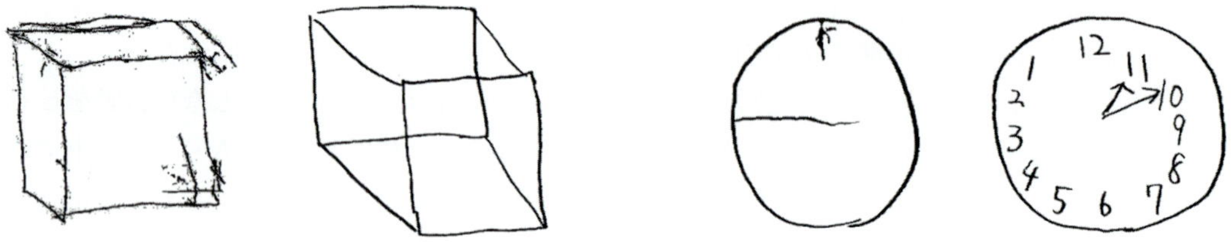

発症3日後の模写　　発症2ヵ月後の模写

b) 時計描画

発症3日後　　発症2ヵ月後

c) RCFTの模写

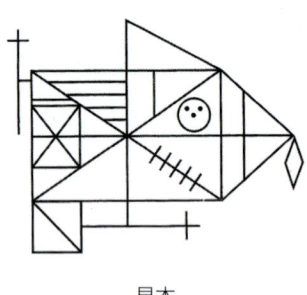

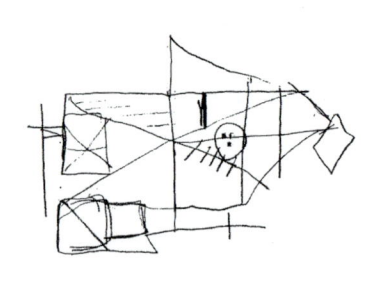

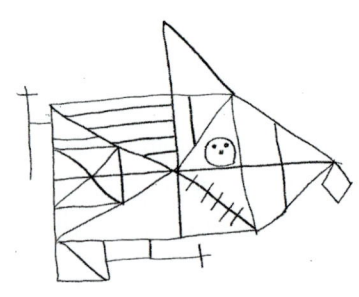

見本　　発症3日後の模写　　発症2ヵ月後の模写

図25-1 視空間認知機能の評価

発症2ヵ月後

① 順唱 4桁，タッピングスパン 4個

② MoCA；24/30（時計描画 −2，計算 −2，数唱 −1，復唱 −1，単語再生 −1）

　立方体の模写は正確にできたが，時計描画では文字盤の数字の配置が左右反転し，針の位置が間違っていた（図25-1a，b）．計算は筆算では正答できた．数字の順唱5桁で不正解．復唱は長い文で後半が言えなかった．5単語記銘の1回目は4個までしか再生できなかったが，遅延再生では自由再生で5個中4個，再認で残り1個も正答した．

③ RCFT：模写 35/36，5分後想起 19/36

　模写の段階での構成障害は認められなかった（図25-1c）．5分後想起では下位7パーセンタイルの成績であった．

III 高次脳機能障害に関する所見まとめ

初診時（発症3日後）
1. 全般性注意低下
2. Gerstmann症候群（不全型）（左右見当識障害，計算障害，書字障害）
3. 視空間認知障害
4. 即時記憶障害

再診時（発症2ヵ月後）
1. 即時記憶障害
2. 書字障害
3. 視空間認知障害

IV 症状診断のポイントと鑑別

　発症直後（発症3日後）は，明らかな視空間認知障害のほか，左右の間違い，計算障害，書字障害を認めた．Gerstmann症候群の4症候のうちの3症候を認め，明らかな失語は認められなかったことからGerstmann症候群の不全型と考えられた．初診時に訴えのあった「自分のしようとしていることと別のことを無意識にしてしまっている」といった症状は診察時には認められなかったものの，全般性注意低下を示唆するものと考えられた．全般性注意低下が示唆される場合は，Serial 7's（暗算での引き算）ができなかったときに筆算で計算させてみることで，計算障害のためにできないのか，注意障害のためにできないのかを区別することが可能である．また本例のように数唱やタッピングスパンのほか，文の復唱や単語記銘が同年代に比べて明らかに悪い場合は，全般性の注意障害だけではなく，即時記憶の低下がある可能性も念頭に入れて検査を進めたほうがよい．発症2ヵ月後でも数唱やタッピングスパンが4個までしかできないことから，本症例では即時記憶障害が存在すると考えられた．「話の途中で話しかけられると話している内容がわからなくなる」というのも即時記憶障害ではよくみられる症状の一つである．視空間認知障害についても，発症2ヵ月後には立方体やRey複雑図形は正確に模写できているが，時計描画では数字の配置の左右反転や針の位置の誤りを認めたことから，軽度の視空間認知障害は残存しているものと考えられた．テレビゲームにおける方向の間違いもそのためと思われた．

　本症例では簡易認知機能スクリーニング検査としてMoCAを実施しているが，MMSEと異なりMoCAでは書字させる課題がないため別途書字課題を行う必要がある．HDS-Rも同様に書字課題がないため，スクリーニング検査に用いる場合には注意が必要である．書字障害についても，退院時にはまだ漢字の想起に時間がかかる，思い出せないことがあるなど，軽度の残存を認めた．

V 詳細な検討および経過

1. WAIS-III 成人知能検査（表25-1）

　言語性課題では，言語理解の下位項目である単語，類似，知識が良好なのに対して，算数と数唱が不良である．特に数唱は順唱4桁，逆唱3桁で誤りを認める．動作性課題は，全般に不良である．

2. ウェクスラー記憶検査（WMS-R）（表25-2）

　発症10日後の結果では，数唱も視覚性記憶範囲も下位数パーセンタイルと非常に悪い．発症8ヵ月後の結果では，改善はみられるが，視覚性課題の視覚性再生（図25-2）および言語性課題の論理的

表 25-1 WAIS-III（発症 20 日後）

言語性尺度	年齢群評価点	動作性尺度	年齢群評価点
単語	12	絵画完成	4
類似	12	符号	4
算数	6	積木模様	3
数唱	3	行列推理	6
知識	9		
言語性IQ	90	動作性IQ	61

表 25-2 WMS-R

[発症 10 日後]

	項目	直後	パーセンタイル	30分後	パーセンタイル
注意/集中力 50>	精神統制	2/6			
	数唱	8/24			
	順唱	4/12	2		
	逆唱	4/12	2		
	視覚性記憶範囲	8/26			
	同順序	4/14	<4	遅延再生 50>	
	逆順序	4/12	<4		
視覚性記憶 50>	図形の記憶	5/10			
	視覚性対連合	5/18		4/6	
	視覚性再生	32/41	4	19/41	1
言語性記憶 68	論理的記憶	16/50	6	12/50	6
	言語性対連合	11/24	5/8		

[8 カ月後]

	項目	直後	パーセンタイル	30分後	パーセンタイル
注意/集中力 59	精神統制	2/6			
	数唱	8/24			
	順唱	6/12	21		
	逆唱	7/12	53		
	視覚性記憶範囲	9/26			
	同順序	4/14	32	遅延再生 63	
	逆順序	5/12	32		
視覚性記憶 59	図形の記憶	6/10			
	視覚性対連合	14/18		5/6	
	視覚性再生	29/41	1	30/41	3
言語性記憶 70	論理的記憶	16/50	4	9/50	4
	言語性対連合	11/24		7/8	

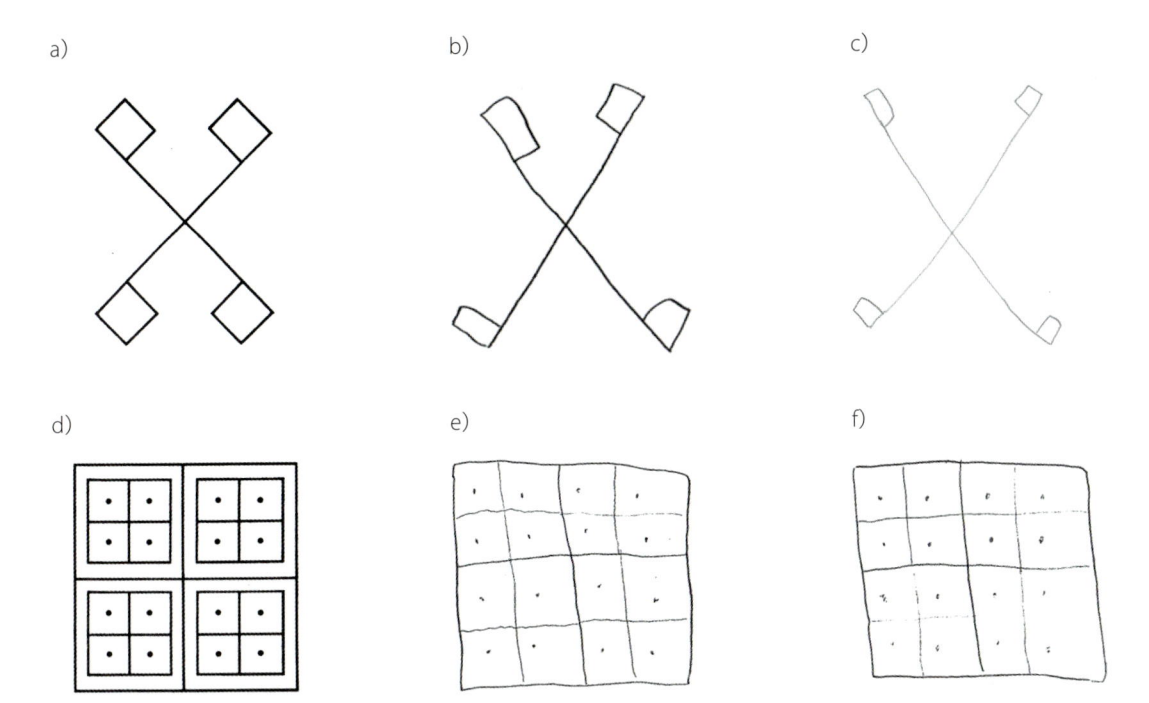

図 25-2 視覚性の即時記憶障害を示す検査結果

WMS-R の「視覚性再生Ⅰ」と「視覚性再生Ⅱ」(見本カード(a, d), 症例が描いた図形(b, c, e, f))では, 「視覚性再生Ⅰ」ですでに正しい図形を想起し, 描画することができていない(b, e)が, 「視覚性再生Ⅱ」では「視覚性再生Ⅰ」で描いた図形をそのまま描画できている(c, f). 見本を見た直後に図形を描画する「視覚性再生Ⅰ」の結果は, いずれも要素の位置や全体的な構成は保たれているが, 細部に誤りが認められる. 視覚性即時記憶の障害を示していると考えられる. 30 分後に図形を想起して描画する「視覚性再生Ⅱ」では「視覚性再生Ⅰ」で描いた図形を描画していることから, いったん記銘された図形の保持は比較的良好であると考えられる.

記憶とも直後での成績が不良である(各 1, 4 パーセンタイル). いずれも即時記憶障害が原因と考えられる.

3. リバーミード行動記憶検査(RBMT)(表 25-3)

即時記憶障害がある場合, WMS-R の結果は本症例のように不良である. しかし実際には健忘—いわゆるエピソード記憶障害は目立たないことも多い. 健忘が認められるかどうかを確認するには問診が大切なのはいうまでもないが, 客観的にとらえるには RBMT を追加実施するとよい. 下位項目の「姓名」「持ち物」「約束」「道順(遅延)」「用件(遅延)」が良好であることからも, 本症例ではエピソード記憶障害を認めないことがわかる.

4. Symbol Digit Modalities Test (SDMT)

WAIS の符号課題(Digit Symbol-Coding)は, 1〜9 までの各数字と 9 種類の記号を 1 つずつ組にして呈示し, その組み合わせを見ながらランダムに並べられた数字と組になっている記号を制限時間内にできるだけたくさん記入していく課題だが, SDMT はその逆に記号を見て組になっている数字を記入していく課題になっている. 発症 8 ヵ月後の本症例での結果は 46 個/90 秒で, 18〜24 歳までの教育歴 12 年以下を対象にした場合で平均−1.0 SD であった(教育歴 12 年以上を対象にした場合は平均−1.5 SD). 発症 20 日後に実施した WAIS-Ⅲ の符号課題の成績(表 25-1)に比べて改善を認め, エラーもしていないものの依然として作業速度の低下を認める. その背景には即時記憶障害があると考えられる. 主訴の「板書が遅い」という状態が検査でも確認することができた.

表 25-3 RBMT（発症 20 日後）

項　目	素　点	標準プロフィール点	スクリーニング点
姓	2/2	2	1
名	2/2	2	1
持ち物	3/4	1	0
約束	2/2	2	1
絵	9/10	1	0
物語（直後）	7.5/25	2	1
物語（遅延）	8.5/25	2	
顔写真	1/5	0	0
道順（直後）	5/5	2	1
道順（遅延）	5/5	2	1
用件（直後）	2/3	1	0
用件（遅延）	3/3		
見当識（日付を除く）	8/9	1	0
日付	1/1	2	1
合計		18/24	7/12

VI 症状と病巣の関係

発症直後には不全型の Gerstmann 症候群を呈したことから，左の角回・縁上回を含む下頭頂葉の病巣が示唆された．また右半身の感覚障害を伴う不全麻痺を呈していたことから，中心前回・中心後回から投射される神経線維（白質）も含めてやや前方まで病巣が及んでいることが予想された．

頭部 MRI では左上頭頂小葉から下頭頂小葉の皮質下に拡がる出血が認められた（図 25-3）．MRI では角回・縁上回を含む下頭頂小葉の外側までは病変は及んでいないものの，PET での酸素消費量を示す機能画像では，角回・縁上回を含む下頭頂葉と側頭葉の境目の領域周辺でも左右差を認めた（図 25-4，矢印）．

視空間認知障害は比較的早期に改善し，文字の想起困難を主体とする書字障害も発症 8 ヵ月後にはほとんど改善していたが，即時記憶障害が強く残っていることから，頭頂葉の白質病変が示唆された．

VII 本例から学ぶ診察のポイント

①左の頭頂葉外側に病巣がある場合，多彩な症状を呈することがあるため，問診では視空間認知や言語に限らず運動機能なども含めてできるだけ詳細に問診することが大切である．視空間認知障害に関しては，MMSE の立方体模写だけでは検出できないことがあるため，時計描画検査や RCFT などを用いることで見逃しを減らすよう努める．

②発症直後の急性期の症状や画像所見を知ることで，慢性期に残存する症状がある程度予測可能なことがわかる．脳血管障害であれば，基本的には時間経過とともに症状は改善するため，軽症例では急性期の症状が参考になることが多い．本例では慢性期の MRI で下頭頂小葉（白質を含む）まで拡がる病巣は確認できないが，症状からは下頭頂小葉まで及ぶ広範な障害が示唆された．

③本例の場合は，数唱やタッピングスパンで明らかな成績低下を認めることから即時記憶障害の診断は比較的容易であったが，軽度の即時記憶障害では数唱やタッピングスパンが正常なことも多い．即時記憶障害を検出するためには，注意容量に対する負荷を増やすことが効果的である．本例でも MMSE の 3 単語記銘では失点はなかったが，MoCA の 5 単語記銘では 4 個までしか再生できな

a) 発症 3 ヵ月後

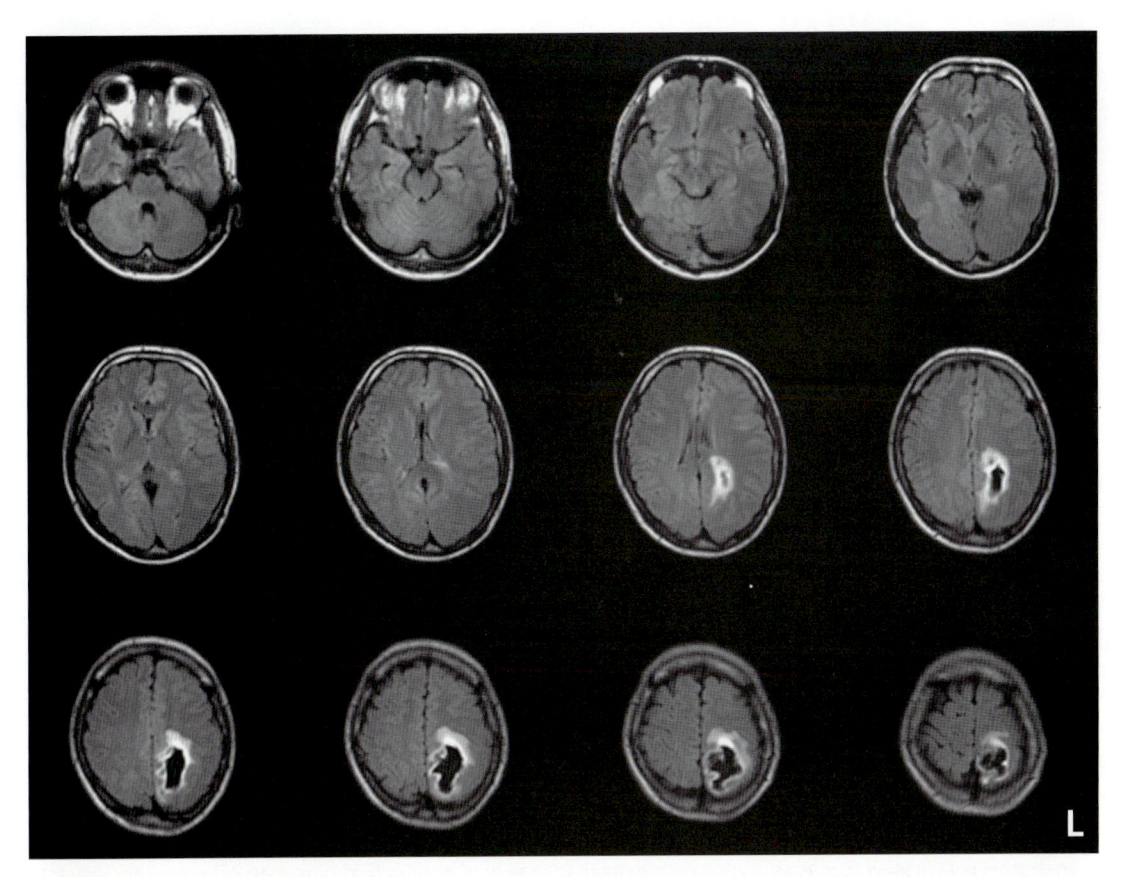

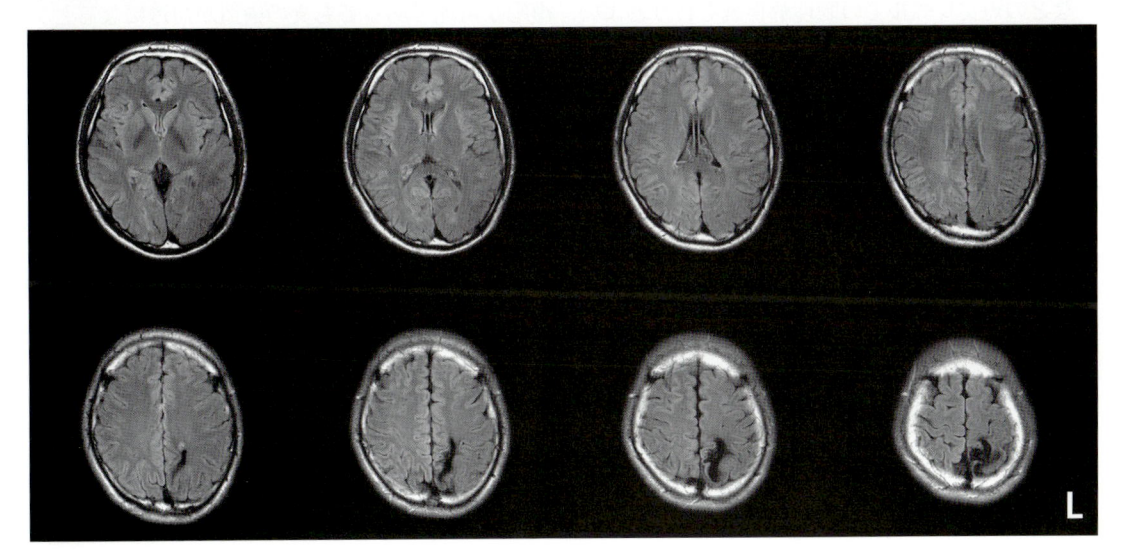

b) 発症 10 ヵ月後

図 25-3 MRI FLAIR 画像
a) 発症 3 日後，b) 発症 10 ヵ月後

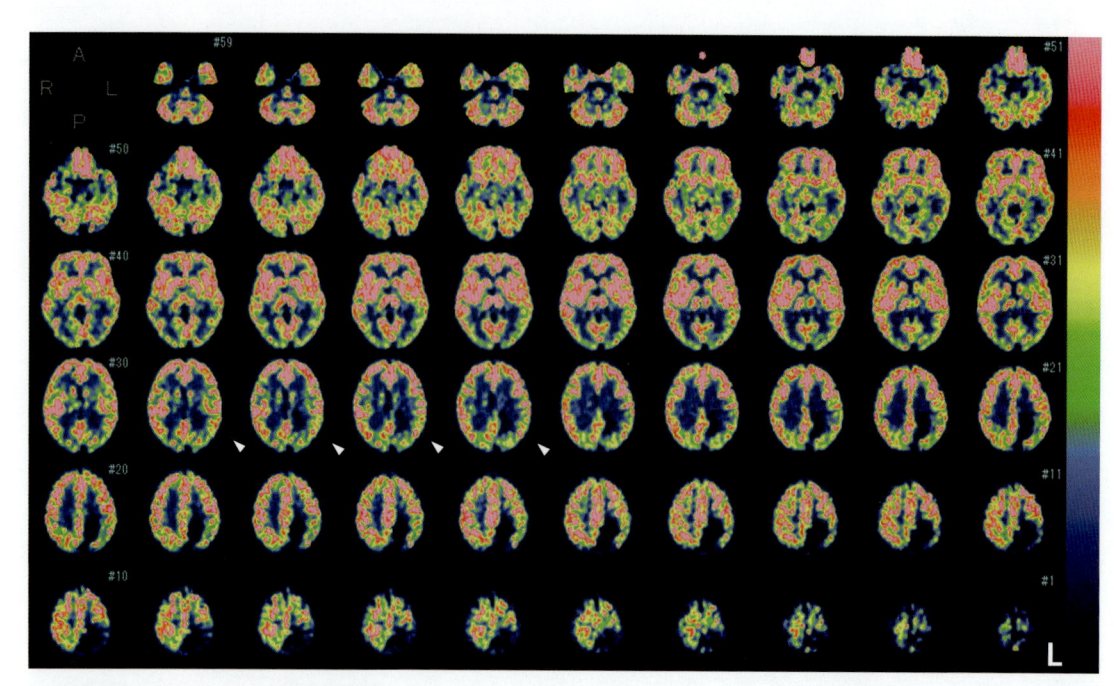

図 25-4 PET による脳酸素消費量

かった．ただし，単語記銘や数唱などはさまざまなストラテジーを使うことによって（例えば，円周率を 20 桁くらいまで覚えることができるように）要素の関連性から本来の注意の容量以上を記憶することが可能であるため，生活障害の程度と乖離することがある．その場合はトークンテストなどの短文レベルでの聴理解検査を行うとよい．復唱が可能であっても文の構造が複雑になると実際にはできなくなる．これは即時記憶した情報に操作を加える必要があるためと考えられる．言い換えれば，即時記憶障害では作業記憶が低下することを意味している．

④即時記憶が障害されても，エピソード記憶が保たれていれば健忘は目立たないことがある．しかしその逆にエピソード記憶が保たれているのに，即時記憶障害があると生活障害となることも少なくない．健忘の訴えを聞いたときには，即時記憶障害が背景に潜んでいないかを常に考えておく必要がある．

【参考文献】

1) Nasreddine ZS, Phillips NA, Bédirian V, et al. The Montreal Cognitive Assessment, MoCA: A Brief Screening Tool For Mild Cognitive Impairment. J Am Geriatr Soc. 2005; 53: 695-9.

〈斎藤尚宏〉

CASE 26

頭頂葉外側・皮質下

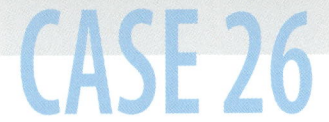

症例26　35歳　右利き男性　教育歴16年　薬剤師

主訴：**計算ができない．右下肢のびりびり感．**

I 現病歴

　突然右下肢にびりびり感（錯感覚）が出現，左頭頂葉出血の診断で同日入院した[1]．一般理学的には異常なく，神経学的には，右下肢の筋力と位置覚の低下が軽度あり，右上肢の運動がぎごちない（拙劣症）以外には，異常なかった．入院後，計算ができなくなっていることに自ら気づき，発症約2週間後に精査を希望して当科を受診した．

II 初診時現症

　意識清明で，上記のすべての症状に対する病識があった．自身の計算障害に強い興味をもち，診察に協力的であった．発症前後の病歴を正確に語り，出来事記憶には問題がなかった．数の順唱は7個可能で，全般的注意や即時記憶の障害はなかった．立方体の模写も正確で，構成障害はなかった．診察時，左右どちらかの側にあるものに気づきにくい様子もなく，線分二等分や線分抹消も異常がなかったので，半側空間無視はないと考えられた．診察時の指示に従い，正しく受け答えできたので，失語はないと考えられた．「新しい甘酒を五本のひょうたんに入れなさい」などの書き取りにも問題なく，失書はなかった．検者が示した指の名を言うことは，患者，検者どちらの手指に対してもできた．したがって，手指失認はなかった．「右手を挙げてください」などの簡単な指示だけでなく「あなたの左手で私の右肩に触ってください」などの指示にも従えたので，左右失認もないと考えられた．しかし，口頭で尋ねた場合にも筆算させた場合にも，以下のような計算の障害，すなわち失算がみられた．

①**足し算**では1桁どうしから困難であった．例えば，$2+3$には「6」と答え，$4+5$には「えーと……4（と，指を4本折り）……5，6，7，8，9（と，加えて折る指の数が5本になるのを確かめながら唱え）……9です」とようやく正答した．繰り上がりが必要な計算になると，考え込んで「……わかりません」などと答え，正答は著しく減少した．

②**引き算**も1桁どうしから困難で，$6-2$には「6から2だから……（指を6本折り）6，5，4（と，そこから指を開いていき）……4」とようやく正答した．$9-7$のように引く数が増えると指折りが困難になるためか，長い間考えた末「……わかりません」と答えた．繰り下がりが必要な計算では，正答がなくなった．例えば，$15-7$には「8かな？『しちに十四』だから（と九九を使おうとし）……これやるとわかんなくなるんだよね」と，指折りを始め「ああ，全然わかんないや」と語った．

③**かけ算**では，1桁どうしはすぐ正答した．例えば，$4×2$に「『しにが八』だから8」のように九九を使う場合と，$3×5$に「これは15って，すぐわかります．なにも考えないで出てきます」のように直接答えが思い浮かぶ場合があった．しかし，2桁の数が混じると正答は著しく減少した．例えば，$13×2$に「……わかりません」，$21×5$に「『ごいちが五』……わかりません」と答えた．

④**わり算**でも，九九を使うだけで解けるものはすぐ正答した．例えば，$24÷3$に「『さんぱ二十四』だから，8」と答えた．やはり，九九を使う場合と直接答えが思い浮かぶ場合とがあるとのことだった．一方，九九を使うだけでは解けない $60÷4$ などでは，「これは，まったく出てきません」と語り，答えられなかった．

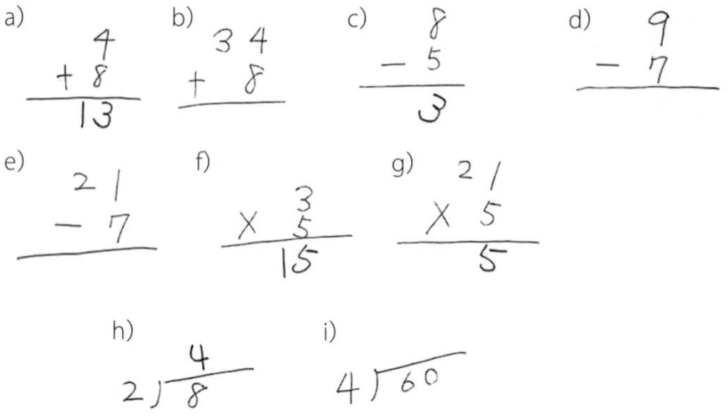

図 26-1 症例の筆算の例
問題を書いて与え，答えを書かせた．答えが書かれていない問題は，長い間考えた末「……わかりません」などと言い，あきらめた場合のものである．

⑤筆算の例を図 26-1 に示した．計算しているときの内観として，「ぱっと見たときにひらめいた数を言うと合っていると言われることがあるのだが，頭の中で考えていくとわからなくなる．やり方が違っていると思うが，それがわからない」と語った．

Ⅲ 高次脳機能障害に関する所見のまとめ

1. 計算ができない
2. 意識，全般的注意，即時記憶の障害はない
3. 構成障害，半側空間無視はない
4. 失語はない
5. 失書，手指失認，左右失認はない

Ⅳ 症状診断のポイントと鑑別

　初診時の診察では，本例には計算の障害以外の高次脳機能障害は見つからなかった．このように，いったん獲得された計算能力が脳損傷により障害された病態を「失算」とよぶ．計算を実行するには全般的注意，即時記憶，不合理に気づく力などさまざまな能力が必要であり，どの1つが欠けても正しく行うことが困難になる．したがって，失算は軽度の意識障害でもよくみられる．構成障害や半側空間無視があると，数字の配列を誤ったり見落としたりして正しい計算ができなくなる（図 26-2）．したがって，まずこれらの障害の有無を確認することが重要である．本例では，これらの障害はみられなかった．

　失算と失書，手指失認，左右失認の4つの徴候が同時に存在するとき「Gerstmann 症候群」とよぶ．しかし，これらの症状に内的な相関はなく，失語や構成障害を伴うことも多い．4徴候だけを取り出して症候群とする意義は少ないと考えられる．本例に他の3つの徴候はなかった．

　数や計算の体系は，1)「算術的事実」[2]，2)九九[3]，3)「計算手続き」[4]，および種々の 4)数学的「概念」[5]や「規則」[6]によって構成されている．また，この体系を使うには，言語との間での 5)「信号変換」[7]が必要になる（図 26-2）．1)算術的事実には，足し算や引き算の表（例：$4 + 3 = 7$，$3 - 2 = 1$）が属する．2)本邦では掛け算表が九九という覚え歌の形で過剰学習されており，割り算表は九九をさかのぼる形で得られるので，足し算や引き算の表とは分けて考える必要がある．3)計算手続きには，繰り上がりや繰り下がりの仕方などが属する．4)数学的概念や規則には，個々の数の意味，交換則，分配則，十進法の原理などが属する．5)信号変換には，例えば"682"を「ろっぴゃく，はちじゅう，に」と読むなど言語と数の関係づけ，すなわち数の読み書きが属する．これらの5つの要素は比較的

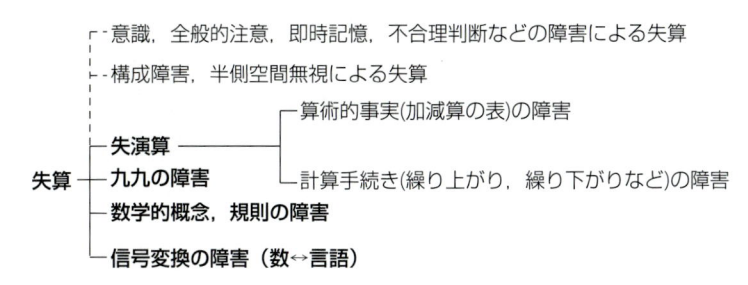

```
        ┌─ 意識，全般的注意，即時記憶，不合理判断などの障害による失算
        ├─ 構成障害，半側空間無視による失算
        │              ┌─ 算術的事実(加減算の表)の障害
        ├─ 失演算 ──┤
失算 ──┤  九九の障害   └─ 計算手続き(繰り上がり，繰り下がりなど)の障害
        ├─ 数学的概念，規則の障害
        └─ 信号変換の障害（数↔言語）
```

図 26-2 失算の分類

独立して障害されうるので，個々にチェックするとよい．失語症には失算が伴うことが多く，1)〜5)の要因が種々の割合で混在しうるが，失語が重いと要因の分離や詳しい検討は難しくなる．
　以下に述べる詳細な検査では，1)他の高次機能障害がないことを標準的な検査で確認し，2)そこで気づいた異常について詳しく検討した．また，3)数や計算の体系のどこに問題があるかの検討を行った．

V 詳細な検討

1. 他の高次脳機能障害がないことの確認

　表 26-1 に示したように，標準的検査で知能，出来事記憶（記銘力），構成，行為，左右の判断に問題はみられなかった．しかし，検査者が言った数を同じ順序で言う数の順唱課題（例「4，8，3」→「4，

表 26-1 神経心理学的検査の成績

知能	
WAIS-R 成人知能検査	
言語性 IQ	100
動作性 IQ	91
全検査 IQ	96
レーヴン色彩マトリックス検査	34/37
出来事記憶	
単語の対連合(1 回目，2 回目，3 回目，遅延再生)	8-8-8, 8/10
言語	
WAB 失語症検査	
失語指数	99.4
構成	
WAB 失語症検査の描画	30/30
WAIS-R の積み木問題	8
WAIS-R の組み合わせ問題	11
行為	
WAB 失語症検査の行為	60/60
手指認知	5/5
左右判断	
Benton の左右判断検査	20/20
即時記憶・作動記憶	
数の順唱	7
数の逆唱	2

8，3」）は 7 個可能で正常だったにもかかわらず，逆の順序で言う逆唱課題（例「4，8，3」→「3，8，4」）は 2 個しかできなかった．できない理由を「考え方がわからない．逆にたどっていけない．鏡に映したような数の列を作る方法が全然わからない」と語った．この言葉から，計算だけでなく，他の抽象的な空間関係の操作や理解にも障害があるのではないかと考えて，以下の検討を行った．

2．抽象的な空間関係の処理に関する検討

①アナログ時計の読み

アナログ時計を示し，時刻を尋ねた．すると，分針の回転の左右が，時刻の前後とそれぞれ対応することが理解できないような誤りをおかした．例えば，7 時 52 分を指している時計（図 26-3a）を見て「7 時 50 分」と答え，おおまかな対応はできた．しかし，もっと正確にと指示すると「7 時・・・48 分」と答えた．再度よく見るように促した後でも「えーと，ここが 50 分だから・・・7 時 48 分です」と答えた．

②Luria の論理文法的構造の課題

単語や文法の中には空間的な図に表さないとわかりにくい関係を表しているものがある．Luria はそのような関係を「論理文法的構造」とよび，左頭頂葉の損傷で理解が障害されることが多いと述べた[8]．本例は，Luria が挙げた例のうち比較的複雑なものが理解できなかった．例えば「父の兄」と「兄の父」を何と呼ぶか（図 26-3b），区別して答えるのにたいへん時間がかかった．また，「ジョンはピーターより背が高い」と「ピーターはジョンより背が高い」は同じ意味だと答えた．

以上のように，抽象的な空間関係の操作や理解に，軽度の障害がみられた．

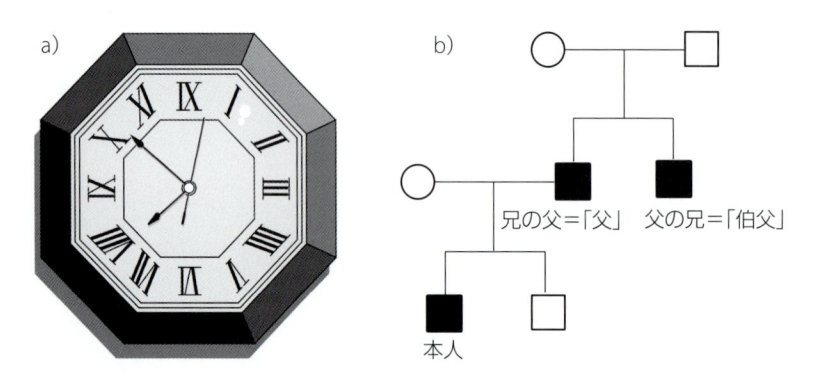

図 26-3 症例にみられた抽象的な空間関係の理解障害
a）図のようなアナログ時計が何時かを問われ，「えーと，ここが 50 分だから……7 時 48 分です」と答えた．
b）Luria の論理文法的構造の例．「兄の父」と「父の兄」がどう違い，それぞれ本人の何に当たるかは，図のような空間関係を思い描けないと判断しにくい．

3．数や計算の体系のどこに問題があるかの検討（表 26-2）

①算術的事実

口頭でも筆算でも，1 桁どうしの足し算も引き算も誤りが多かった．一桁どうしの掛け算には問題がなく，割り算も誤りは少なかった．ここから，足し算と引き算の表，すなわち算術的事実が障害されていることが確かめられた．

②九九

検者が言った九九の前半に対して後半を答える課題はすべて正答し，九九の障害はないことが示された．

表 26-2 数と計算に関する検査

【算術的事実】	口頭で質問	筆算
足し算：1桁どうし（4＋5）	4/10	6/10
引き算：1桁どうし（8－3）	3/10	5/10
掛け算：九九だけで解ける（3×9）	10/10	10/10
割り算：九九だけで解ける（21÷7）	9/10	9/10

【九九】		
後半を答える（「ししち？」→「二八」）		81/81

【計算手続き】	口頭で質問	筆算
足し算：繰り上がりのある2桁と1桁の（18＋5）	1/10	2/10
引き算：繰り下がりのある2桁と1桁（23－7）	0/10	0/10
掛け算：九九だけでは解けない（12×3）	2/10	3/10
割り算：九九だけでは解けない（36÷3）	0/10	1/10

【数学的概念や規則】	
点の数を言う（1～12）	45/45
点の数の大小比較（3～7）	6/6
数の大小比較（1～6桁：4805＞4095）	10/10
数の分解（203は「100が2個，10がなくて，1が3個」）	5/5
演算記号の理解（2□4＝8，3□2＝1，入るのは＋－×÷＝のどれ？）	誤りなし
数の桁揃え（20.30，30.203，3.320，332）	3/3
交換則・分配則の理解（1－2□2－1，2×3×4□2×（3×4），＝か≠か？）	誤りなし

【信号変換】	
数の音読（1～6桁：56085）	10/10
言われた数を指示（1～6桁：ろくせん，に）	10/10
言われた数を書く（1～6桁：ごまん，はちじゅう，さん）	10/10
演算記号の音読（＋，－，×，÷）	誤りなし
言われた演算記号を指示（同上）	誤りなし
言われた演算記号を書く（同上）	誤りなし

③**計算手続き**

2桁と1桁との繰り上がりや繰り下がりのある足し算，引き算は，非常に成績が悪かった．九九を使うだけでは解けない掛け算や割り算も同様に不良だった．したがって，計算手続きにも障害があることが示された．

④**数学的概念や規則**

点の数を言う課題，点の数の大小比較，数の大小比較，数の分解，演算記号の理解，数の桁揃え，交換則や分配則の理解に問題はなかった．したがって，数学的概念や規則に関する障害はないことが示された．

⑤**信号変換**

数の音読や，言われた数の指示，書き取りに問題はなかった．演算記号の音読や，言われた記号の指示，書き取りにも問題はなかった．したがって，信号変換にも障害がないことが示された．

VI 症状と病巣の関係

本例には意識障害はなく，他の高次脳機能障害をほとんど伴わない失算がみられた．その失算は算術的事実と計算手続きの障害のみによるもので，数や計算の体系の他の部分には異常がなかった．算術的事実と計算手続きのいずれかだけが障害された症例の報告もある．これらの状態を「純粋失演算」

とよぶ．純粋失演算の病巣は左の頭頂間溝やその周囲にあることが最も多い[1, 2]．しかし，中前頭回後部の報告[9]もある．

　本例のMRIでは左の中心前回と中心後回の内側寄り，上頭頂小葉，下頭頂小葉上部から後頭葉前端にかけての皮質下に出血巣を認めた（図26-4）．下肢の筋力低下は中心前回，下肢の位置覚低下は中心後回，右上肢の拙劣症は中心前後回の病変によるものと思われた．IMP-SPECTでも，MRIの病巣部や周囲の皮質にほぼ一致した循環の低下がみられたが，循環低下はより後方や下方にも及んでいた（図26-5）．

　本例では障害のみられなかった九九，数学的概念や規則，信号変換もそれぞれ独立して障害される場合がある．その場合の病巣も左の頭頂間溝やその周囲が多いが，中下前頭回や被殻[3]もある．サル

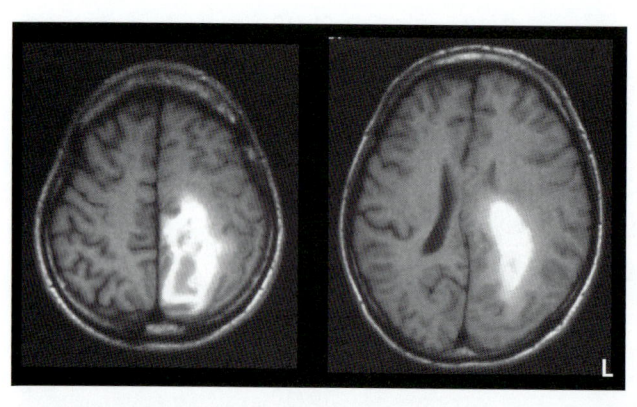

図 26-4 症例の MRI T1 強調画像
左の中心前回と中心後回の内側寄り，上頭頂小葉，下頭頂小葉上部から後頭葉前端にかけての皮質下に出血巣を認めた．

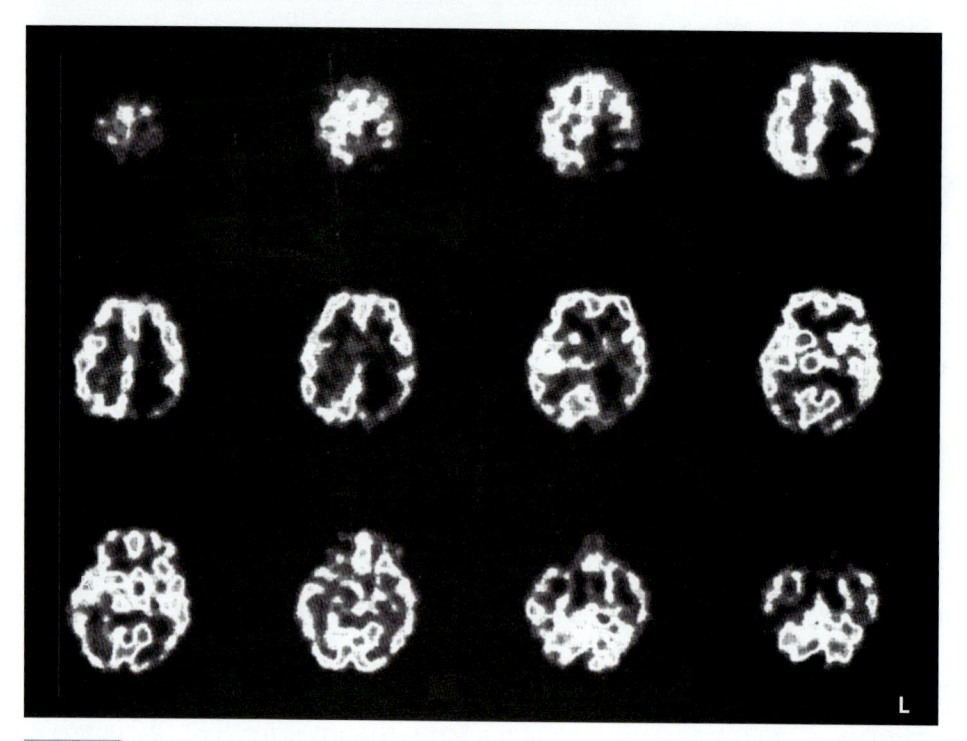

図 26-5 症例の IMP-SPECT 画像
MRIの病巣部や周囲の皮質にほぼ一致した循環の低下がみられたが，循環低下はより後方や下方にも及んでいた．

の生理実験でも，左頭頂間溝周囲には，自分が行った動作の回数を把握する必要があるときに限り活動する細胞の多いことが示されており[10]，ヒトの失計算との関係が注目される．失計算で不思議な点は，これほど多様かつ選択的な障害が，しかも類似した病巣で起こりうることである．

VII 本例から学ぶ診察のポイント

　正しく計算ができない患者をみたときに，臨床上まず疑って十分に鑑別すべきなのは軽度の意識障害である．意識障害であれば，急いで治療をする必要のある病態が背景に潜んでいるかもしれず，意識障害によって患者が起こすもっと重大な失敗にあらかじめ対処できるかもしれない．本例では，全般的な注意や病識が保たれているなど，意識障害がないことが示された．

　脳損傷により数，計算，数の読み書きなどの体系そのものに障害が生じる場合には，本例のように症状が体系全体のどこかに限局的で，しかも際立っていることが多い．したがって，障害を見つけるための最初の診察では表26-2に例をあげたような，一桁どうしの足し算と引き算，九九，二桁と一桁との繰り上がりや繰り下がりのある足し算や引き算，九九を使うだけでは解けない掛け算と割り算，点の数を言う課題，数の大小比較，(0を含む)数の分解，演算記号の理解，交換則や分配則の理解，数の音読と書き取りなどの問題を2，3個ずつ出して，反応を観察すれば見つかる可能性が高い．体系のどこに障害があるか見当をつけた後，必要に応じて課題数を増やしたり課題内容を変化させたりして検討を進めるとよい．

【参考文献】

1) 平山和美, 田口 譲, 塚本哲朗. 抽象的空間関係の操作障害をともなった純粋失演算の1例. 臨床神経. 2002; 42; 935-40.
2) Warrington EK. The fractionation of arithmetical skills: a single case study. Q J Exp Psychol A. 1982; 34: 31-51.
3) 石井麻紀, 平山和美, 斉藤敬子, 他. 九九の障害を呈した右被殻出血の1例. Brain Nerve. 2009; 57: 607-13.
4) McCloskey M, Aliminosa D, Sokol SM. Facts, rules, and procedures in normal calculation: evidence from multiple single-patient studies of impaired arithmetic fact retrieval. Brain Cogn. 1991; 17: 154-203.
5) Hittmair-Delazer M, Semenza C, Denes G. Concepts and facts in calculation. Brain. 1994; 117: 715-28.
6) McCloskey M. Cognitive mechanisms in numerical processing: evidence from acquired dyscalculia. Cognition. 1992; 44: 107-57.
7) 平山和美, 遠藤佳子, 岡田和枝, 他. 数の音韻, アラビア数字形式間で両方向性の変換障害を呈した左頭頂後頭葉出血の1例. Brain Nerve. 2011; 63: 497-502.
8) Luria AR. 鹿島晴雄, 訳. 神経心理学の基礎 第2版. 東京: 創造出版; 1999. p.167-71.
9) Tohgi H, Saitoh K, Takahashi S, et al. Agraphia and acalculia after a left prefrontal (F1, F2) infarction. J Neurol Neurosurg Psychiatry. 1995; 58: 629-32.
10) Sawamura H, Shima K, Tanji J. Numerical representation for action in the parietal cortex of the monkey. Nature. 2002; 415: 918-22.

〈平山和美〉

CASE 27

頭頂葉外側・皮質下

症例27　24歳　右利き男性　教育歴12年　会社員

主訴: 道具の持ち方がしっくりこない．

I 現病歴

　土木現場で仕事中に突然右上下肢のしびれと脱力を訴え，その後意識を消失，救急車で近医に搬送された．頭部CT検査で左頭頂葉皮質下に出血を認め，緊急開頭血腫除去術を施行．術中，血栓化した脳動静脈奇形を認めた．約1週間後に意識障害は回復したが，いずれも軽度の右片麻痺と軽度失語症が残存した．発症後約2ヵ月，リハビリテーション目的で来院した．

II 初診時現症

　意識清明で診察に協力的だった．顔面を含む右半身感覚障害，右上下肢軽度筋力低下を認めたが，その他の脳神経，小脳機能の異常は認めなかった．

　見当識は保たれていた．失語は軽度で，自発話は時に滞るものの，聴覚的言語理解はおおむね問題なく，診察・検査をするうえで支障になることはなかった．

①順唱4桁，逆唱3桁．タッピングスパン正順6，逆順4．

②行為スクリーニング

　象徴動作の表出・模倣は可能だった．道具使用では，ハサミ・栓抜き・歯ブラシの持ち方がさっと思い出せず，何度も持ち直す場面が観察された．しかし，一度持ててしまえば使用は問題なかった．日常生活動作では，箸の操作など巧緻動作は拙劣であったが，道具の取り違えや錯行為などはなく，生活上問題となる行為障害はなかった．

③標準失語症検査（SLTA）（図27-1）

　比較的長文の聴き取りや説明，文の復唱などで失点があったが，聴く，話す，読む，書く，ともにおおむね良好だった．計算は，時間はかかるが可能だった．

④Kohs立方体組合せ検査

　粗点131点，IQ 124と良好で，構成障害はなく，非言語的認知機能は保たれていると考えられた．左右の偏りなく積み木を操作することが可能であり，半側空間無視も認めなかった．

III 高次脳機能障害に関する所見のまとめ

1. 軽度非流暢性失語
2. 知的に保存されている
3. 半側空間無視，構成障害はない
4. 道具使用時の持ち方想起困難の疑い

IV 症状診断のポイントと鑑別

　本例は，道具使用そのものは可能であるにもかかわらず，持ち方の試行錯誤が観察された．この障害が感覚障害や筋力低下によるものか，あるいはもっと高次の行為障害であるのか，鑑別が必要である．

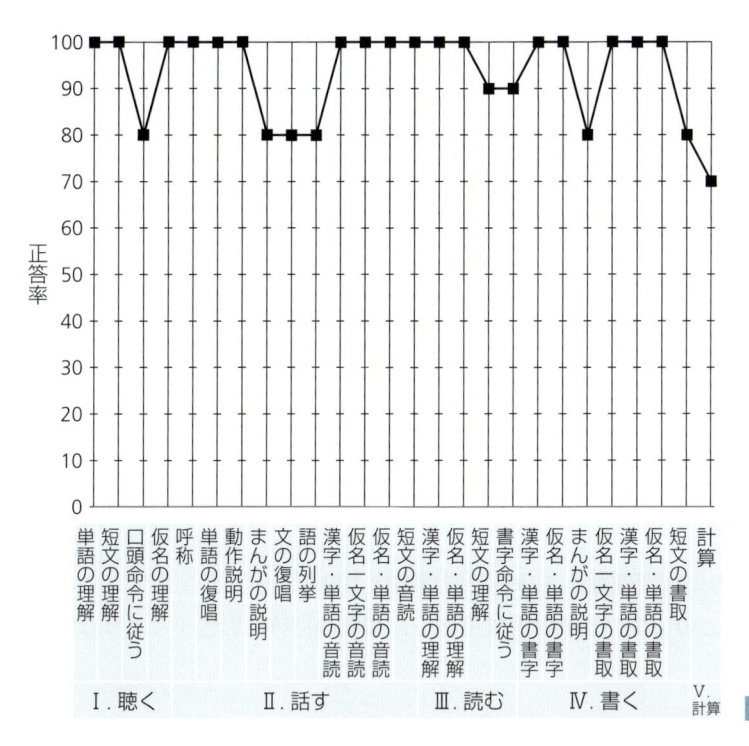

図27-1 標準失語症検査（SLTA）

縦軸：正答率

横軸：
Ⅰ．聴く：単語の理解／短文の理解／口頭命令に従う／仮名の理解
Ⅱ．話す：呼称／単語の復唱／動作説明／まんがの説明／語の列挙／文の復唱
Ⅲ．読む：漢字・単語の音読／仮名・単語の音読／漢字・単語の理解／仮名・単語の理解／短文の理解／書字命令に従う
Ⅳ．書く：漢字・単語の書取／仮名・単語の書取／まんがの説明／漢字一文字の書取／仮名一文字の書取／短文の書取
Ⅴ．計算：計算

V 詳細な検討

1. 運動機能

関節可動域制限はなく，筋力は左右とも徒手筋力検査でも正常だった．また，肩，肘，前腕，手関節，手指の分離運動も問題なかった．上肢 Barré 徴候は陽性で，右手でやや回内する傾向があった．握力は右 43 kg，左 52 kg だった．

2. 体性感覚機能

表在感覚，深部感覚，複合感覚を精査した（表 27-1）．左手は問題なかった．右手は，すべての感覚で重度の感覚障害を認めた．日用物品，球体や立方体などの積み木を目隠しでは同定できなかった．

表 27-1 感覚検査結果

		右手	左手	備考
表在感覚	触覚	鈍麻	異常なし	
	痛覚	鈍麻	異常なし	
深部感覚	親指探し検査	0/5	5/5	
	関節運動覚	7/10	7/10	母指屈伸で検査
複合感覚	触点定位	0/10	10/10	手掌内で検査
	二点識別	不可	1 mm 可能	示指先端で検査
	皮膚書字検査	0/10	10/10	数字を手掌面で検査
	立体覚/形態	1/5	5/5	球，立方体などの積み木を使用
	立体覚/道具	4/10	10/10	ハサミ，くしなどを使用
	形態異同弁別	10/10	10/10	球，立方体などの積み木を使用
	素材弁別	1/10	10/10	布，ビニールなどを使用
	大きさ弁別	1.5 × 1.5 cm まで	0.5 × 0.5 cm まで	SAKAI 医療の検査機使用
	重さ弁別	40 g まで	20 g まで	SAKAI 医療の検査機使用
	長さ弁別	1 cm まで	0.5 cm まで	ノギス使用

二点識別，触点定位，線図形認知も困難だった．一方，異同弁別は，素材，大きさ，長さ，形態で可能だった．

3. 到達運動と把持

到達運動，到達するまでの対象に合わせた手の開き方(preshaping)，把持について，手を膝の上に置いた位置から机上に置いたさまざまな形の積み木にリーチし，把持する検査を実施した．到達運動，preshaping，把持すべてにおいて，左右とも問題はなかった．

さまざまな傾きのスリットに合わせて手を通す課題(hand orientation test)[2]は，両手とも正しい傾きで可能であった．

これらのことから，道具以外の物であれば，手を伸ばし，物の形に合わせて把持すること，手を対象に合わせて定位することは保存されていると考えられた．

4. 手指の無意味パターン模倣

検者の手指肢位(例：母指と環指のリングなど)を見て同じ形を作ることは，左右手とも問題なく可能であった．

1～4の結果から，随意運動や筋力には問題なく，体性感覚障害は重度であったが，視覚下での到達運動や把持，手指パターン模倣などの手指の運動は可能であり，道具の把持に影響するような運動器官の障害はないと判断した．

5. 道具使用に関する知識の確認

道具の呼称，名前から道具の指示(多肢選択)，使用説明からの道具の指示，道具と道具を向ける対象のマッチング(例：紙とハサミ)，検査者が行う道具使用動作の正誤判断は，すべて正答した．

把持に関する知識を確認する検査も実施した．実際に道具を把持した3枚の写真を見せ，正しい持ち方を選択する検査，道具を持たない3枚の手のパターンの写真を見せ，ある道具を把持するのに正しい手の形を選択させる検査を行った(図27-2)．結果はすべて正答し，道具使用に関する知識は保たれていると判断した．

道具あり

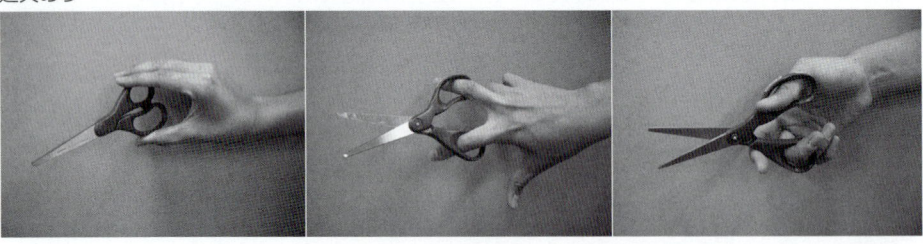

道具なし

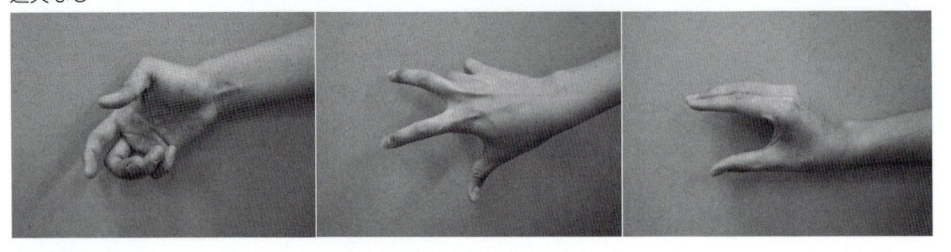

図27-2 道具の持ち方に関する知識の検査例(ハサミ)
3枚の写真の中から正しい持ち方を選択させた．道具なしの場合は，道具名を提示し，正しい持ち方を選択させた．

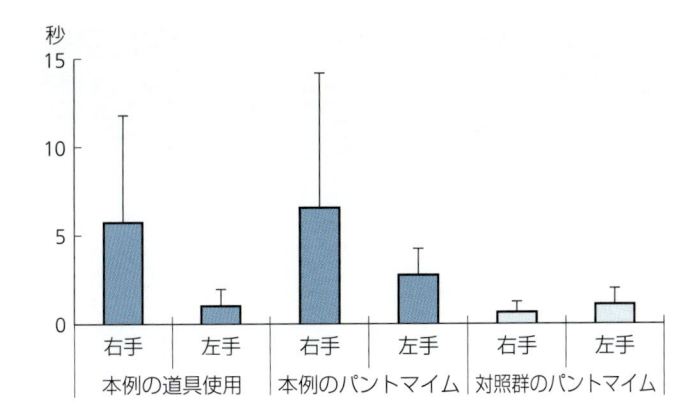

図 27-3 道具を正しく把持・把握型を実現するまでの平均所要時間

道具使用では道具を手渡したところをスタートとし，道具を正しく把握して使用動作が開始されるまで，パントマイムでは言語指示が終了した時点をスタートとし，正しい把握型で使用動作が開始されるまでの時間を測定した．

6. 道具使用動作検査

実際の道具の使用とそのパントマイムを，左右それぞれの手について検査した．道具は，コップ，歯ブラシ，ハサミなど，日常的に使用する 10 物品を用いた．症例は道具を使用する際，最初に試行錯誤していたため，把握型を実現し道具使用動作を開始するまでの時間を計測した．道具使用では道具を手渡したところをスタートとし，道具を正しく把握して使用動作が開始されるまで，パントマイムでは言語指示が終了した時点をスタートとし，正しい把握型で使用動作が開始されるまでとした．対照として，同年代の男性 5 名にも同様のパントマイム検査を行った．

結果を図 27-3 に示す．健常者はすべての課題が 3 秒以内で可能だった．一方症例は，実際の道具の使用で動作が安定するまで 3 秒以上を要した課題が右手で 3 つ，左手で 2 つあった．パントマイムでは，3 秒以上を要した課題が右手で 7 つ，左手で 4 つ，そのうち，10 秒以上要したのは右手で 5 つ，左手で 2 つあった．特にハサミは実際の使用・パントマイム，左右手すべての条件で 10 秒以上を要した．例えば右手の実使用では，左手で刃の部分を持ち，持ち手の穴に右手指を入れようとするが，指を入れる角度に悩み右手を回内外させたり，誤った指を入れたり，いったん正しく入れても納得がいかない表情でまた持ち替えるなどしていた．パントマイムでは，軽く拳を作りしばらくながめ，チョキの形にしたり，前腕を回内外させたり母指を伸展させたりした．

本例は，持ち方に試行錯誤しても，最終的にはすべての動作が可能であったが，実際の道具使用よりもパントマイムで時間がかかる傾向があった．また，道具把持の困難さは両手に出現した．感覚障害のない左手は，右手と比較すると良好だが，健常者に比較すると成績は不良で，道具使用・パントマイムとも，右手と同様の傾向があった．

以上より，道具使用に関する手の動きの知識や，道具やその対象への到達運動は保存されており，右手の感覚障害では説明できない失行性の道具使用障害と考えられた．さらに，道具の使用そのものは可能であり，道具固有の持ち方の実現に限局した障害が示唆された．

VI 症状と病巣の関係

発症後 4 ヵ月の頭部 MRI では，左上頭頂小葉，下頭頂小葉，中心後回に皮質下病巣を認めた（図 27-4）．

運動麻痺がごく軽度であること，感覚障害が重度であることは，中心後回皮質直下の病巣に対応すると考えられる．また，上頭頂小葉皮質下病巣はあるものの，拡がりが限局的であるため，到達運動や preshaping は保たれていたと考えられる．

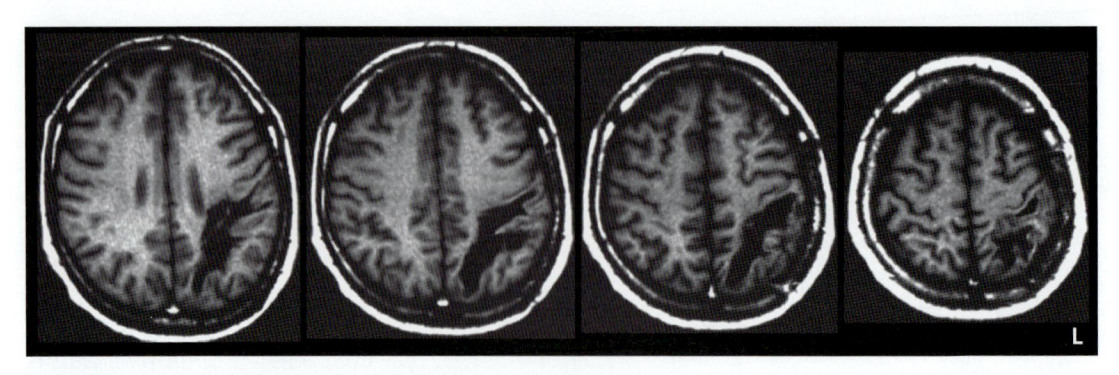

図27-4 発症後4ヵ月のMRI T1強調画像
左上頭頂小葉，下頭頂小葉，中心後回に皮質下病巣を認める．

　本例の行為障害の特徴は，各道具に固有の持ち方の実現に限定した障害を呈したことである．本例は単なる物品の把握は問題なかった．一方で道具固有の持ち方の実現は困難であり，この乖離は運動麻痺や感覚障害だけでは説明できない．道具を使用する前提で道具を把握する場合，その後の使用方法を想定した特定の把握が必要となる．積み木のような道具ではない物体は，使用を想定した把握が不要であり，この違いが障害に影響した可能性がある．

　Siriguら[3]は，本例と同様，道具把握にのみ障害を呈した失行症例を報告している．古典的な失行論では，道具を使用する過程のある一部分だけの障害は想定されていないが，Siriguらの症例と本例をあわせて考えてみると，道具の把持は，独立した過程である可能性が示唆される．Buxbaumら[4]は，対照群に比し，道具に合わせて手を形作ることに障害があった失行症例9名に共通した病変はBrodmannの39・40野であり，道具の把握に縁上回や角回が関与する可能性を示唆している．本例では，縁上回や角回そのものは保存されているがその皮質下に病変を認めていることから，下頭頂葉皮質下病変が縁上回や角回と他の領域を離断したと考えられる．

　失行症の出現には頭頂葉の各部位の異なる機能障害が関連している可能性がある．Liepmann[5]の学説から約100年経過した近年，動物実験やヒトの臨床研究や神経機能画像研究により，頭頂葉機能の詳細が徐々に明らかになってきている．本例の障害が道具使用全般の障害ではなく，道具把握に

道具がうまく使えない患者に出会ったとき　　　　　　　　　　　　　　　　　　　［診察メモ］

患者の了承が得られれば動画に記録しておくとよい．症状分析や症状改善（あるいは進行）の確認などに役立つ．道具使用障害があれば必ず失行症というわけではない．以下に患者を診る際に排除すべき3つの障害をあげておく．

①理解障害，失認など
　まず，診察場面であれば指示された内容が理解できること，生活場面であればその場で要求される行動が理解できていることを確認する．次に道具の認知が問題ないことを確認する．これは，視覚性失認や触覚性失認で道具がわからず使えない可能性を排除するためである．理解障害，失認などを排除すると，失行症である可能性が高まる．

②麻痺・感覚障害・失調など
　観察された道具使用障害が，運動執行器官の問題では説明できないことを確認する．これらの障害では，道具使用のみならず，運動すべてが拙劣となる．

③到達運動やpreshapingの障害
　道具をスムーズに取れないことや，持った道具を対象の適切な位置に当てられないことなどが生じる．これらの障害では，道具以外の物体への到達や把握の運動でも拙劣になる．

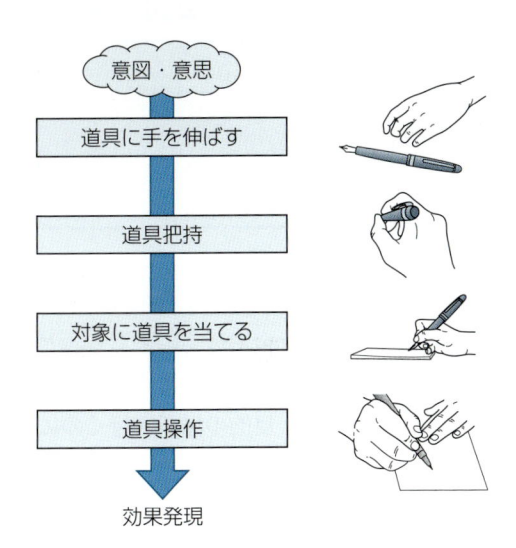

図 27-5 道具使用過程

道具使用は，使おうという目的を伴った意図や意思から，その効果を発現するまでに，道具に手を伸ばし，把持し，それを対象に当て，そこで道具を操作する過程である．例えば，ペンを使用することを考えてみる．手紙を書こうという意思のもと，ペンに手を伸ばし，ペンを把持し，便せん（対象）にペンを当て，その上でペンを操作し，字を書くという効果が発現される．

のみ限局した障害であることは，古典的な失行論では説明できない．行為に含まれる心理過程と頭頂葉機能それぞれについて，神経基盤に基づく発現メカニズムの検討が必要である．

Ⅶ 本例から学ぶ診察のポイント

①右手利きの左半球損傷例では失語のみならず，行為障害にも注意を向ける必要がある．本例は道具使用検査で障害を示唆する所見が観察された（➡[診察メモ]参照）．

②軽度の運動麻痺や感覚障害を伴う場合，観察された行為障害が感覚運動執行器官の問題ととらえるか，より高次の障害ととらえるかは，議論のあるところである．症例は到達運動や preshaping などが保存されているにもかかわらず，道具の把持だけに障害があったこと，感覚障害のない左手にも同様の障害が認められたことから，高次の行為障害であることが確認された．

③本例の障害を肢節運動失行，観念性失行，観念運動性失行の3つの古典的失行に当てはめることは，臨床的には重要でないと考える．道具使用に困難があることに着目すれば観念性失行と命名可能であるが，最終的には使用できたこと，錯行為が観察されないことから，古典的な観念性失行とは異なる．むしろ，道具使用過程を図 27-5 のように考え，この過程のどこに障害があるかをとらえたほうが実践的である．本例は，道具使用過程のうちの，道具固有の把持形態に合わせて道具を把持することに障害があった．

【参考文献】

1) 早川裕子, 藤井俊勝, 山鳥 重, 他. 道具把握のみに障害を呈した道具使用失行の1例. Brain Nerve. 2015; 67: 311-6.
2) Perenin M-T, Vighetto A. Optic apraxia: a specific disruption in visuomotor mechanisms. Brain. 1988; 111: 643-74.
3) Sirigu A, Cohen L, Duhamel J-R, et al. A selective impairment of hand posture for object utilization in apraxia. Cortex. 1995; 31: 41-55.
4) Buxbaum LJ, Sirigu A, Schwartz MF, et al. Cognitive representations of hand posture in ideomotor apraxia. Neuropsychologia. 2003; 41: 1091-113.
5) Lipmann H. Apraxie. Ergb Gesamte Med. 1920; 1: 516-43.

〈早川裕子〉

CASE 28

頭頂葉内側

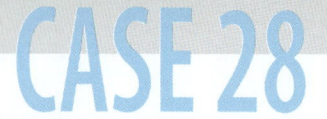

症例28　65歳　右利き男性　建築資材運搬業

主訴: **方向感覚がなくなった．**

I 現病歴

　某日，仕事中急に後頭部痛が出現した．同僚に送ってもらって帰宅したが，自宅近くに来ても，どの方向に行けば自宅があるのかわからなかった．心配になり，同日近医を受診した．頭部CTで脳出血が認められ，そのまま入院した．入院後も病院内の地理がわかりにくく，目的の場所に行くのに時間がかかった．

II 初診時現症

　神経学的には意識は清明で，見当識，知能も良好である．瞳孔は正円同大．視力障害はないが，対座法で左同名性半盲を認める．眼球運動に制限はない．筋力低下はなく，腱反射，筋緊張も正常である．感覚障害はみられない．

　神経心理学的には，発話は流暢で，聴覚的理解，復唱，呼称，読み書きに異常はなく，失語症はない．観念性失行，観念運動性失行，物体失認も認められない．線分二等分検査で，正中より右側をマークし，図形の模写では左側を描き落とすなど，左半側空間無視を認める（図28-1）．構成障害はみられない．エピソードの記憶は発症前，発症後ともよく保たれており，健忘症候群はない．

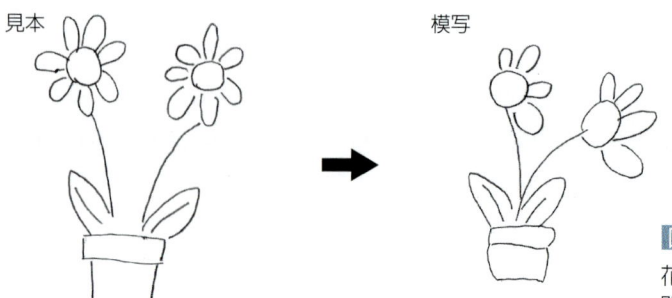

見本　　　　　模写　→

図 28-1 花の絵のコピー（左がモデル）
花びらの左半分を描き落とし，左半側空間無視がみられる．

III 高次脳機能障害に関する所見のまとめ

1. 地誌的失見当
2. 左半側空間無視

IV 症状診断のポイントと鑑別

　本例の「熟知した場所で道に迷う」という症状は意識障害，認知症，健忘症候群にはよらない．病院内での観察では迷い方は一定しておらず，左半側空間無視でも説明できない．したがって，本例は旧知の場所と新規の場所での地誌的失見当を呈していると考えられる（186頁，CASE 30の［用語メモ①］参照）．

道順障害[1, 2]　　　　　　　　　　　　　　　　　　　　　　　　　［用語メモ］

一度に見通せない空間内での自己の位置や，離れた2地点間の位置関係を定位できない症状である．目の前の街並（建物，風景）は何だかわかるが，頭の中で地図が描けない（目的地への方角がわからない）ために道に迷う．「一度に見通せない空間内」には，広い地域内だけではなく，通路の入り組んだビルの中など比較的狭い場所も含まれる．

V 詳細な検討および経過

地誌的失見当のタイプを明らかにするため，以下の検査を行った（186頁，CASE 30の［診察メモ］参照）．

1. 街並の認知・識別

本人にとって未知の建物の写真を見て，その特徴を口述することは可能であった．また，2つの写真の異同も判断できた．したがって，建物の形態認知には問題はないと考えられる．

2. 熟知した街並（建物・風景）の同定

旧知の場所では，自宅付近（旧知の場所）の写真を見せると，どこの風景かを直ちに言うことができた．新規の場所についても，病院内の写真（売店，検査室，待合室など）を見て，すぐにどこだかわかった．

3. 熟知した場所での建物の位置や方角の想起

自宅付近の地図を描かせると，主要な建物の位置をほとんど想起できず，記載したものにも位置の誤りがみられる（図28-2a）．これは，症状が改善した後に本人が描いた（図28-2b）と比較すると明らかである．病院内部の地図でも，風呂場や食堂の位置を誤っている（図28-3）．

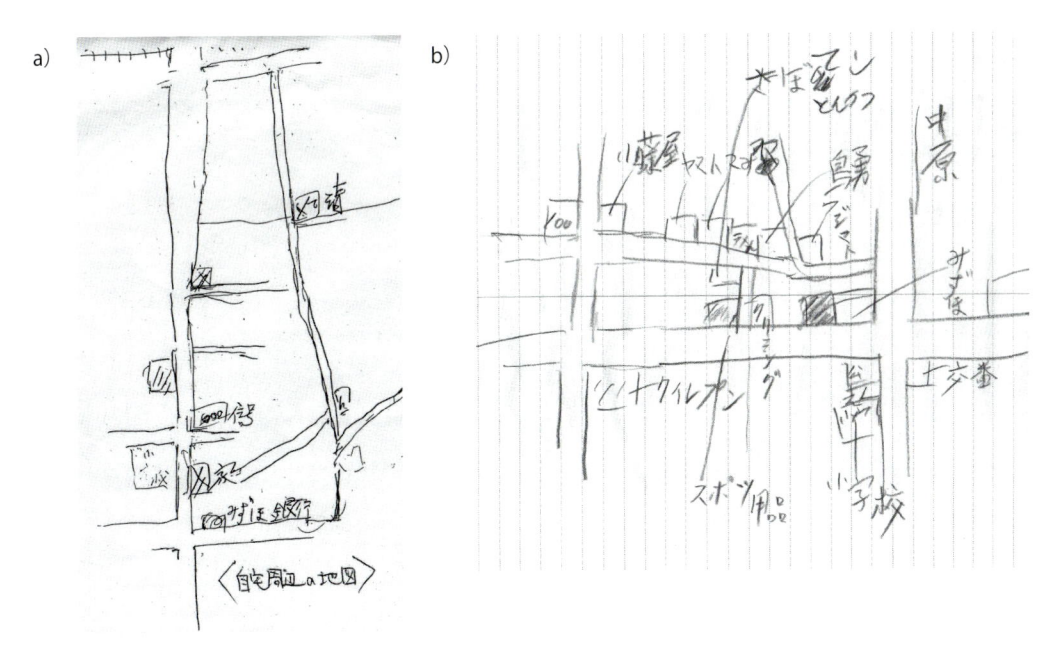

図 28-2 患者による自宅周辺の地図の描写
主要な建物の位置を想起できず，描いたものにも誤りがある（a）．これは症状消失時に本人が描いた地図（b）と比べると明らかである．

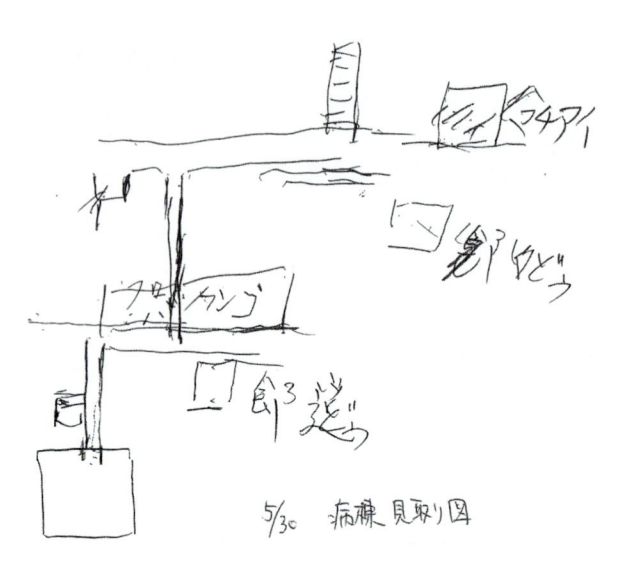

図 28-3 入院中の病院内の見取り図
風呂や食堂の位置に誤りがある．

　以上から，本例の呈した地誌的失見当は，「目の前にある建物・風景は何だかわかるが，頭の中で目的地までの地図が描けない(目的地までの方角がわからない)」ことによって道に迷う症状，すなわち道順障害と考えられる(➡[用語メモ]参照)．本例では，地誌的失見当は徐々に改善し，約1ヵ月後にはほぼ消失した．

Ⅵ　症状と病巣の関係

　頭部 CT では，右側の脳梁膨大後域から頭頂葉内側部にかけての高吸収域(血腫)を認める(図 28-4)．頭部 MRI(矢状断像)では，脳梁膨大後方の帯状回から楔前部にかけての低信号域(血腫)とその周囲の高信号域(浮腫)を認める(図 28-5)．これは旧知と新規の場所での道順障害の病巣(➡[診察メモ]参照)に合致している．

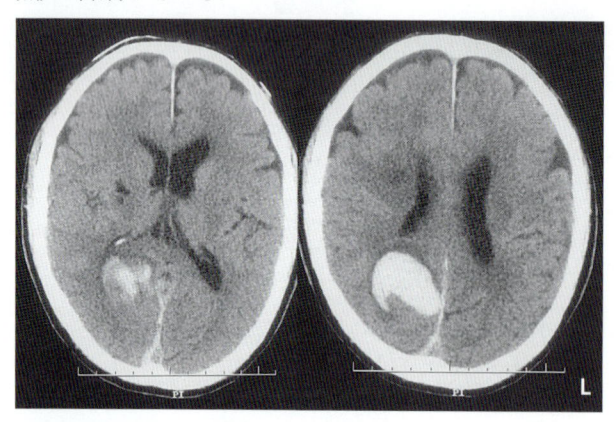

図 28-4 頭部 CT
右脳梁膨大後域から頭頂葉内側部にかけての高吸収域を認める．

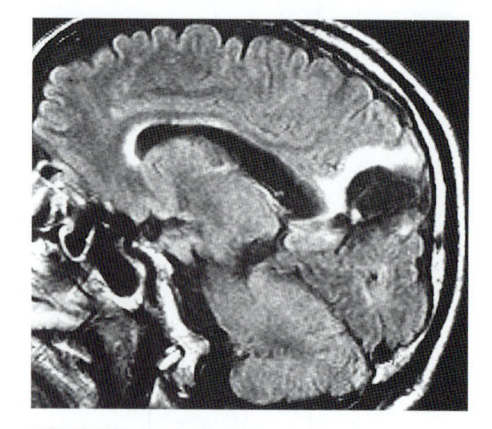

図 28-5 頭部 MRI(フレアー画像)
脳梁膨大の一部，脳梁膨大後方の帯状回，楔前部に周囲に高信号を伴う低信号域を認める．

街並失認と道順障害との鑑別（病巣）[1, 2]　　　［診察メモ］

図 28-6 は右半球内側面の模式図である．街並失認の病巣は，海馬傍回後部，舌状回前半部とそれらに隣接する紡錘状回にある．大部分は右一側，あるいは両側病変例である．新規の場所のみで街並失認を呈する症例の病巣は，海馬傍回後部（図の黒塗り部分）に限局していることが多い．一方，道順障害の病巣は脳梁膨大後域から頭頂葉内側部にある．右一側病変および両側病変例が多いが，街並失認と比べると左側病変例の割合が高い．新規の場所のみで道順障害を呈する症例の病巣は脳梁膨大後域（図の黒塗り部分）に限局している．

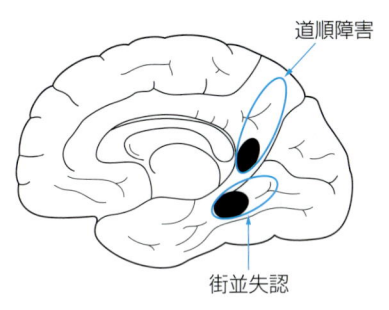

図 28-6 地誌的失見当の病巣

VII 本例から学ぶ診察のポイント

① 右側あるいは両側の脳梁膨大後域から頭頂葉内側部にかけての部位に病巣がある場合は，道順障害の存在を疑って問診を行うべきである．病因は同部の皮質下出血が多い．

②「熟知している場所で道に迷う」という症状は，地誌的失見当以外の神経症状，神経心理症状でも起こるため，これらとの鑑別が重要である．特に半側空間無視あるいは健忘症候群が合併しているときは，慎重に検討する必要がある．

③ 地誌的失見当の 2 つのタイプは，症候と病巣から鑑別する．症候では，特に熟知した場所での 1) 風景の同定，2) 建物の位置の想起，離れた 2 点間の方角の想起，の 2 つが重要であり，1) は写真，2) は地図の描写で確認する．病変部位も明らかに異なっている（➡［診察メモ］参照）．

④ 一側病変例では発症から数週〜数ヵ月で症状が消失する例が多い．両側病変例では持続性である．改善の過程で，まず旧知の場所での症状が消失し，一時的に新規の場所のみで地誌的失見当を呈することもある．

【参考文献】
1) 高橋伸佳．街を歩く神経心理学．東京：医学書院；2009．
2) 高橋伸佳．街並失認と道順障害．Brain Nerve. 2011; 63: 830-8.

〈高橋伸佳〉

Chapter 4 後頭葉

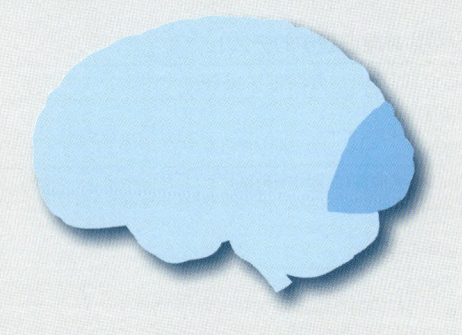

CASE 29

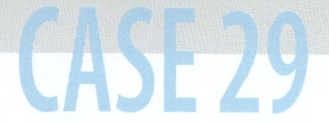

後頭葉外側

| 症例29 | 77歳　右利き男性　教育歴12年　元会社員 |

主訴: 仮名文字が読めない．

I 現病歴

　57歳より高血圧を指摘され，60歳から内服治療を受けていた．午前中に地域の会合に出席したところ，浮動性めまいとともに視野狭窄を自覚した．救急病院を受診し，CTで左後頭葉に出血を疑わせる高吸収域を認めたため，入院した．入院翌日，自分の名前，住所，誕生日が思い出せなくなったが，1週間で軽快した．1ヵ月後に新聞の文字が読めなくなっているのに気づいた．漢字仮名交じり文で，仮名のみが読めなくなっていた．退院後も仮名文字が読みづらい状態が続いたため，発症2ヵ月後に当院を紹介受診した．

II 初診時現症

　右下同名性四分盲と仮名の失読を認めた．
①WAIS-R 成人知能検査（表29-1）
　動作性IQが言語性IQに比べ低いのは，右下四分盲と後述する視覚認知障害によるものと考えられる．
②WAB 失語症検査（表29-1）
　自発話は流暢で，物品呼称，復唱，聴覚理解は正常範囲内であり，失語はない．しかし，読みは高

表29-1 神経心理学的テスト

WAIS-R 成人知能検査（発症7ヵ月後）	
言語性 IQ	112[a]
動作性 IQ	95[b]
WAB 失語症検査（発症1ヵ月後）	
自発話	
情報の内容	10/10
流暢度	10/10
呼称	8.9/10
物品呼称	60/60
復唱	10/10
聴覚理解	9.85/10
読み	5.58*/10
文章の理解	20*/40
漢字単語と物品の対応	3/3
仮名単語と物品の対応	1.5*/3
書字	8.85/10
写字	9.5*/10
漢字の書き取り	5/6
仮名の書き取り	6/6

*健常者の平均より2SD以上離れているもの
[a] 下位検査評価点：知識　12，数唱　10（順唱は5桁），単語　13，算数　9，理解　13，類似　14
[b] 下位検査評価点：絵画完成　10，絵画配列　10，積木模様　10，組合せ　8，符号　8

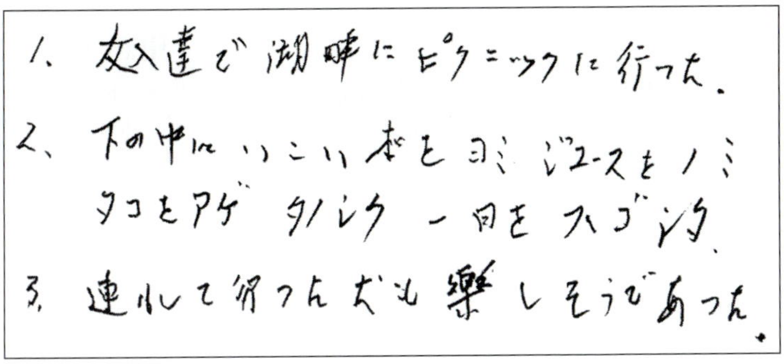

図 29-1 自発書字
WAB失語症検査の線画を見て書かせる課題．漢字・送り仮名で表記すべきところを片仮名表記している．

度に障害されていた．「文章の理解」で，漢字仮名交じり文を逐字読みし，特に仮名文字読みに時間を要し，仮名単語を読み誤ったり，とばして読んだりした．このため文章理解の成績が悪くなった．「文字単語と物品の対応」で，漢字単語の読みは6/6，対応する物品の指示は6/6であるのに対し，仮名単語の読みは3/6，対応する物品の指示は3/6で，いずれも読めなかったもので物品指示を誤った．書字も軽度障害されていた．線画を見ての自発書字では，漢字で書けない箇所を仮名書きし，また平仮名でなく，片仮名で表記したところもあった（図29-1）．これは異書性失書（151頁，CASE 24 の［用語メモ］参照）の特徴である．文字想起困難による漢字の失書は明らかであった．写字では，患者は一画一画，見本の文字を見ながら書いていた．

III 高次脳機能障害に関する所見のまとめ

1. 右下同名性四分盲
2. 逐字読み（letter-by-letter reading）を特徴とする仮名の失読
3. 漢字の想起困難に基づく失書

IV 症状診断のポイントと鑑別

初診時の診断は角回性失読失書であった．純粋失読（失書を伴わない失読，➡［用語メモ］参照）を疑ったら，本人の書いたものを後で読ませ，読めるかどうかの確認をする必要がある．またなぞり読みをさせ，これで読字が改善するかも確認する必要がある．ベッドサイドの簡単な診察でも，視野障害，失読・失書の評価は可能であるが，読み書きのより正確な評価には標準失語症検査（SLTA）やWAB失語症検査が必須である．

純粋失読に軽度の漢字の失書（多くは文字想起困難）が合併することはよく知られている．この場合，書字障害がどのくらいあれば，失読失書といったほうがいいかということに関する明確な基準は存在しない．常識的には書字障害に比べ，読字障害が重篤なことがまず純粋失読を疑う所見である．他方，失読失書では書字の障害のほうが読みの障害より大きい．

逐字読みがみられれば，純粋失読の可能性が高まる．ちなみに欧米では，純粋失読は逐字読みと同義と考えられている．しかし厳密にはこれは正しくない．なぜなら，逐字読みは純粋失読のみならず，角回性失読失書[2]や側頭葉後下部型の失読失書[3]でもみられることがあるからである．いずれにせよ，読みの障害が逐字読みを特徴とするかどうか見極めるのは大事である．逐字読みは1文字1文字を継時的に読むやり方で，欧米では単語の文字をアルファベット読みする（例. dog を「ディー・オー・ジー」と読む）のですぐわかるが，日本語の場合，仮名文字1文字と音がほぼ1対1に対応するため，ゆっくりした読み方になるだけである．したがって，読むスピードに注意を払わないと，逐字読みを

> [用語メモ]
>
> **純粋失読，失読失書，純粋失書**
>
> 失語によらない読み書きの障害は，失読および失書とよばれるが，両者は合併することもあれば，単独で出現することもある．失書を伴わない失読を純粋失読，失読と失書の合併したものを失読失書，失読を伴わない失書を純粋失書とよぶ．純粋失読に軽度の失書が出現することは知られている．同様に純粋失書に軽度の失読が出現することもありうる．純粋失読には以下のような，特徴が知られている．
> ①文字，単語ともに読めない．このため単語読みは1文字ずつ読む逐字読み(letter-by-letter reading)になる．逐字読みもできない重症例は全失読(global alexia)という．
> ②読みに比べて，書字は保たれる．
> ③患者は自分の書いたものも読めない．
> ④読めない文字を手でなぞると，読みに成功することがある．
> ⑤文字数(語の長さ)が多くなるほど，読みに時間を要し，誤りも多くなる〔文字数(語長)効果(word-length effect)〕．

指摘するのは難しい．逐字読みがあるかどうかはっきりしない場合は，仮名非単語を読ませることである．語彙の情報がないので，仮名単語を読むときよりよほど難しくなる．

V 詳細な検討および経過

①漢字・仮名読み書きテスト(小学校3年までに習う漢字100字とその平仮名読み)(表29-2)

本検査は，漢字・仮名がどの程度障害されているかを明らかにするために行った．正答数では，仮名読みが漢字読みより有意に低下しており，また漢字書字が仮名書字より有意に低下していた(いずれもFisherの直接確率計算による)．仮名読み，漢字書字により時間を要していることは明らかである．なぞり読みは大部分の仮名読みで有効であった．

表29-2 特殊な神経心理学的テスト

I. 漢字・仮名読み書きテスト(漢字100字とその仮名読み，カッコ内は所要時間，発症2ヵ月後)	
漢字読み	99(2分)
仮名読み	83*(16分*)a
漢字書字	79*(23分*)
仮名書字	96*(11分)
II. 漢字・仮名文字読みテスト(発症3ヵ月後)	
1文字仮名読み	31*/46(6分*，1文字あたり7.8秒)b
2文字漢字単語読み	96*/100(4分*)
3文字仮名単語読み	82*/100(16分*，1単語あたり10.1秒)
5文字仮名単語読み	44*/50(11分*，1単語あたり13.4秒)
III. 視覚弁別テスト(発症4ヵ月後)	
線分の長さ(/12)	12
円の大きさ(/12)	12
平行・非平行(/12)	12
円・楕円(/12)	9*
正方形・長方形(/12)	8*
点の相対的位置(/12)	12
正方形・平行四辺形(/12)	12
角度の開き(/12)	12

*正答率，または所要時間が健常者の平均より2SD以上離れているもの
a なぞり読みは，誤読した17単語中15単語で有効であった
b なぞり読みは，試行した29文字中18文字で有効であった

②漢字・仮名文字読みテスト（表 29-2）

　仮名文字読みテストは語長効果（文字数効果）をみるためのものである．語長効果は，逐字読みを定量的に評価したものといえる．まず仮名 1 文字の読みから始め，つぎに 3 文字，5 文字と文字数を多くしていった場合に，読み誤りがないか，読みに時間がかかるかどうかをみる．本例では，正答率が文字数に応じてむしろ上がっていったが，文字数が多くなるほど，健常者より明らかに時間がかかった．

　2 文字漢字単語読みはわずかに健常者より下回っていた．所要時間も余計かかっているが，これは右下四分盲の影響も無視できない．半盲があるだけでも，読みに要する時間は長くなる[4,5]．

③要素的視覚弁別テスト（表 29-2）

　仮名の 1 文字読みの障害が何に基づくものなのかを明らかにするために，視覚弁別課題を行った．本検査は，2 つの図形または線分などをカード上に描いたものを呈示し，異同判断を求めるものである．線分の長さ，円の大きさ，平行・非平行，点の上下端からの相対的位置，正方形・平行四辺形，角度の大きさの区別は可能であったが，円と楕円（長軸が短軸の 10％分長くなっている），正方形と長方形（長辺が短辺の 10％分長くなっている）の区別は困難であった．軽度の視覚認知障害があるといえる．

　仮名の失読は 1 年後にはかなり改善したが，逐字読み，語長効果は依然あり，失読症状は 10 年経っても回復しなかった．

Ⅵ　症状と病巣の関係

　仮名の失読は角回性失読失書でも出現する．しかも角回性失読失書における仮名の失読でも逐字読みがみられる〔CASE 24（148 頁）参照〕．鑑別点は，失書がどの程度合併するかということである．

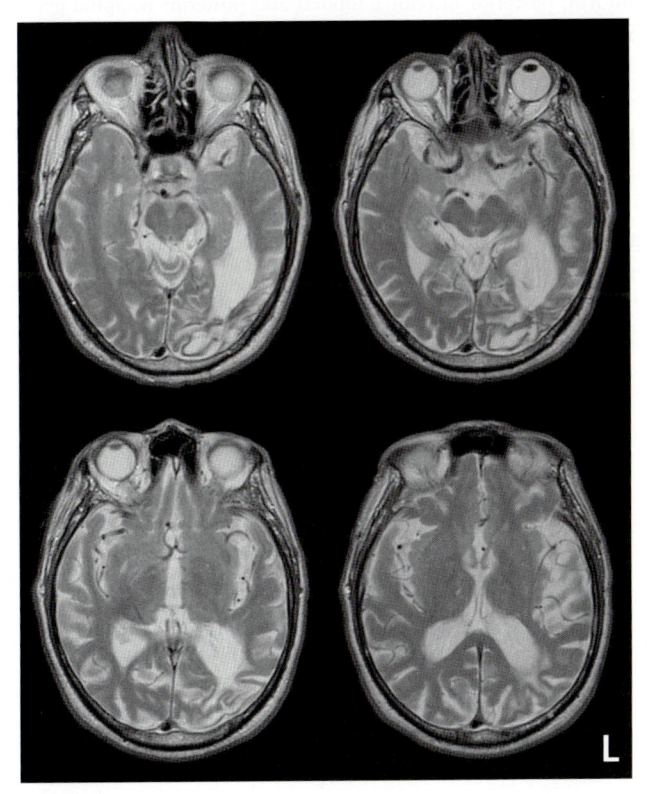

図 29-2 MRI T2 強調水平断画像（発症 5 年後）
左後頭葉外側の中・下後頭回の皮質下にヘモジデリン沈着を伴う高信号域を認める．左側脳室下角は代償性に拡大している．

角回性失読失書の場合は，失書のほうが重篤である[2]．

本例の病巣は左後頭葉後部の視覚連合野にあたる中・下後頭回（18/19 野）の皮質下である（図 29-2）．その後，筆者らは仮名の純粋失読を呈した後頭葉後部病変 5 例を追加検討し，共通する病巣が紡錘状回・下後頭回（18/19 野）であることを明らかにした[6]．同じ紡錘状回の病巣で，ここより前方の紡錘状回中部（37 野）が損傷されると，漢字に著明な純粋失読が出現する[7]．さらにその外側の紡錘状回中部・下側頭回後部（37 野）が損傷されると，漢字の失読失書（いわゆる側頭葉後下部型の失読失書[8]）が出現する．同じ 37 野でも，中・下側頭回後部のみの病変では漢字の純粋失書[9]になる．

Ⅶ 本例から学ぶ診察のポイント

仮名文字が読めないことが主訴であったが，軽症の場合，本人もこの障害に気づいていないことがある．一般に純粋失読患者では，新聞や本を読むスピードが落ちたり，テレビのテロップが追えなくなったりしたと訴えることが多い．

【参考文献】

1) Sakurai Y, Ichikawa Y, Mannen T. Pure alexia from a posterior occipital lesion. Neurology. 2001; 56: 778-81.
2) Sakurai Y, Asami M, Mannen T. Alexia and agraphia with lesions of the angular and supramarginal gyri: evidence for the disruption of sequential processing. J Neurol Sci. 2010; 288: 25-33.
3) Sakurai Y, Takeuchi S, Takada T, et al. Alexia caused by a fusiform or posterior inferior temporal lesion. J Neurol Sci. 2000; 178: 42-51. Erratum in: J Neurol Sci. 2001; 182: 173-4.
4) Leff AP, Scott SK, Crewes H, et al. Impaired reading in patients with right hemianopia. Ann Neurol. 2000; 47: 171-8.
5) Sakurai Y. Varieties of alexia from fusiform, posterior inferior temporal and posterior occipital gyrus lesions. Behav Neurol. 2004; 15: 35-50.
6) Sakurai Y, Terao Y, Ichikawa Y, et al. Pure alexia for kana. Characterization of alexia with lesions of the inferior occipital cortex. J Neurol Sci. 2008; 268: 48-59.
7) Sakurai Y, Yagishita A, Goto Y, et al. Fusiform type alexia: pure alexia for words in contrast to posterior occipital type pure alexia for letters. J Neurol Sci. 2006; 247: 81-92.
8) 岩田　誠．左側頭葉後下部と漢字の読み書き．失語症研究．1988; 8: 146-52.
9) Sakurai Y, Mimura I, Mannen T. Agraphia for kanji resulting from a left posterior middle temporal gyrus lesion. Behav Neurol. 2008; 19: 93-106.

〈櫻井靖久〉

CASE 30

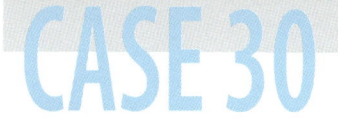

後頭葉内側

症例30 70歳　右利き男性　農業

主訴： 道に迷う．人の顔がわからない．

I 現病歴

某日午前3時ごろ，目を覚ましたところ，眼前がぼやけて見にくかった．同日近医を受診し，脳梗塞と診断された．その後，視力の回復とともに家族，知人などの顔を見ても誰だかわからないことに気づいた．しかし，声を聞けばすぐにわかった．同時に自宅付近などの以前からよく知っている場所で道に迷うようになった．約1ヵ月後，筆者の施設を受診した．

II 初診時現症

神経学的には意識は清明で，見当識も良好である．瞳孔は正円同大，対光反射は迅速である．両眼の視力低下（初期は0.1以下，その後徐々に回復）と対座法にて左同名性半盲を認める．他の脳神経に異常はない．四肢の運動，感覚にも異常を認めない．

神経心理学的には，発話は流暢で，聴覚的理解，呼称，復唱，読み，書きに異常はなく，失語症はみられない．観念性失行，観念運動性失行なし．花の絵の模写で，左半分を描き落とし，左半側空間無視を認める（図30-1）．立方体を模写すると平面的な絵となり，Kohs立方体検査では第2施行がまったく困難で，構成障害もみられる．物品を見て呼称することは可能で物体失認はない．後述するように，地誌的失見当が疑われる．発症前後のエピソードの記憶は正確で，健忘症候群はみられない．WAIS成人知能検査では，言語性IQ 115，動作性IQ 62，総合IQ 96と，動作性IQの低下を認めた．

数ヵ月後，「家族の顔を見ても誰だかわからない」という訴えに対し，家族6人の顔写真を見せ「誰か」と尋ねたところ，正解できたのは1人のみであった．また，何度も会っている外来担当医も顔を見ただけではわからず，声を聞いたりや名札を見たりして区別していた．しかし，本人にとって未知の顔写真を見てその特徴を口述したり，2枚の顔写真を見てその異同を識別したりすることは可能であった．以上から，この症状は相貌失認と考えられた．

III 高次脳機能障害に関する所見のまとめ

1. 地誌的失見当
2. 相貌失認
3. 左半側空間無視
4. 構成障害

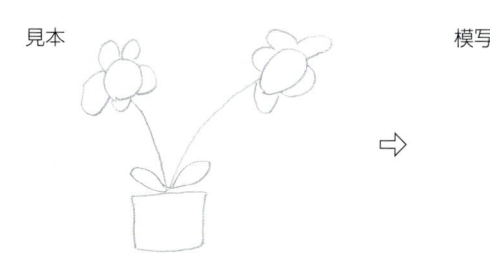

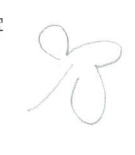

図30-1 花の絵の模写（左がモデル，右が患者の描いた絵）
左半分を描き落とし，左半側空間無視を認める．

IV 症状診断のポイントと鑑別

「よく知った場所で道に迷う」という訴えに対しては，患者の自宅が通院中の病院から徒歩圏内にあったため，筆者が患者に同行して観察した．自宅付近でも「風景が初めて見るようでピンとこない」と言い，看板の文字などで場所を確認していた．自宅の前まで来たがそれと気づかず通り過ぎてしまい，妻がそれを指摘すると引き返した．再び自宅前まで戻ってもやはり自宅と気づかず，郵便受けや塀の模様を見て初めてそれとわかった．本症例では認知症はなく（WAISの動作性IQの低下は合併する左半側空間無視や構成障害の影響が大きいと考える），健忘症候群もみられない．道の迷い方も左の通路のみを無視するわけではなく，ランダムであり，左半側空間無視によるものでもない．以上から，この症状を地誌的失見当と診断した（➡[用語メモ①]参照）．

V 詳細な検討および経過

地誌的失見当のタイプを明らかにするため，以下の検査を行った（➡[診察メモ]参照）．

1. 街並の認知・識別

本人にとって未知の建物・風景の写真を呈示し，その特徴について尋ねたところ，細部まで正確に述べることができた．2枚の写真を呈示し（計10組），その異同を尋ねると，すべて正解した．建物・風景の形態自体は正しく認知できていると判断される．

地誌的失見当[1,2]　　　　　　　　　　　　　　　　　　　　　　　　　　　　　　　　　[用語メモ①]

熟知している場所で道に迷う症状を地誌的失見当という．ただし，他の神経症状（意識障害，認知症など）や神経心理症状（健忘症候群，半側空間無視など）による場合は除く．逆向性や前向性の記憶障害があれば，場所を想起（旧知の場所）あるいは記銘（新規の場所）できずに道に迷う．左半側空間無視があると，道の左側にある通路に気づかず直進してしまい，道に迷うことがある．また，「熟知している場所」には，自宅や職場付近など発症以前から熟知していた場所（旧知の場所）のほかに，入院した病院内，通院を始めた病院への経路など，発症後熟知するはずの場所（新規の場所）も含まれる．地誌的失見当とほぼ同義に用いられている用語として，地誌的見当識障害，地誌的障害，地理的障害，地誌的失認などがある．
地誌的失見当は，症候，病巣の違いから大きく2つに分けられる．視覚性失認の一型である「街並失認」と，視空間失認の一型である「道順障害」である．

街並失認と道順障害との鑑別（症候）[1,2]　　　　　　　　　　　　　　　　　　　　　　　[診察メモ]

街並失認と道順障害とを鑑別するための検査を下表に示す（具体的内容は本文参照）．旧知の場所と新規の場所の両方について検査する．地誌的失見当の症例では，両者で症状がみられるのが一般的であるが，なかには新規の場所のみの症例もある．また，経過とともに旧知の場所での症状が改善し，新規の場所のみで症状を呈する場合もある．

	街並失認	道順障害
1. 街並の認知・識別	○	○
2. 熟知した街並（建物・風景）の同定		
旧知の場所	×（稀に○）	○
新規の場所	×	○
3. 熟知した場所での建物の位置や方角の想起		
旧知の場所	○	×（稀に○）
新規の場所	○	×

2. 熟知した街並（建物・風景）の同定

「旧知の場所」については，自宅や自宅付近の建物・風景の写真を何枚か用意して，それらを知っているかどうか尋ねた．「新規の場所」には，通院している病院内の写真を用いた．これらの写真には，看板や標識など場所を示すヒントになるものは写っていない．結果は，呈示した写真すべてに「見覚えがない」と答えた．①の結果も考え合わせると，「写真に写っているのが建物・風景であることやその形態は細部まできちんと見えているが，それが何だか，どこだかわからない」という状態と考えられる．

自宅の外観を想起できるか尋ねると「思い出せない」と言い，絵を描いてもらうと，部分的な絵しか描けなかった（図30-2）．これは脳内に貯蔵されている視覚像へのアクセスの障害か，あるいは視覚像自体が消失していることを意味している．

3. 熟知した場所での建物の位置や方角の想起

旧知の場所では，自宅と病院間の地図は正確に描くことができた（図30-3）．離れた2点間の方角の想起も可能であった．新規の場所では，病院内の玄関から外来などへの道順を正確に口述することができた．

以上から，本症例の呈した地誌的失見当は，「頭の中で目的地までの地図は描けるが，目の前の建物・風景が同定できないため道をたどる上での指標にならない」ことによって道に迷う症状，すなわち街並失認と考えられる（➡［用語メモ②］参照）．

地誌的失見当は数年後には改善し，同時に自宅の外観の想起も可能となった．したがって，②に記

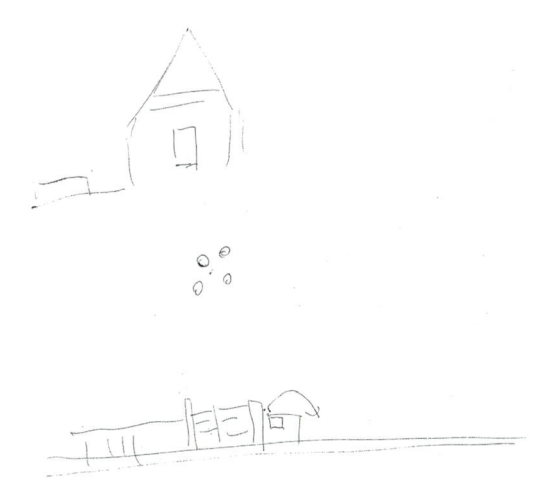

図 30-2 自宅正面の外観を想起して描いた図
屋根，塀，門など一部は想起できたが，他は「思い出せない」と言う．（高橋伸佳，街を歩く神経心理学．東京：医学書院；2009より許可を得て転載）[1]

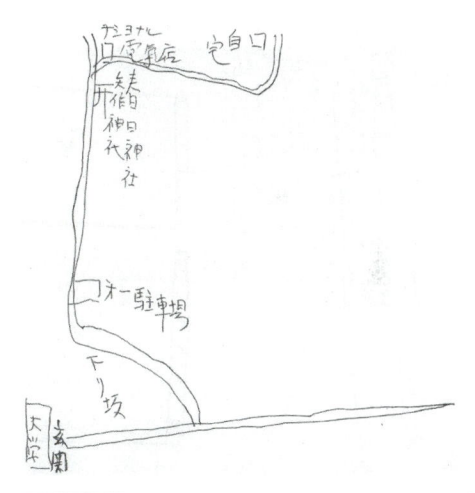

図 30-3 通院中の大学病院から自宅までの地図の描写
道も途中にある建物とその位置も正確に描けている．（高橋伸佳，街を歩く神経心理学．東京：医学書院；2009より許可を得て転載）[1]

街並失認[1,2]　　　　　　　　　　　　　　　　　　　　　　　　　　　　　　　　　　　　　　　［用語メモ②］

熟知しているはずの街並（建物や風景）を見ても，それが何の建物か，どこの風景か同定できない症状である．頭の中で目的地までの地図は描けるが，周囲の風景が道をたどる上での指標にならないために道に迷う．「環境失認」や「場所失認」も同義である．相貌失認と共通する病態が想定されており，本例のように，両者が合併する場合もある．

載した想起障害は，視覚像へのアクセスの障害と考えられた．

Ⅵ 症状と病巣の関係

MRIでは，右側の海馬傍回，舌状回，紡錘状回，楔部に低信号域を認める（図30-4）．この部位には，街並失認の責任病巣である，海馬傍回後部および舌状回前半部とそれらに隣接する紡錘状回が含まれる（地誌的失見当（道順障害）；➡［診察メモ］参照）．PETでも，病巣は右側頭後頭葉内側部に限局し，左半球には異常はみられない（図30-5）．

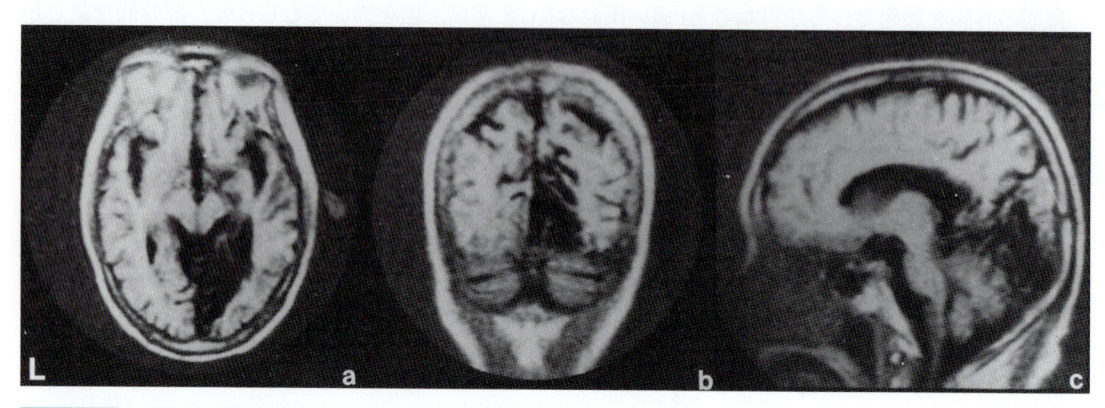

図30-4 MRI（T1強調画像：a 水平断像，b 冠状断像，c 矢状断像）
右海馬傍回，舌状回，紡錘状回，楔部に低信号域を認める．
（高橋伸佳，街を歩く神経心理学．東京：医学書院；2009より許可を得て転載）[1]

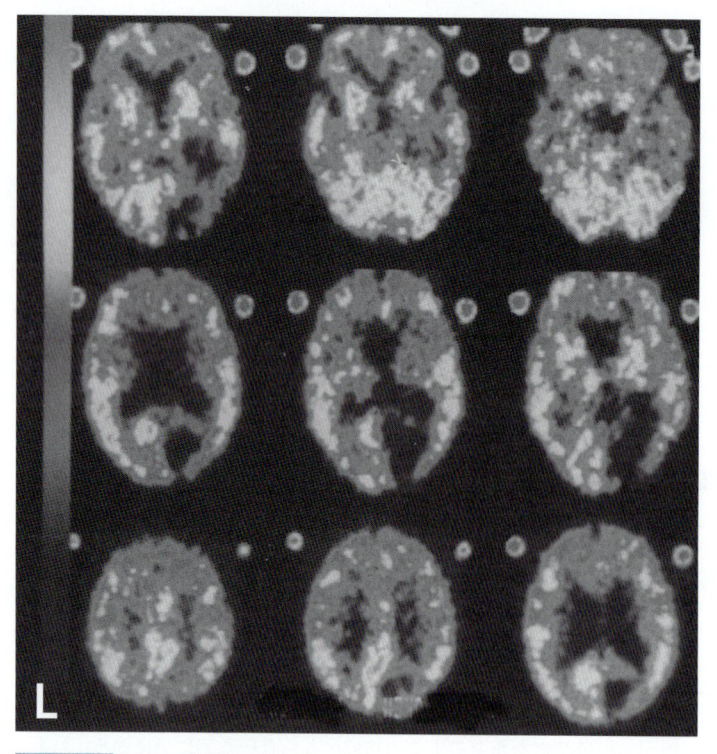

図30-5 PET（CMRO$_2$）
右側頭後頭葉内側部に酸素消費量の低下を認める．
（高橋伸佳，街を歩く神経心理学．東京：医学書院；2009より許可を得て転載．一部改変）[1]

Ⅶ 本例から学ぶ診察のポイント

①右側あるいは両側の海馬傍回を含む側頭後頭葉内側部に病巣がある場合は，街並失認の存在を疑って問診を行うべきである．病因は後大脳動脈領域の脳梗塞が多い．

②「道に迷う」という症状を地誌的失見当と診断するには，「他の神経症状，神経心理症状では説明できない」という点が重要である．特に，左半側空間無視や健忘症候群が明らかな場合は，それらによる症状でないかを慎重に検討する必要がある．

③地誌的失見当と確定したら，次は[診察メモ]で示した諸項目を検査することによって街並失認と道順障害とを鑑別する．この場合，旧知の場所と新規の場所に分けて検査することがポイントである．

【参考文献】
1) 高橋伸佳．街を歩く神経心理学．東京：医学書院；2009．
2) 高橋伸佳．街並失認と道順障害．Brain Nerve. 2011; 63: 830-8.

〈高橋伸佳〉

CASE 31

後頭葉内側

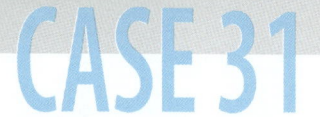

症例31　78歳　右利き男性　教育歴16年　元国鉄駅長

主訴： 物を見ても何かわからない．字が読めない．顔を見ても誰かわからない．色がなく白黒の世界に見える．

I 現病歴

　先天性色覚障害の既往なし．2年前に約2週間だけ文字が読めなくなり，左後頭葉の脳梗塞の診断で入院した．このとき，右上四分視野の同名性の感度低下を認めた．今回，急性の意識低下で入院，数時間後の意識回復時より，物品を見ても何だかわからず，字が読めず，顔を見ても誰かわからないことを自覚した．病棟内や外泊時の自宅付近で道に迷った．4日後の他科受信時に，物の色が話題になり，色が見えていないことに本人が気づいた．これらの症状を訴えたため，当科に紹介された[1]．

II 初診時現症

　意識清明で診察に協力的，物品や文字，顔を見ても同定できないことに対する病識があった．「見えるが，わからない」と語ったが，どのようにわからないのかは「言い表せない」と答えた．色が見えないことにも病識があり「白黒の世界です」と語った．対座法[2]で両側の上四分盲，すなわち上水平半盲を認めたが，中心付近の視野は十分に保たれていた．紙に細い線で描いた2 mmほどの幾何図形も正しく呼称できたので視力は正常と考えられた．同じことを，部屋を薄暗くして行っても，鉛筆で紙上に薄く描いた図形で行っても呼称できた．したがって，明暗の差（コントラスト）の感度にも大きな問題はないと思われた．そのほか，眼球運動を含め，特記すべき神経学的所見はなかった．

　発症前と意識回復後の病歴を正確に語り，出来事記憶に問題はなかった．数の順唱は7個可能で，全般的注意や即時記憶に明らかな問題はなかった．診察時，左右どちらかの側にあるものに気づきにくい様子もなく，線分二等分や線分抹消にも異常なかったので，半側空間無視はないと考えられた．道具の使用や使用の身振りなどには問題がなく，失行はないと思われた．診察時の指示に従い，正しく受け答えできたので失語はないと考えられた．

① 色覚

　石原式色覚検査では，全問指でなぞることもできなかった．見せられた色の名前を言う，言われた色を指さす，同じ色を選ぶ，いずれの課題もできなかったが，名を言われた物の色を言う課題では誤りがなかった（表31-1）．したがって大脳性色覚障害があると考えられた．

② 物品の認識

　円，三角形，円柱などの幾何図形を見せるとすぐに呼称できた．しかし，鉛筆，カップ，消しゴム，ミカンなどの実物品を見せて何であるか尋ねると，正答できないことが多かった．物品の名前を言わなくても，用途や特徴を言ったり使い方を身振りで示したりの間接的な方法でよいと説明しても，正しい反応はみられなかった．正答するときも，解答までに時間がかかり自信のない様子であった．腕時計は数秒見て，確信をもって正答した．しかし，少し後に秒針を止めて見せるとわからなかった．どの物品も目隠しして触らせれば，すぐに正答した．特徴ある音が出る物品は，その音を聞かせるとすぐに正答した．見てわからなかった物品についても，物品の名前をあげてどんなものか説明を求めると，例えばミカンに対して「主として関東地方より南の地方，例えば静岡県，愛媛県，和歌山県でとれるすっぱい果物．皮をむいて食べる．色は橙色．楕円形をしていて，中が房になっ

表31-1 検査成績

項目		
色彩認知		
石原式色覚検査（指なぞりで解答）		全問不能
見せられた色の名前を言う(16)		2
言われた色を指さす(16)		0
同じ色を選ぶ(16)		0
言われた物の色を言う(10)		10
矯正視力（ランドルト環）		
3 m	右眼	0.4
	左眼	0.5
近点	右眼	0.4
	左眼	0.5
知能		
WAIS-R 成人知能検査		
言語性 IQ		112
動作性 IQ		59
全 IQ		86
全般的注意（即時記憶）		
数の順唱		7
半側空間無視		
線分二等分(200 mm 線分，10 回施行)		すべて偏位 2 mm 以下
線分抹消(5 回施行)		すべてつけ落としなし
言語		
WAB 失語症検査		
失語指数 [97.7 ± 3.0]		80.9
		誤りは，視覚性物体失認，失認性失読，大脳性色覚障害によるもののみ
行為		
WAB 失語症検査の行為(60)		60
意味記憶		
物品名を言われて定義する(20)		20
定義を聞いて物品名を言う(20)		20
実物品の同定		
呼称(55)		20
身振りなどで示す(55)		20
同じグループの物品を選ぶ：4択(5)		0
見てわからなかった実物品を触って呼称(24)		20
物品の線画の呼称(100)		9
網掛けした線画の呼称(20)		0

（　）内は得点の上限．[　]内は健常対照者の平均値と標準偏差．

ている」と答えるなど，その物についての知識は保たれていることがうかがわれた．わからない物品は触って確かめようとした．その際，物品に手を伸ばしたり形に合わせてつかんだりすることは，すばやく正確に行えた．

③文字の認識

　文字は，1字でも単語でも，読めないものが多かった．仮名より漢字のほうが著しく不良だった．読めない文字も，自身の指でなぞると読めることが多かった．また，検者が空書や板書をする指の

動きを見ると，読めることが多かった．検者が「偏と旁」など漢字の構造を言うと，何という字か言えた．自分で文章を書くときには流暢で，ほとんど誤りがなかった．しかし，自分が書いた文字も，短時間の後にまた見せると読めなかった．文字を写すときにも誤りはないが，絵を写し取るようにして時間がかかり，部分のバランスは不完全だった．

④顔の認識

家族の顔を見ても誰かわからず「全体の雰囲気や服装の大まかな特徴で推定する」と述べた．声を聞けばすぐ誰かわかった．表情の動きはすぐわかり，口の動きを見て何と言っているかを当てることもできた．

Ⅲ 高次脳機能障害に関する所見のまとめ

1. 大脳性色覚障害
2. 視覚性物体失認
3. 失認性失読
4. 相貌失認

Ⅳ 症状診断のポイントと鑑別

「失認（agnosia）」は，1）要素的感覚の障害，2）知能の低下，3）注意の障害，4）失語による呼称障害，5）刺激に対する知識（意味記憶）のなさの，いずれによっても説明できない対象認識の障害と定義される[3]．しかも，6）その障害は特定の感覚様式に限ったもので，他の感覚を通せばその対象が何であるかわかる．このような障害が視覚に生じた場合が，視覚性失認（visual agnosia）である．視覚性失認と似た症状に「視覚性失語」がある．それが何かはわかっているのに，対象を見たときにだけ名前が言えない．触ったり音を聞いたりすれば名前が言える．名前が言えないものの用途や特徴を言ったり，使用法を身振りで示したり，同じ種類のものどうしをグループ分けしたりできることを確かめれば，視覚性失認と見分けることができる．

古典的には，視覚性失認は障害される情報処理の段階の観点から知覚型（aperceptive type，統覚型）と連合型（associative type）に2分されてきた．知覚型は視覚的な特徴を1つの全体にまとめることができないために生じ，連合型はまとめあげた結果を意味と結びつけることができないために生じると考えられた．また，両者を区別するためのテストとして，知覚型では対象の模写や同じものの選択ができないが，連合型ではこれらができるという基準が提案された[4]．しかし，上記の連合型の基準を満たす症例の中には，模写は正確にできるものの，長い時間をかけて各部分をばらばらに写し取っていくだけであり，対象全体の把握が正常とはとてもいえないような症例のほうがむしろ多いことが明らかとなり，連合型とは区別して「統合型（integrative type）」と名づけられた[5]．したがって，視覚性失認は次のような3つのグループに分けて考えることができよう[6]．1）知覚型：要素的感覚によりとらえた特徴を部分的な形にすらまとめあげることができないので，形がまったくわからない．三角形などの単純な幾何図形でもわからない．したがって，模写ができない．視覚性形態失認ともよばれる．2）統合型：まとめあげた部分的な形を全体の形と関係づけられない．したがって，模写はできるが，各部分をばらばらに写し取る形で，ゆっくりとしかできない．また，見せる時間を短くしたり，視覚的な雑音を加えたりすると，わからなさが増す．3）連合型：これらの段階は完了しているが，それを意味と結びつけることができない．したがって，模写がすばやく正確にできる．また，見せる時間を短くしたり，視覚的な雑音を加えたりしても，わからなさは変わらない[7]．意味アクセス型[5]

ともよばれる．

　形がまったくわからない知覚型視覚性失認では，特定の種類の対象だけが認識できなくなるという現象は起こりえない．しかし，統合型や連合型の視覚性失認ではそのような現象が起こる．認識できない対象と，症状の名前の組み合わせは以下のようである．1)物品→視覚性物体失認(visual object agnosia)，2)文字→失認性失読，3)顔→相貌失認，4)風景→街並失認．これらの症状はいくつかが組む合わさった形でも生じるが，それぞれ単独でも生じることが確かめられている．

　本例は，視力やコントラスト感度に問題なく，物を詳しく見るのに必要な中心視野は十分に保たれていた．色覚障害だけでは，同定に色が必須の対象を除き，視覚による対象認識には問題を生じない．したがって，障害を説明するような1)要素的感覚の障害はなかった．2)知能の低下を思わせるような失敗はみられなかった．3)全般的注意の障害や半側空間無視もなかった．4)失語もなかった．ミカンの例のように5)対象についての意味記憶も保たれていた．しかし，対象を見ても何だかわからなかった．一方，同じ対象を，触ったりなぞったり，音や声を聞いたりすればすぐにわかった．したがって，6)視覚に限った障害であることがわかる．以上より，本例には視覚性失認があると考えられた．

　幾何図形の形はわかったので，知覚型の視覚性失認ではない．統合型か連合型か判断するには，模写をするときの様子，見せる時間の違いや視覚的雑音の有無に対する反応などを確認する必要がある．上記の特徴の有無をさらに検討する必要がある．認識できない対象の種類は物品，文字，顔であり，本例の視覚性失認の内訳としては，1)視覚性物体失認，2)失認性失読，および3)相貌失認があると考えられた．出来事記憶の障害がないのに病棟や自宅付近で迷う理由としては視覚性物体失認と4)街並失認が考えられたが，道順がわからないためではないことの確認が必要であった．

　視覚性物体失認には，物品について形以外の意味記憶は取り出せるのに，その正確な形のみが思い出せない症例と，形も正確に思い出せる症例とがある[5]．一方，物品の形が思い出せないのに視覚性物体失認のない症例[8]もある．したがって，物の形を思い出すための機能と，物が何であるかを知るための機能とは独立していることがうかがわれる．本例が，物品の形を正確に思い出せるかの確認も必要であった．

　以下に述べる詳細な検査では，物品の認識の問題が，1)視覚性失認の定義を満たすことの量的な確認を行い，2)統合型と連合型のいずれに当たるか，3)物の形が正しく思い出せるかの検討を行った．また，4)病棟や自宅付近で道に迷う理由の検討を行った．

V 詳細な検討

1. 視覚性失認の定義を満たすことの量的な確認

　ゴールドマン視野計による測定で上水平半盲を認めたが，中心視野は保たれていた．表31-1に示したように，視力，(言語性)知能，注意，言語の標準的検査には問題がなかった．検査者が物品の名を言ってどんなものか定義してもらうと，すべて正しく答えた．しかし，実物品を見せて名前を言わせると正答が半数以下だった．答えを用途や特徴の口述，身振りで示させても同様だった．同じグループの物品を選ぶ課題もできなかった．以上より，視覚性失認の定義を満たすことが確認された．

2. 統合型と連合型のいずれにあたるか

　見てわからない物品についてどう見えるか質問すると，例えば懐中電灯に対して「台があって，20cmほどの細い柱がついている，……寒暖計らしい」と答えた．図31-1a上段のような線画の模写は，下段のようにほぼ正確だった．しかし，あちらの一部こちらの一部というように全体の見通しなくば

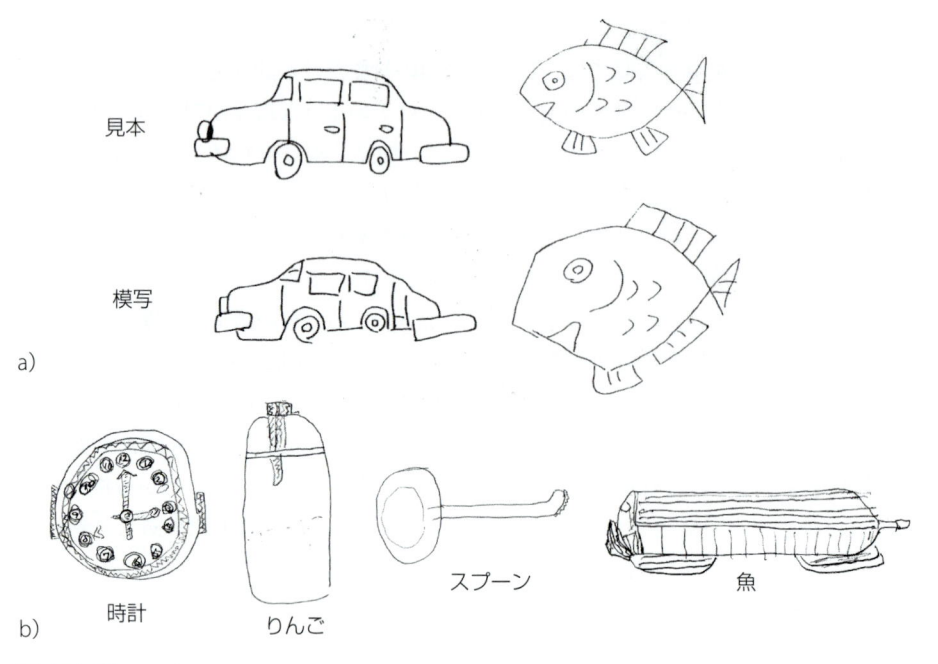

図 31-1 a) 症例による模写，b) 記憶からの描画

a) ほぼ正確だが時間がかかった．線の途切れの位置が不自然なこと，手本にはない線の付加（車の前窓部）や見本にはある部品の書き落とし（ドアの取手）が少し見られることから，見本全体が把握されていないことがうかがわれる．
b) 見て何かわからなかった時計は正確に描けたが，多くの物品で形などが不正確だった．

らばらに行い，時間がかかった．物品の線画の呼称では，実物品より正答が減り，線画に網掛けしたものでは正答がなかった（表 31-1）．以上より，統合型の視覚性物体失認であることが示された．

3. 物の形が正しく思い出せるか

物品名を言い，その形を思い出して描くように求めた．上の検討で明らかなように構成障害はないにもかかわらず，図 31-1b のように描画は不正確な場合が多かった．正確に描けるか否かと，その物品を見せられたときに正しく名前が言えるか否かには対応がなかった．以上より，物品の形を思い出すことの障害も併存することが示された．

4. 道に迷う理由

病棟内の通路については，「右に曲がってどのくらい歩き，左へ曲がってどのくらい歩くとどこに達する」というように，頭の中に地図を描いて覚えることを指導すると，困難が大きく減少した．また，自宅付近の地図も正確に描けた．以上より，道に迷うのは道順がわからないためではないことが確認された．

VI 症状と病巣の関係

上水平半盲，すなわち両側の上四分盲は，左右両側の大脳半球において，外側膝状体から視放線を通り鳥距溝下面にいたる経路のどこかに病巣が生じたことを示唆する．

図 31-2a に示したように，一次視覚皮質以降の視覚情報処理の流れは大きく3つに区別される[9]．側頭葉へ向かう「腹側の流れ」は，対象の形や色の情報を意識に上る形で処理し，それが何であるか意味を認識することに関わる．頭頂葉の下部へ向かう「腹背側の流れ」は，対象の位置や運動を意識に上

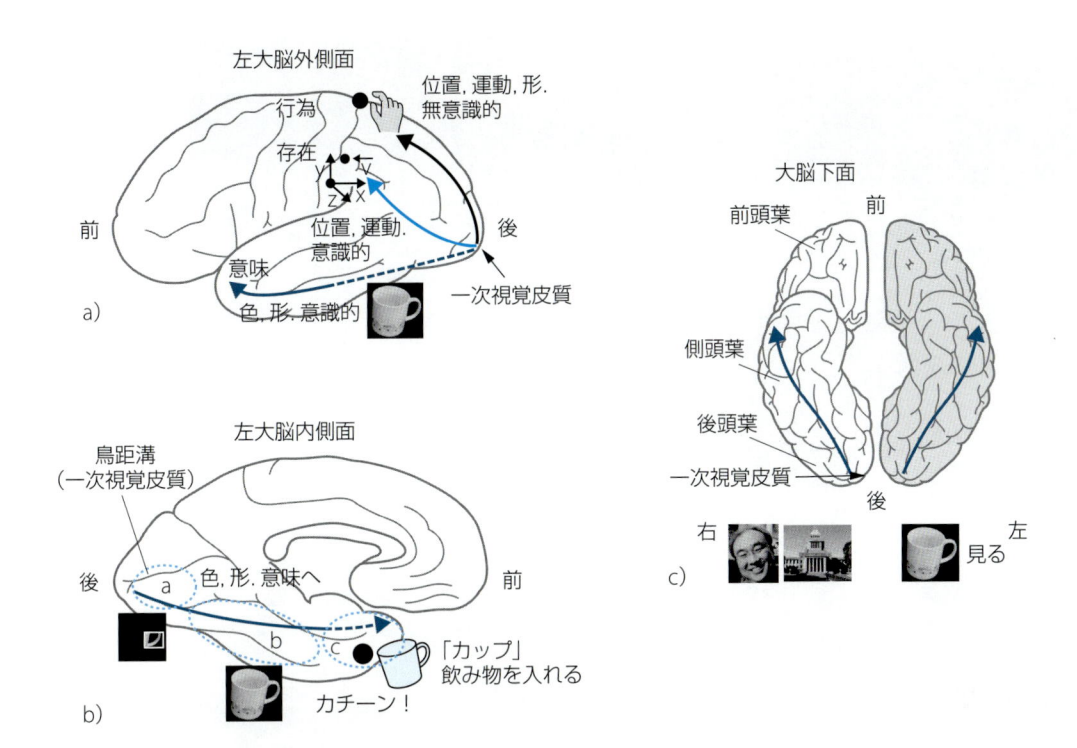

図 31-2 大脳での視覚情報処理
a) 上下 3 つの流れ．━━▶ の矢印は腹側の流れ，━━▶ の矢印は腹背側の流れ，━━▶ は背背側の流れ，破線は裏側を走ることを表す．
b) 腹側の流れでの処理の進行．1 視野に限局→2 視覚の限定→3 感覚の種類を越える．
c) 左右の違い．左半球は言葉にしやすい特徴，右半球は言葉にしにくい特徴の分析に優れている．

る形で処理し，対象の存在を意識することと関わる．頭頂葉の上部へ向かう「背背側の流れ」は，対象の位置や運動，形の情報をあまり意識に上らない形で処理し，行為を直接コントロールする．視覚性失認は見た対象の形からそれが何かを認識することの障害なので，責任病巣は腹側の流れに存在すると考えられる．秒針が動いていると時計だとわかること，空書や板書が読めること，表情の動きがわかり，口の動きを見て何と言っているかわかることなどは，腹背側の流れが保たれていることを示している．何であるかわからない対象に正確に手を伸ばし，形に合わせてつかむことができるのは，背背側の流れが保たれていることを示している．

視覚情報は一次視覚皮質から順次前方に送られ，処理が進行する．それに従って，はじめは，1) 視野の特定の場所の情報を分析する領域，ついで，2) 特定の視野に限らずに対象がもつ視覚的な性質を分析する領域，さらに，3) 視覚に限らず感覚の種類を越えて対象についての判断を行う領域へと情報が送られていく（図 31-2b）．これに従い，腹側の流れの出発点に近い紡錘状回の後部の病変では，反対側視野の大脳性色覚障害が起こる．より前方の中部・前部紡錘状回や海馬傍回などの病変では，対象が視野のどの場所にあっても何かわからない視覚性失認が起こる．さらに前方の側頭葉先端部の病変では，対象の知識自体が失われる意味記憶障害が起こる．

左の大脳は言葉に依存する度合いの大きい機能，右の大脳は言葉に依存する度合いの小さい機能に優れている（図 31-2c）．物品の視覚的特徴は，用途や機能などと関連し言葉にしやすい．文字はもちろん言語に依存する．したがって，視覚性物体失認や失認性失読では左半球病変の存在が重要である．顔や風景の特徴を言葉で表現するのは難しい．したがって，相貌失認や街並失認では右半球病変の存

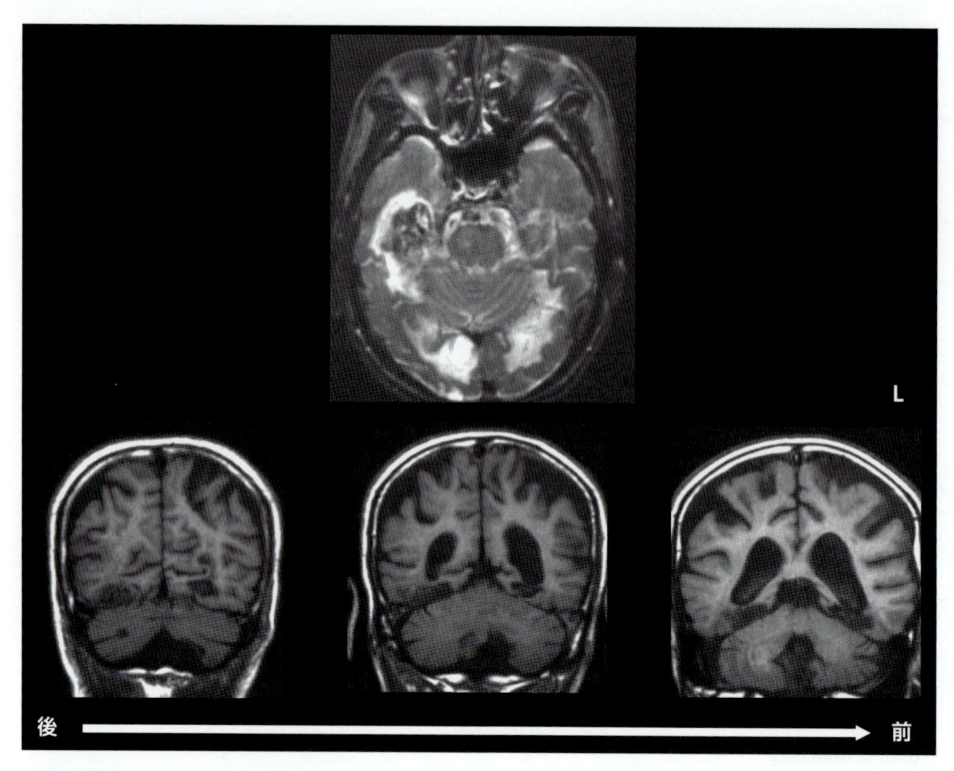

図 31-3 症例の頭部 MRI 画像
上段は水平断 T2 強調画像．下段は冠状断 T1 強調画像．両側の後頭葉下部から側頭葉下部にかけて梗塞巣を認め，右側は出血性梗塞となっている．病巣には左右とも紡錘状回，海馬傍回および鳥距溝の下部の白質が含まれている．

在が重要である．責任病巣として，視覚性物体失認では左紡錘状回，失認性失読では左の紡錘状回や海馬傍回，相貌失認では右の紡錘状回や下後頭回，街並失認では右海馬傍回が重視されている．

本例の MRI 画像では，両側の後頭葉下部から側頭葉下部にかけて梗塞巣を認めた．病巣には左右とも紡錘状回，海馬傍回および鳥距溝の下部の白質が含まれ（図 31-3），上記の説明に合致した．

VII 本例から学ぶ診察のポイント

本例は視覚性失認の症状について自ら「見えるが，わからない」と語ったが，自らは訴えず尋ねられると「よく見えない」，「暗い」などと視力や視野の異常を思わせるような答えをする症例が多いという[10]．したがって，本人の訴えを待っていては視覚性失認があることを見逃す可能性がある．

一方，中心視野に盲があると，見つめたところが見えなくなるが，周辺視野は見える．したがって，物があることには気づき正確に手を伸ばしてつかめるのに，中心視野から離れた視野では急激に解像度が低下するため詳細な特徴が見えず，見たものが何だかわからないという状態になる．しかしその場合は視覚性失認と異なり，中心視野の解像度である視力が低下している．中心視野だけが残り他の視野全体が盲になると，見つめた所しか見えなくなる．したがって一度には対象の一部分しか見えなくなり，視力は正常なのに見たものが何だかわからない状態になる．しかし視覚性失認とは異なり，物があることに気づきにくく，正確に手を伸ばしてつかむことができない．これらの病態が視覚性失認と誤診されるのをよく見聞きする．これら 2 つの病態をベッドサイドで鑑別するには，少なくとも，初診時現症のところで述べたような視力の評価と対座法による視野の詳しい評価[2]を行うことが重要

である．その結果，視力や視野が十分であることが確認され，見える物に手を伸ばして正しくつかむことができるのに，それが何かわからず触って確かめるという行動がみられれば，視覚性失認を疑う一つのきっかけとなる．

【参考文献】

1) 平山和美, 岩崎祥一, 山本悌司, 他. Integrative visual agnosia の 1 例. 臨床神経学. 1995; 35: 781-7.
2) 平山和美, 木内真美子, 井上 香. 腹背側・背背側の流れの損傷による視覚認知障害の診察. Clin Neurosci. 2013; 31: 754-6.
3) Frederiks JAM. The agnosias: Disorders of perceptual recognition. In: Vinken PJ, Bruyn GW, Crichley M, et al, ed. Handbook of clinical neurology. Amsterdam: North-Holland; 1969. vol 4, p.13-47.
4) Lissauer H. Ein Fall von Seelenblindhheit nebst einem Beitrage zur Theorie derselben. Arch Psychiatr Nervenkr. 1890; 21: 222-70.（波多野和夫, 浜中淑彦, 訳. 精神医学. 1982; 24: 93-106, 319-25, 433-44.）
5) Humphreys GW, Riddoch J. To see but not to see: a case of visual agnosia. London: Lawrence Erlbaum Associates; 1987.（河内十郎, 能智正博, 訳. 見えているのに見えない？ ある視覚失認症者の世界. 東京: 新陽社; 1992.）
6) 平山和美. 視覚性失認(特集: 失語・失行・失認・記憶障害—古典分類の問題点と現在の考え方—). 神経内科. 2006; 65: 275-83.
7) 目黒祐子, 平山和美, 境 信哉, 他. 見えるけれど分からない: 連合型視覚性失認の一例. 臨床神経心理. 2004; 15: 11-8.
8) Gordenberg G. Loss of visual imagery and loss of visual knowledge: a case study. Neuropsychologia. 1992; 30: 1081-99.
9) Rizzolatti G, Matelli M. Two different streams from the dorsal visual system: anatomy and functions. Exp Brain Res. 2003; 153: 146-57.
10) 山鳥 重. 神経心理学入門. 東京: 医学書院; 1985, p.63-5.

〈平山和美〉

CASE 32

後頭葉内側

症例32　45歳　右利き男性　教育歴16年　会社社長

主訴：焦点が合わない．右側が見えない．

I　現病歴

　2年前に高血圧，不整脈を指摘されていたが，放置していた．昼食中，突然周囲の事物に焦点が合わなくなり，同時に気分が不快になった．視野の右側が見えないことに気づいた．某総合病院救急外来を受診するも，眼科医が当直していないとの理由で，帰された．翌日も同様の症状が続いたため，近医を受診．血圧168/96と上昇しており．心電図上，心房細動を認めた．頭部MRIを近隣の施設でとったところ，左後頭葉内側から側頭葉底部にかけて，出血性梗塞を認めたため（図32-1），当院紹介入院となった．

II　初診時現症

　時間・場所の失見当，右同名性半盲（ゴールドマン視野計で確認）および漢字，仮名の失読を認めた．発症後1週間までは，文字がまったく読めなかったが，漢字・仮名・アルファベットの識別は可能であった．数字はかろうじて読めたけれども，例えば53を「ゴー・サン」と一文字ずつ読んだ．書字も障害され，「新聞」の書き取りでは，「新」までしか書けなかった．3時間後に自分の書いたものを読んでもらった．住所，氏名は読めたものの，そのほかはほとんど読めず，例えば「分」を時間に関係していると言うなど，読めなくとも意味がある程度理解されているようであった．なぞり読みを促すと，仮名文字で有効であった．

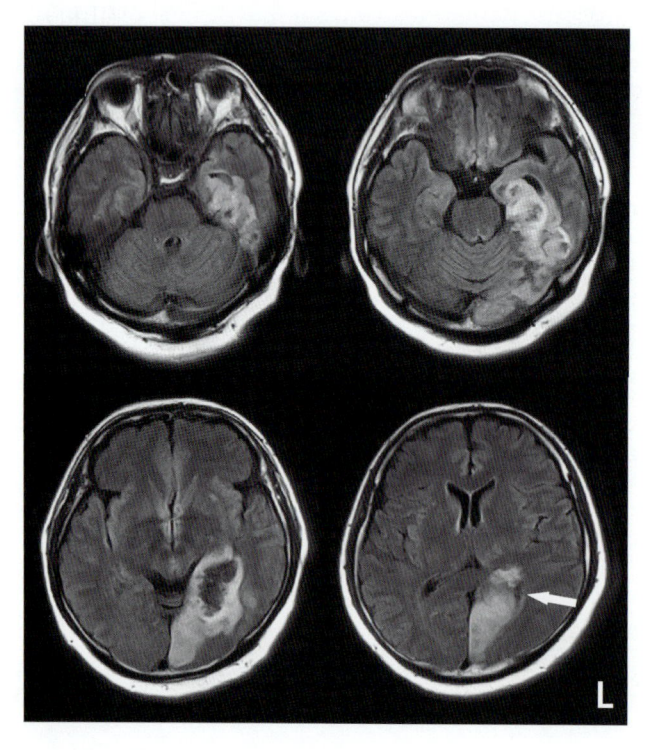

図32-1　MRI FLAIR画像（発症2日後）
左後頭葉内側の舌状回から海馬傍回，海馬体・尾部，紡錘状回の出血性梗塞．左脳梁放線（矢印）も梗塞に陥っている．

① WAIS-Ⅲ 成人知能検査(表 32-1)

　動作性 IQ が言語性 IQ に比べ低下しているのは，絵画完成，符号問題で得点できなかったことによる．右同名性半盲以外に軽度の視覚認知障害が存在した可能性がある．数唱は順唱 5 桁，逆唱 4 桁で，年齢に比して低下していた．

② WAB 失語症検査(表 32-1)

　自発話は流暢で，物品呼称，復唱，聴覚理解は保たれ，失語はない．しかし，読みは重度に障害されていた．漢字仮名交じり文はなぞっても，仮名を部分的に読むのみで，まったく理解できなかった．「文字単語と物品の対応」で，漢字単語の読みは 5/6，対応する物品の指示は 5/6 で，「鉛筆」が読めず，物品の指示もできなかったが，「書くものでは？」と言っていた．仮名単語の読み，物品指示は完璧だった．書字は，漢字の書き取りで「鉛筆」，「灰皿」がまったく書けなかった．写字では，一字ずつ見ながら，書いていた．

表 32-1 神経心理学的テスト

WAIS-Ⅲ 成人知能検査(発症 2 週間後)	
言語性 IQ	99 a
動作性 IQ	79 b
言語理解	88
知覚統合	87
作動記憶	100
処理速度	60*
WAB 失語症検査(発症 1 週間後)	
自発話	
情報の内容	10/10
流暢度	10/10
呼称	9.0/10
物品呼称	60/60
復唱	10/10
聴覚理解	9.8/10
読み	4.13*/10
文章の理解	0*/40
漢字単語と物品の対応	2.5*/3
仮名単語と物品の対応	3/3
書字	9.75/10
写字	10/10
漢字の書き取り	3.5/6
仮名の書き取り	6/6
ウェクスラー記憶検査(WMS-R)(発症 2 週間後)	
言語性記憶	53 *c
視覚性記憶	85 d
注意/集中力	103
遅延再生	64 *e

*健常者の平均より 2SD 以上離れているもの
a 下位検査評価点：単語 10，類似 8，算数 11，数唱 10(順唱は 5 桁)，知識 5，理解 15.
b 下位検査評価点：絵画完成 3，符号 4，積木模様 8，行列推理 13，絵画配列 7.
c 下位検査粗点：論理的記憶Ⅰ 6/50，言語性対連合Ⅰ 2/24.
d 下位検査粗点：図形の記憶 8/10，視覚性対連合Ⅰ 4/18，視覚性再生Ⅰ 38/41.
e 下位検査粗点：論理的記憶Ⅱ 2/50，言語性対連合Ⅱ 3/8，視覚性対連合Ⅱ 2/6，視覚性再生Ⅱ 32/41.

③ウェクスラー記憶検査(WMS-R)(表 32-1)
　言語性記憶, 遅延再生が明らかに低下していた. 「論理的記憶」(文章を一字一句覚えるもの), 「視覚性対連合」(線図形と色の組み合わせを覚える), 「言語性対連合」(有意味または無意味な言葉の対を覚える)は, 記銘自体ができなかった. 図形の「視覚再生」は比較的保たれていた.

III 高次脳機能障害に関する所見のまとめ

1. 右同名性半盲
2. 漢字に著明な純粋失読, なぞり読みは仮名で有効
3. 漢字の軽度失書
4. 言語性即時記憶障害
5. 近時記憶障害

IV 症状診断のポイントと鑑別

　後頭葉内側に病変があれば, 右視野狭窄はほぼ必発である. 半盲か四分盲かは, 対座法でもわかるが, できればゴールドマン視野計などで視野計測をしたほうがよい. これに加えて文字読みの障害があれば, 純粋失読の可能性が高い. 純粋失読の超急性期はまったく読めない全失読(global alexia)の状態であることが多い. 本例で行ったように, 読めなくとも漢字・仮名・アルファベットの区別がつくかどうかを確認しておいたほうがよい. 数字は読めることが多い[1]. CASE 29(180 頁)でも述べたが, 本人の書いたものを後で読ませ, 読めるかどうかの確認をする. またなぞり読みをさせて, どの程度有効かどうかを確認する.

　本例は漢字に顕著な純粋失読を呈した. 純粋失読には CASE 29 に示したように仮名に選択的な純粋失読と漢字に目立つ純粋失読とがある. 漢字・仮名のどちらが主に障害されているかを見極めるには, 相当数の漢字・仮名読みの正答数, 所要時間の比較が必要である.

　純粋失読には, 右同名性半盲または四分盲以外に, 大脳性色覚障害, 記憶障害, 呼称障害(失名辞), 視覚失認(眼前の物品が何であるかわからない)などが合併することが知られている[2]. 本例は色覚障害, 呼称障害はなかったが, 言語性即時記憶障害(数唱障害)と近時記憶障害が存在した. 健忘(エピソード記憶の障害)はなく, 本人も記銘力が悪くなっているとは気づかなかった. 記憶障害のスクリーニングとしては, 3 語 5 分後再生・再認が簡便である. これで 3 語すべてが思い出せず, 提示されたかどうかもわからなかった場合, 記憶障害があると考え, WMS-R などで記憶障害の定量的評価を行う. 患者は言語性近時記憶障害があることが明らかになった. なお言語性即時記憶障害は左海馬体・尾部の損傷でも起こりうる[3].

V 詳細な検討および経過

①漢字・仮名読み書きテスト(小学校 3 年までに習う漢字 100 字とその平仮名読み)(表 32-2)

　漢字・仮名がどの程度障害されているかを明らかにするために行ったものである. 正答数, 所要時間とも漢字読みが明らかに障害されていた. なぞり読みは, 漢字ではあまり有効ではなかった. 仮名読みは正答数こそよいものの, ほとんどがなぞり読みによるものである. したがって所要時間がかなり延長している. 漢字に比べ仮名では, なぞり読みでほとんど正答した.

②漢字・仮名文字読みテスト(表 32-2)

　1 文字, 3 文字, 5 文字仮名単語の正答数は正常であったが, 1 文字または 1 単語あたりの所要時

表 32-2 特殊な神経心理学的テスト

I. 漢字・仮名読み書きテスト（漢字 100 字とその仮名読み，カッコ内は所要時間，発症 8 日後）	
漢字読み	36*（23 分*）a
仮名読み	96*（9 分*）a
漢字書字	56*（21 分*）
仮名書字	100（8 分）
II. 漢字・仮名文字読みテスト（発症 9 日後）	
1 文字仮名読み	46/46（6 分*，1 文字あたり 3.3 秒）b
2 文字漢字単語読み	16*/100（19 分*）b
3 文字仮名単語読み	96/100（9 分*，1 単語あたり 5.5 秒）b
5 文字仮名単語読み	50/50（6 分*，1 単語あたり 6.7 秒）b
III. 視覚弁別テスト（発症 9 日後）	
線分の長さ（/12）	12
円の大きさ（/12）	12
平行・非平行（/12）	12
円・楕円（/12）	10*
正方形・長方形（/12）	12
点の相対的位置（/12）	12
正方形・平行四辺形（/12）	12
角度の開き（/12）	12

*正答率，または所要時間が健常者の平均より 2SD 以上離れているもの
a なぞり読みの正答数は，漢字で 28/90 試行，仮名で 78/82 試行であった
b なぞり読みの正答数は，1 文字仮名 34/34，2 文字漢字 14/98，3 文字仮名 74/77，5 文字仮名 36/36 であった

間を計算すると，語長効果（文字数効果）は明らかであった．2 文字漢字単語読みは，1 文字漢字読みよりさらに正答率が悪かった．

③要素的視覚弁別テスト（表 32-2）

2 つの図形または線分などをカード上に描いたものを呈示し，同じか異なるか，異なる場合はどのように違うのかを答えさせた．線分の長さ，円の大きさ，平行・非平行，正方形と長方形，点の上下端からの相対的位置，正方形・平行四辺形，角度の大きさの区別は可能であったが，円と楕円（長軸が短軸の 10％分長くなっている）の識別が軽度障害されていた．軽度の視覚認知障害があるのかもしれない．

VI 症状と病巣の関係

右同名性半盲と失読の組み合わせで純粋失読と診断できる．しかし純粋失読を呈する病巣は複数あることが知られている（表 32-3）[4]．本例は右同名性半盲，漢字に著明な純粋失読を呈した．病巣が後頭葉内側の舌状回から海馬傍回，紡錘状回に及び，さらに海馬体・尾部にまで及んでいた（図 32-1）．左の脳梁放線も梗塞に陥っていることから，後頭葉内側・（脳梁）膨大部型（Dejerine が最初に記載したという意味で古典型[5]ともよぶ）純粋失読に分類される（表 32-3）．この膨大部型純粋失読は，連合線維の離断により説明されている．すなわち，左後頭葉内側の一次視覚野の損傷により，左半球には視覚情報は伝わらず，右の後頭葉に入った視覚情報がもっぱら使われる．この場合，脳梁膨大部あるいはその延長である脳梁放線，大鉗子が損傷されると，視覚情報が右半球から左半球に伝わらなくなり，文字の視覚情報処理ができなくなって，失読を生ずる[6]というものである．左半球に文字の視覚情報が伝わらないことが失読の成立に必須で，左一次視覚野の代わりに同様の右同名性半

表 32-3 純粋失読の病巣と随伴症状

亜型	特徴	病巣	随伴症候
脳梁膨大部型	全失読	左後頭葉内側(または視放線，外側膝状体)＋脳梁膨大部(または脳梁放線，大鉗子)	RH
非脳梁膨大部型			
紡錘状回型	漢字の失読(単語の失読)	左紡錘状回中部 (37野)	RU
後頭葉後部型	仮名の失読(文字の失読)	左紡錘状回後部・下後頭回 (18/19野)	RL，RH

RH：右同名性半盲，RU：右上同名性四分盲，RL：右下同名性四分盲．
(櫻井靖久．臨床神経学．2011; 51: 567-75 を改変)[4]

盲を生ずる左外側膝状体[7]や左視放線[8]の損傷であっても構わない．この説の難点は，脳梁膨大部が損傷されない非膨大部型の純粋失読を説明できないことである．また本例のように漢字と仮名とで読みに差が出るのを説明するのも困難である．ちなみに本例で漢字に著明な純粋失読を呈した理由は，紡錘状回中部が損傷されたためであろう．ここの損傷で脳梁病変を伴わなくとも，漢字主体の純粋失読が出現する[9]．

Ⅶ 本例から学ぶ診察のポイント

純粋失読を疑った場合，ベッドサイドで評価すべきことは，半盲または四分盲があるか，漢字・仮名・アルファベット・数字のいずれが読めないか，逐字読み(時間をかければ読めるか)か全失読か，文字という認識は保たれているか，なぞり読みで回復するか，書字(特に漢字)はどの程度障害されているか，自分の書いたものは読めるかなどである．

【参考文献】

1) Starrfelt R, Behrmann M. Number reading in pure alexia—a review. Neuropsychologia. 2011; 49: 2283-98.
2) Damasio AR, Damasio H. The anatomic basis of pure alexia. Neurology. 1983; 33: 1573-83.
3) Arai N, Sakurai Y, Shikai C, et al. Severe amnesia after a restricted lesion in the left hippocampal body. J Neurol Neurosurg Psychiatry. 2006; 77: 1196-8.
4) 櫻井靖久．非失語性失読および失書の局在診断．臨床神経学．2011; 51: 567-75.
5) 河村　満．非古典型純粋失読．失語症研究．1988; 8: 185-93.
6) Geschwind N. Disconnexion syndromes in animals and man. Brain. 1965; 88: 237-94, 585-644.
7) Stommel EW, Friedman RJ, Reeves AG. Alexia without agraphia associated with spleniogeniculate infarction. Neurology. 1991; 41: 587-8.
8) Maeshima S, Osawa A, Sujino K, et al. Pure alexia caused by separate lesions of the splenium and optic radiation. J Neurol. 2011; 258: 223-6.
9) Sakurai Y, Yagishita A, Goto Y, et al. Fusiform type alexia: pure alexia for words in contrast to posterior occipital type pure alexia for letters. J Neurol Sci. 2006; 247: 81-92.

〈櫻井靖久〉

CASE 33

後頭葉内側

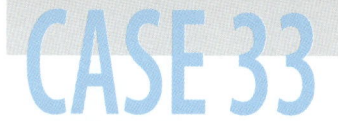

症例33 73歳　右利き女性　教育歴12年

主訴: 眼は最近よくなった．寝たり起きたり，ものを食べるときの動作が大変だったが，この頃よほど上手になった．

I 現病歴

　解離性大動脈瘤の手術後に意識レベルが回復せず，多発性脳梗塞の診断となった．徐々に意識レベルは回復したが，左片麻痺，皮質盲が明らかとなった．日中夜間を問わず，辻褄の合わない話をしていることがあった．3ヵ月後にリハビリテーション，精査のため紹介となった．

II 初診時現症[1]

　開眼しており，言語による質問にはすぐに答えるが，眼前に刺激を呈示してもまったく反応しない．対光反射陽性で，眼球運動は保たれている．刺激がない場合に顔は正中ないし右方に向けていることが多いが，自然に左側も向くことがある．ものを探そうとするときは，常に右側へ顔を向ける．麻痺や盲について自分から訴えることはなく，診察者が質問しても否定する．神経学的には皮質盲，軽度左片麻痺，左半身感覚低下を認めた．左側で腱反射は亢進し，病的反射陽性であった．
　通常の神経心理学的検査は施行できないため，主に口頭での応答で診察した．括弧内に正答を示す．

　　調子はいかがですか？: 寝たり起きたり，ものを食べるときの動作が大変だったが，この頃よほど上手になった．
　　左手の調子はどうですか？: 普通です．
　　左手あげてみてください？: 左肩を動かす．
　　去年の今頃はどうでしたか？: ひどかった．動作ができなかった．物体の重さと箸の重さの釣り合いが難しかった．
　　御飯は自分で食べられていますか？: その時の状況で，箸がおぼつかないときは手を使って食べる．
　　眼はどうですか？: 最近は良くなった．
　　今日は何月何日ですか？: 6月8日（8月9日）
　　今年は何年ですか？: 平成68年
　　今いるのはどこですか？: 東北．金山病院（不正解）
　　具合が悪くなったのはいつですか？: 去年の8月（本年5月）．8月に主人が心臓を悪くして小金山病院に入院し，8月27日に天国へ行った（4年前に死亡）．

　3単語直後想起は3回繰り返しても，2個しか想起できず．
　暗算は，100－7＝93－7＝87－7＝80－7＝93と，繰り下がりがないと少しは可能であるが，誤りがある．
　書字を命ずると，躊躇なく書き出し，字画の重なりはみられるが文レベルで可能（図33-1）．書字の際に，眼前の鉛筆をうまく取ることができず，空をつかむ．鉛筆を持たせると，書字動作は滑らかで，一筆で書ける部分は正しく書くことができる．ときに，同じ点や線を繰り返す保続がみられる．

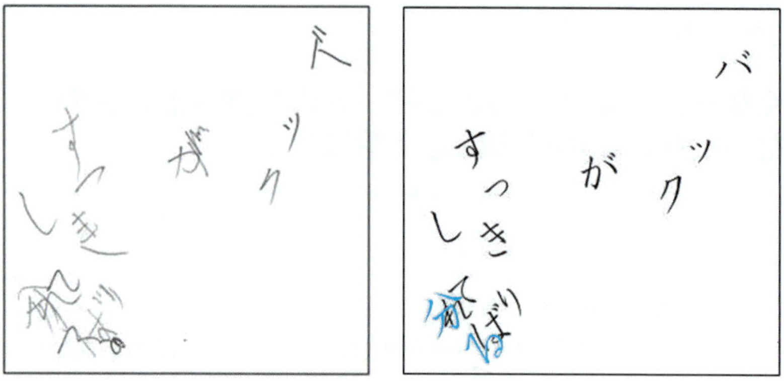

図 33-1 自発書字

鉛筆を持たせるとまったく躊躇なく書き始める．1 文字ずつはほぼ正しく，文法的にも異常はないが，配置がばらばらで，字の重なりがみられる．字画を余分に書いてしまう保続は認められる．「バックがすっきりしてれば分る」．

III 高次脳機能障害に関する所見のまとめ

1. 全般性注意低下（軽度意識障害），失見当識
2. 皮質盲
3. 左半側空間無視
4. 病態失認（➡ [用語メモ] 参照）
5. 作話，保続

IV 症状診断のポイントと鑑別

意識清明とはいえないが，言語によるコミュニケーションは成立し，簡単な計算や書字は可能である．一方，皮質盲や片麻痺についての自覚に乏しく，直接質問されても否定し，行動としても見えているかのように振る舞って失敗する．したがって，皮質盲および麻痺に対する病態失認と考えられた．また，探索行為では常に右側を探すことから，左半側空間無視が示唆された．言語応答や書字では保続による誤りがみられた．

病態失認（anosognosia）[2]　　　　　　　　　　　　　　　　　　　　　　　　　　　　　　　　［用語メモ］

片麻痺に対する病態失認は，軽度のものから，片麻痺無関心，片麻痺無認知，片麻痺否認に分けられる．片麻痺無関心は，麻痺に気づいてはいるが，深刻感がなく，麻痺肢への配慮が足りない状態である．片麻痺無認知は，麻痺に自らは気づかないが，指摘されれば一応は認める状態で，動かしたくないなどの取り繕い反応がみられることもある．片麻痺否認は，麻痺を指摘され，眼前に示されても否認する積極的な否定で，多くの場合，麻痺肢の感覚障害を伴う．慢性期まで続く片麻痺に対する病態失認は，右前頭頭頂葉病巣が関連する[3]．

聾・盲に対する病態失認である Anton 症候群は，聾・盲に意識障害，全般性認知機能低下，健忘などが合併した場合に生じる．聾・盲の原因として，必ずしも中枢性の障害だけでなく，末梢性障害の場合もある．

同名性半盲，視覚性失認，Wernicke 失語，Korsakoff 症候群などでも病態失認がよくみられる．それ以外の高次脳機能障害についても，病態失認とまではいえないものの，症状に対して十分な認識をもっていないことは多い．

V 詳細な検討および経過

1. 皮質盲の病態失認（Anton 症候群）

眼の見えについて自ら訴えることはなく，診察の初めに聞くと「最近は良くなった」という反応が得られる．室内にあるものに関する質問にもまったく躊躇せず，即座に誤った答えを言う．書字や描画も嫌がることなく行い，自分で書いたものの上に重ねて書く．このような診察をしてから眼の見えについて尋ねると，「ぼやっとするけどよく見える」「バックがすっきりしていればわかる」など，多少の見にくさは感じているような発言もみられるが，見えないという自覚はない．

　この部屋は電気が点いているか？：「点いている．2 つ」と言って真上と右方を指差す（点いていない）

　娘さんはいるか？：初めは声の方向から正しく指差す．その後，娘が移動すると気づかず，誤った位置を示す．

　娘さんは立っているか，座っているか？：立っている（座っている）

　娘さんは何色の服を着ているか？：白っぽいツーピース（黒いポロシャツ）

　娘さんの髪の長さは？：肩より長いですね（ショートカット）

次に左右の空間それぞれで見えるものを問うと表 33-1 に示すように，右の方に多くの幻視が見えていた．患者の左右どちら側から質問するか，質問の順番などをコントロールしても傾向は変わらなかった．したがって，本例では幻視にも左半側空間無視の影響があるものと考えられた．

表 33-1 左右空間における幻視

	左空間	右空間
1 回目	窓	先生 3 人
	あとはない．	子供 4 人
		ストーブ
2 回目	何もない．真っ白	ボート
		船
		腰掛け
		ピアノ
		孫
		船の帆柱
		テーブル
		ピアノの後ろに妹
3 回目	先生	ガラスの電球 3 つ
	リュウ（人名）	窓が 2 つ
	お堂の人	子供の顔
	電気が 1 つ	赤やオレンジの色
4 回目	ドウリン寺の若い奥さん	ドウリン寺のお嫁さん
	息子さん	子供
	娘さん	家の娘
		吉田さんご夫婦
	（全部で大人 4 人くらい）	（全部で大人 10 人，子供 5 人）

4 回とも別なセッションで聞いた内容である．3 回目，4 回目は左空間については左側から，右空間については右側から質問している．

2. 片麻痺に対する病態失認

左手，右手を触って左右の手を認識できていることを確認してから，以下を質問した．

左手はどうですか？：とっても良い．

左手を挙げてください：右手で左手をつかんで挙げる．

（右手で患者の左手を握らせて）これは何ですか？：銅壺，神様の左手．

（右手で診察者の手を握らせて）これは何ですか？：ドウリン寺の奥さんの手．

片麻痺に対する病態失認の中でも，病態否認に近い状態である．単に麻痺に気づかないだけでなく積極的に否認する．さらに，麻痺した手を物や他者の手のように言う半身パラフレニーがみられる．病態否認や半身パラフレニーは，軽度の意識障害を背景に出現した片麻痺の妄想的解釈と考えられる．

約1ヵ月間に明らかな症状改善なく，転院となった．

VI 症状と病巣の関係

頭部CTでは両側後頭葉内側，右前頭側頭頭頂葉，左前頭葉に多発性脳梗塞を認める（図33-2）．両側後頭葉梗塞により皮質盲を呈し，右中大脳動脈領域の広汎な梗塞により，左片麻痺・感覚障害，左半側空間無視を呈する．発症後長く続いている軽度意識障害（昏迷状態）も右半球の広汎な病巣によるものと考えられる．両側前頭葉病巣は保続や作話傾向に関連している．

Anton症候群は，皮質盲に軽度意識障害や前頭葉症状が加わって出現し，片麻痺に対する病態失認は，軽度意識障害に左半身感覚低下，前頭葉症状が加わって出現したと考えられる．複数の症状のうち1つにだけ病態失認が認められることもあるが，本例では，軽度意識障害に外界からの入力低下（皮質盲，半身感覚低下）が加わり，盲・片麻痺双方の病態失認が認められたと考えられる．

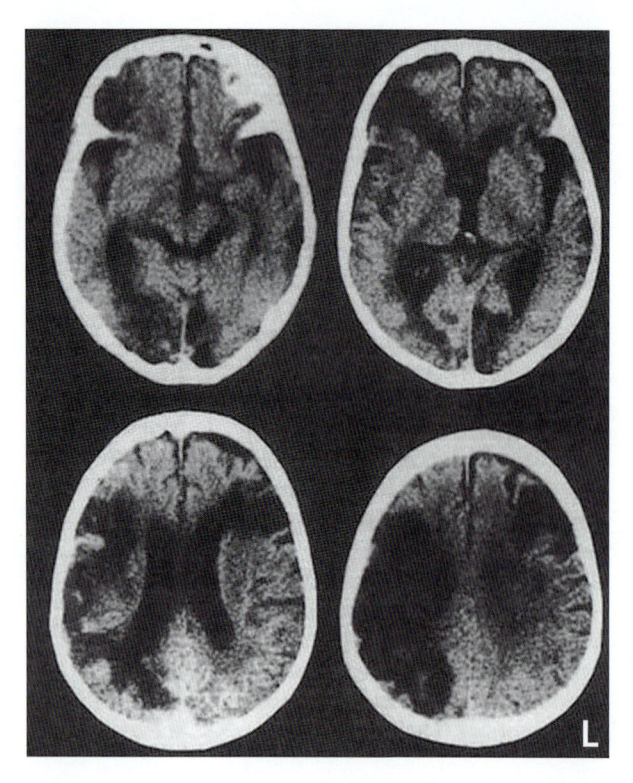

図33-2 頭部CT
両側後頭葉内側，右前頭側頭頭頂葉，左前頭葉に多発性脳梗塞を認める．（Suzuki K, et al. Eur Neurol. 1997; 37: 63-4 を改変）[1]

Ⅶ 本例から学ぶ診察のポイント

本例のように軽度意識障害（全般性注意障害）と盲があり，通常の診察・検査が難しい場合は，残された機能を使った診察と詳細な行動の観察がポイントとなる．

①症状のうち，軽度意識障害で説明できるものとできないものを区別する．例えば，探索時に常に右方向を探し，幻視に左右空間で差が認められるような状態は，軽度意識障害だけではなく左半側空間無視があることを示唆する．

②軽度意識障害があると症状の変動があり，質問などに集中できる時間も短いため，短時間の診察を何度か行って，再現性のある症状かどうかを確認する．

③自分の症状をどのようにとらえているかについて，患者が自ら詳細に述べることはないので，診察者が具体的に質問する必要がある．また，行動観察から症状に気づいているかどうかを判断する．本例は，言語的に盲と片麻痺を否定するとともに，麻痺があるにもかかわらず急に立ち上がろうとしたり，「見える」と言って手を伸ばしてぶつけたりするのが観察された．

【参考文献】

1) Suzuki K, Endo M, Yamadori A, et al. Hemispatial neglect in the visual hallucination of a patient with Anton's syndrome. Eur Neurol. 1997; 37: 63-4.
2) 鈴木匡子．身体失認と病態失認．In; 平山惠造，田川皓一，編．脳血管障害と神経心理学．東京：医学書院；2013. p.282-7.
3) Pia L, Neppi-Modona M, Ricci R, et al. The anatomy of anosognosia for hemiplegia: a meta-analysis. Cortex. 2004; 40: 367-77.

〈鈴木匡子〉

CASE 34

後頭葉内側

> 症例34　53歳　右利き男性　教育歴16年　不動産業
>
> 主訴：右視野が見にくい．目の前が淡いピンク色に見える．
> 　　　顔の識別ができない．

I　現病歴

朝起床時に右後頭部痛を感じ，続いて急に右の視野が見えにくくなったため近医を受診，頭部CTにて両側後頭葉梗塞を認め入院となった．入院3日後，親しい人の顔を見ても誰なのかわからなくなった（声を聞けばただちにわかる）．同時に周囲がフレスコ画のよう（全視野が淡いピンク色がかった白黒で，粗い画面のよう）に見えたため，精査加療目的にて当院転院となった．

II　初診時現症

意識清明で協力的．視力は右0.4，左0.8，ゴールドマン視野計では右上四分盲（➡［診察メモ］参照）を認め，色覚は明暗や濃淡はわかるがすべてが白黒に見えると答えた．そのほか，脳神経系・運動系，感覚系，反射には異常所見を認めない．

①長谷川式簡易知能評価スケール（HDS-R）；30/30
　Mini Mental State Examination（MMSE）；29/30
　レーヴン色彩マトリックス検査；34/36

②相貌認知について（口頭）；入院して初めて出会った人の顔（未知相貌）については，目・鼻・口はわかるが，全体としては区別がつかない．デッサンのように見えるが，奥行きははっきりわかる．以前から知っている親しい人の顔（熟知相貌）については，妻は（想像も加わり）わかるが，表情はわからない．口の動きでは表情がわかるが，目からはわからない．自分の顔は状況判断でわかり，自画像も描ける．表情も，絵に描くことは可能である（図34-1）[1]．有名人はほとんどわからない．熟知感（よく知っている人であるという感覚）があるのかないのか，自分でもよくわからない．

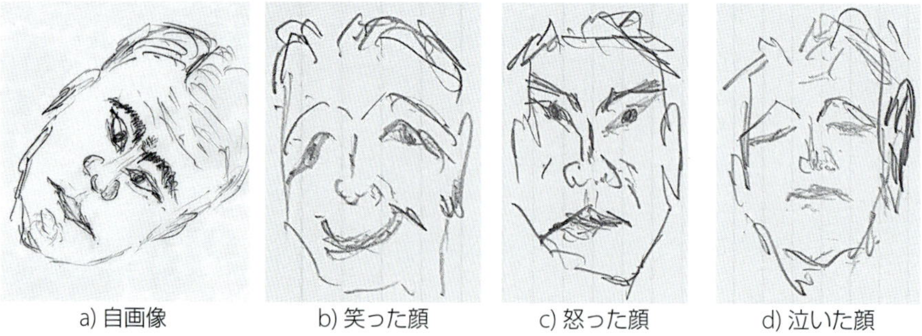

| a) 自画像 | b) 笑った顔 | c) 怒った顔 | d) 泣いた顔 |

図34-1　記憶からの顔の描画

a) 自画像：自身の特徴をとらえて描けている．口，鼻など顔の部分から描き出し，最後に輪郭を描いたため右端が切れてしまった（岩田　誠．見る脳・描く脳―絵画のニューロサイエンス．東京：東京大学出版会；1997．p.114より許可を得て転載）[1]．
b) 笑った顔，c) 怒った顔，d) 泣いた顔は，目や眉の角度，口の角度を変え表現している．

> [診察メモ]
>
> **四分盲**
> 四分の一盲，四半盲，四分の一半盲ともいう．同名性半盲は，両眼の視野の同側が欠損する状態であり，視交叉より中枢側の視覚路，すなわち視索，外側膝状体，視放線，および視覚野の障害で生じる．四分盲とはこれがさらに視野の上か下に限局した，より狭い領域の視野障害をいい，視放線の側頭葉線維の障害では対側視野の上四分盲が，頭頂葉線維の障害では対側視野の下四分盲が生じる．したがって本例では，右上四分盲の所見から，左側頭葉寄りの病巣が大きいことが予想され，実際の病巣と一致している．

Ⅲ 高次脳機能障害に関する所見のまとめ

1. 相貌失認
2. 色彩失認
3. 腹側型同時失認

Ⅳ 詳細な検討および経過

①**WAIS-R 成人知能検査**（表 34-1）

言語性 IQ に比べ動作性 IQ は低く，特に組合せ・符号問題が不良である．言語性は全般に良好だが，数唱は順唱 5 桁，逆唱 3 桁とやや低かった．組合せ課題では，「横顔」のパズルを完成させる際，顔を構成するパーツを見ても顔と気づかず，立ち上がって全体を見わたして初めて顔だと気づく．

②**WAB 失語症検査**；失語指数（AQ）100，皮質指数（CQ）99.7

失語，失行，構成障害は認められない．線画の認知や，色名，身体部位を聞いてポインティングする課題も良好である．ただし読字困難感があり，逐次読みの傾向がある．

③**ウェクスラー記憶検査（WMS-R）**；言語性記憶 105，視覚性記憶 126，一般的記憶 113，注意・集中 87，遅延再生 119

記憶指数はいずれも正常範囲だが，注意集中は相対的にやや不良である．

④**Wisconsin カード分類検査（WCST）**；達成カテゴリー数 6，第 1 カテゴリー達成までに使用されたカード数 5，誤答数 12，Milner 型保続数 4，Nelson 型保続数 4，セット保持困難による誤答数 0

遂行機能に問題はなく，保続傾向などはみられない．

⑤**標準高次視知覚検査（VPTA）**（表 34-2）

この検査は，視覚・視空間認知障害に関して包括的なチェックのできる検査バッテリーであり，障害があるほど点数が高い．相貌認知で優位に点数が高く，未知相貌・熟知相貌とも認知障害が顕著である．有名人の命名はまったくできないが，名前を聞いて写真を指示する課題では半数以上正答する．線画の表情（笑い・怒り・泣き）認知は良好である．色名呼称や色イメージの想起は良好だが，

表 34-1 WAIS-R

言語性	評価点	動作性	評価点		
知識	14	絵画完成	14		
数唱	8	絵画配列	12		
単語	14	積木模様	12		
算数	13	組合せ	4	全 IQ	106
理解	12	符号	4	言語性 IQ	114
類似	12			動作性 IQ	94

表 34-2 VPTA

基本機能		物体・画像		相貌		色彩		シンボル		視空間操作		地誌的見当識	
視覚体験変化	0/2	絵の呼名	0/16	**有名人命名**	**16/16**	色名呼称	0/16	記号	0/8	線分二等分 左	0/6	日常生活	0/6
線分の長さ	0/10	絵の分類	3/10	有名人指示	2/16	色相照合	0/16	片仮名	0/6	線分二等分 右	0/6	個人	0/4
数の目測	0/6	物品呼称	0/16	家族	3/6	色相分類	4/12	平仮名	0/12	線分抹消全て	1/20	白地図	0/16
形の弁別	1/12	状況図	4/8	異同弁別	6/8	色名指示	6/16	漢字	0/12	模写 花 左	0/14		
線分の傾き	0/6			同時照合	3/6	言語-視覚	0/6	数字	0/12	模写 花 右	0/14		
錯綜図	0/6			表情叙述	0/6	言語-言語	0/6	単語漢字	0/12	数字右読み 両側	0/24		
図形模写	0/6			性別判断	5/8	色鉛筆	0/6	単語仮名	0/12	数字左読み 両側	0/24		
				老若判断	4/8			模写	0/12	自発画 両側	0/6		

太字は誤答が半分以上のもの

色相分類と色名指示では誤りがみられる．色名指示の誤りは，赤→茶，茶→紫，紫→灰色などである．また状況図の認知では，3人の子供の表情はわかるが，図全体としての「ぬれぎぬ」のニュアンスは理解できない．

⑥相貌認知記憶検査；(I)認知：a)正面 9/10，b)右45° 4/10，c)左45° 3/10．
　　　　　　　　　(II)記憶：まったくわからない．

自作の検査である．初めに未知相貌写真(正面)5枚を1枚ずつ見せ(標準刺激)，5人の正面顔写真(比較刺激)の中から同一人物を指示させる(5択のマッチング)．続いて同じ人物の右45°，左45°を向いた写真についても同様に行う．これを2セット行う(以上認知課題)．続いて，認知課題の比較刺激に使った正面顔写真10枚(ターゲット)と新奇顔写真20枚，計30枚をランダムな順に5枚ずつ呈示し，認知課題に登場した人物かどうかを判断させた(記憶課題)．

認知課題では，正面顔のマッチングは良好だが左右45°呈示では成績が低下する．内観報告では，正面顔では髪型や口の形・向きで判断できるが，斜め向きだとこの手段が使えないのでわからない，という．記憶課題ではまったく再認できなかったが，「好きな人物」10人を任意に選ばせると，その中にターゲットが4人含まれた．

⑦Facial Expression Test(Eckman)；10/54

Ekman の図版(図34-2)[2)]を用いた検査．写真の表情を幸福・驚き・怒り・嫌悪・軽蔑・悲しみ・恐怖・疑問・中立の中から選んで答える課題．幸福の表情以外はほとんどわからない．

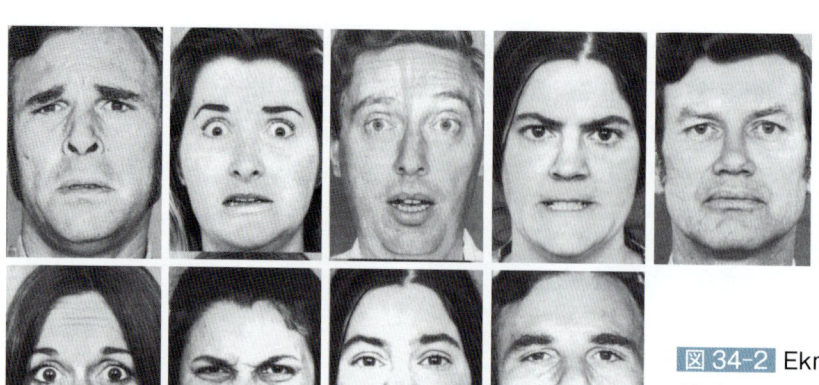

図 34-2 Ekman の図版
(左上から右下へ)悲しみ，恐怖，驚き，怒り，中立，疑問，嫌悪，幸福，軽蔑．
(Paul Ekman Group, LLC より許可を得て掲載)

V 症状診断のポイント鑑別

　相貌失認(➡[用語メモ]参照)は，患者からの訴えがないと見つけにくい症状の一つである．発症初期には顔に限定されない全般性の視覚失認を呈している場合もあるため，何が見えにくくなったのか，患者本人になるべく詳しく述べてもらうことが重要である．後述のように，後頭葉に病巣があり見え方の異常を訴えている場合，物体や線画（日用品や食べ物など）・顔・文字・色など，いくつかのカテゴリーについて認知できるかどうかをチェックするとよい．特に，街並失認と色彩失認は相貌失認に合併しやすいため，注意深い現病歴の聴取と診察が必要である．本例の場合，点数上は顕著ではないが逐次読み傾向があり，状況図判断で全体像をつかみにくいことから，腹側型同時失認(97頁，CASE 16の[用語メモ]を参照のこと)の合併が考えられる．重度ではないが，色彩失認も合併している．

　顔の認知については標準化された検査はほとんどなく，本邦ではVPTAの下位項目のみである．しかしこれのみでは障害を十分とらえきれず，必要に応じて課題を作成して調べているのが現状である．この場合，患者の家族やタレントなどの有名人の写真を熟知相貌写真として，患者が知らない人物の写真を未知相貌写真として準備する．顔の特徴以外の部分，例えば髪型やメガネ，服装などから判断することが多いため，可能な限りこれらヒントになる部分は隠して検査を行う．本例では未知相貌・熟知相貌とも認知障害があり，いわゆる統覚型相貌失認である．

　一般に相貌認知と表情認知は神経基盤が異なり，相貌失認では表情認知は保たれるといわれるが，実際にはこれも障害される場合が少なくない[3]．本例では，線画では認識できるが写真では幸福以外の表情はわからず，表情認知障害もあるといえる．

VI 症状と病巣の関係(図34-3)[4]

　本例は後大脳動脈灌流領域の脳梗塞で，両側病変である．両側紡錘状回・舌状回，および左下後頭回・海馬傍回にMRI T2強調画像で高信号域を認める．相貌失認の責任病巣は古くから紡錘状回・舌状回が考えられてきたが，右一側のみで生じるか，両側病変が必要かについては現在も議論の分かれるところである．機能画像研究で，顔処理時に働く脳領域はさらに広い範囲が知られ，特に誰の顔かの同定には右紡錘状回外側中部〔いわゆる紡錘状回顔領域(fusiform face area: FFA)〕が，顔の老若判断を含む未知相貌の弁別には外側後頭回の一部〔いわゆる後頭葉顔領域(occipital face area: OFA)〕が深く関わるとされる[5]．本例はいずれも含んでいるが，左病巣がより広いところが典型的な相貌失認病巣とは異なり，腹側型同時失認を合併していることと関係すると思われる．

相貌失認　　　　　　　　　　　　　　　　　　　　　　　　　　　　　　　[用語メモ]

脳損傷により顔の認知が選択的に障害された状態をいい，視覚失認と同様，古典的に2種類に分けられる．顔の各パーツは知覚できても顔全体としての知覚に問題のある統覚型相貌失認と，顔の知覚には問題がないがそれが誰の顔なのかの人物同定に結びつけることができない，連合型相貌失認である．前者の場合は未知相貌の弁別ができず，2人の人物の写真の異同弁別や同じ人物を抽出するマッチングができない．後者では，未知相貌の弁別は良好だが熟知相貌の人物同定ができない．統覚型の場合，自覚的にはまったく顔の区別がつかなくても，選択問題にするとチャンスレベル以上に正解する場合があり，これをcovert認知(潜在的な認知)といったりする．また，慢性期になると，部分的な特徴から顔の弁別が可能になってくるため，検査上は成績が改善する．

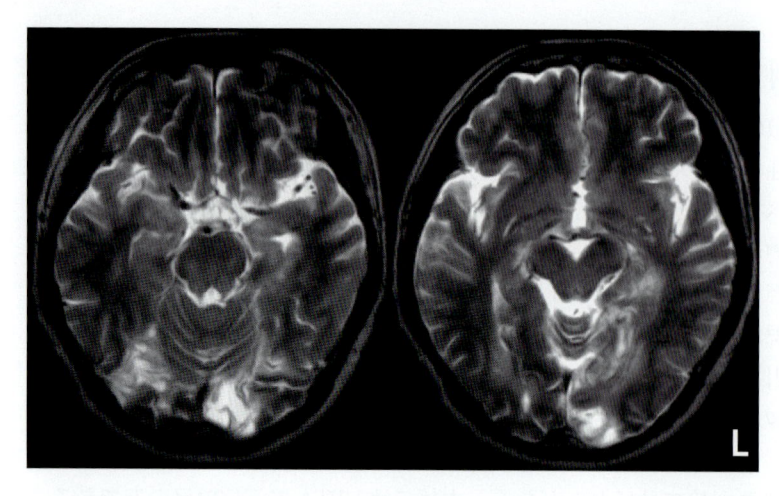

図 34-3 頭部 MRI T2 強調画像（発症約 1 ヵ月後）
両側後大脳動脈灌流領域の脳梗塞．両側紡錘状回・舌状回，および左下後頭回・海馬傍回に高信号領域を認める．全体として左の病巣が大きい．

Ⅶ 本例から学ぶ診察のポイント

①相貌失認は，後頭葉病変がある場合には積極的に疑って病歴聴取したり検査したりすることが重要である．

②街並失認，色彩失認を合併しやすい．両側病変がある場合には，失読や腹側型同時失認の有無も調べる必要がある．

③顔を認知して個人情報を想起するまでには，多くの脳領域を巻き込む複数のステップが関与する．顔知覚（弁別，老若判断，性別判断など），人物同定，熟知感，表情認知のうち，何に問題があるのかを考えながら調べる．

【参考文献】
1) 岩田　誠．見る脳・描く脳—絵画のニューロサイエンス．東京：東京大学出版会；1997. p.114.
2) Ekman P, Friesen WV. Unmasking the face. New Jersey: PRENTICE-HALL; 1975.（工藤　力，訳編．表情分析入門—表情に隠された意味をさぐる．東京：誠信書房，1987.）
3) 永井知代子．顔認知の脳内機構．Brain Nerve. 2007; 59: 45-51.
4) 永井知代子，岩田　誠．相貌弁別力の定量的評価—新しい相貌認知検査作成の試み—．神経研究の進歩．2000; 44: 821-34.
5) Atkinson P, Adolphs R. The neuropsychology of face perception: beyond simple dissociations and functional selectivity. Phil Trans R Soc B. 2011; 366: 1726-38.

〈永井知代子〉

Chapter 5 大脳深部

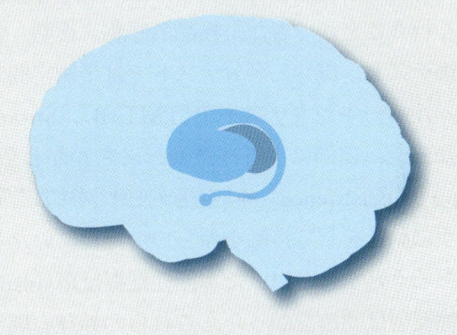

CASE 35

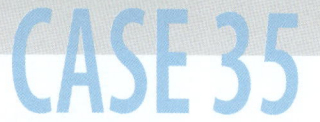

視床

症例35　86歳　右利き女性　教育歴9年

主訴：（家人より）傾眠．反応が鈍い．

I 現病歴

病前の日常生活は自立しており，快活で話し好きな女性であった．週に2～3回はゲートボールを楽しんでいた．4日前から傾眠で話しかけても反応が鈍くなり，入院となった．

II 現症

入院時には意識レベルはJCS I-2で，自発話はみられなかった．しかし，質問をすると時間はかかるが小声で自分の名前，年齢，住所を正しく言うことができた．脳神経系は右縮瞳以外異常なし．四肢の筋力，トーヌス，腱反射は左右差なく異常なし．口尖らし反射と吸啜反射が陽性．足底反射は底屈．感覚系・小脳系異常なし．入院7日後の脳波では，基礎律動の乱れがあり，θ波混入を右前頭・側頭・頭頂葉に多く認めた．

入院10日後に，意識レベルの改善がみられ，検査に協力することが可能となったため神経心理学的検査を開始した．情動は多幸的で，自身の障害に対しての内省は欠如していた．時間と場所の失見当識を認めたが，人物に対する見当識は保たれていた．数字順唱3桁．聴覚的に呈示した3単語の5分後再生は1単語のみ可能だった．自発話に乏しく，質問に対しては時間をかけて単語または短文で返答した．聴覚的に与えた3段階命令，例えば「紙を二つに折って／膝の上に／置いてください」を正しく行うことができた．物品名呼称，復唱，書き取りは可能だが遂行に長時間を要した．ヒナギクの描画テスト，線分二等分テストでは半側空間無視を認めなかった．立方体の模写は困難であった．トレイルメーキングテストB（TMT-B），Stroop課題における文字-色彩干渉課題のいずれも完遂できなかった．口頭による注意喚起にもかかわらず挺舌維持は7秒，閉眼維持は5秒と運動維持困難（motor impersistence，➡ [用語メモ①] 参照）を認めた．手背や手掌に与えられた触覚刺激に対して複雑な手の動きをして接触を保ちつつ把握にいたる，または視覚刺激に対して手が不随意にそれを追いかけ握ろうとするといった本能性把握反応（instinctive grasp reaction）を右手優位に認めたが，定型的な把握反射は認めなかった．これらの神経心理学的な異常に加えて，利用行動（utilization behavior，➡ [用語メモ②] 参照）を認めた．例えば，検者が把握反応を検査後に，黙って櫛を眼前に置くと自然に右手でつかみ髪をとかし始めた．また紙と鋏を眼前に置くと左手で紙を持ち右手に持った鋏で切り始めた．このような利用行動は物品に対して特に患者の注意を喚起しない場合にも出現した．例えば，患者に名前，住所，年齢などを質問している最中に，テーブルの上に偶然置かれていた腕時計に右手が伸びてきてそれを自身の左腕にはめようとした．また，100から順次7を引く検査の最中に，目に

運動維持困難（motor impersistence） ［用語メモ①］

閉眼，挺舌，開口などの簡単な動作を持続して行うことができないことをいう．10秒以上持続できない場合を陽性とする．右半球損傷でより多くみられ，発現機序としては，運動維持に必要な注意機構の障害（選択性注意の障害）が有力視されている．病巣としては劣位半球のBrodmann 6, 8野を中心とする中大脳動脈領域の皮質・皮質下が重要とされている．

> ### 利用行動(utilization behavior) [用語メモ②]
>
> Lhermitte[2]により最初に報告され，前頭葉損傷と関連が深いとされる症状である．Lhermitteによる利用行動の誘発方法は以下の通りである．1)検者は終始無言で机を挟んで患者と対座する．2)把握反応を検査し，次いで物品を患者の前に置き何の指示も与えない．3)最初患者は戸惑いを示すが，やがてその物品を適切に使いだす．4)患者は物品を使うことを要求されていると思って使った，と述懐する．5)物品に触れないように指示されたときには道具使用を中止するが，患者の注意がそれると再び利用行動が現れる．Shallice[3]はLhermitteの方法によって誘発される利用行動を誘発型(induced form)とよび，特に患者の注意を引かないでも利用行動がみられる場合を偶発型(incidental form)とよんで区別した．Shalliceは，理解障害のある患者では物品を眼前に置かれた場合にその使用を要求されていると検者の意図を誤って解釈して誘発型利用行動を呈する可能性があることを指摘し，偶発型のほうがより前頭葉損傷との関連が深いと考察している．利用行動は眼前に置かれた物品を両手でなんとなく使用してしまう現象で，強迫性がみられない点，両手の動作である点，抑制行動を伴わない点において，道具の強迫的使用とは症候が異なる．

止まった団扇に右手が伸びてそれをつかみ，自身を煽ぎ始めた．「使わないでください」という言語命令で利用行動は直ちに止まったが，注意が逸れると利用行動が再びみられた．「なぜ物品を使用するのですか」と問うと，何も答えずに笑いを返した．この利用行動には変動があり，同じ条件で物品を提示しても利用行動が目立つときと，まったくそれがみられない場合があった．

発症後2ヵ月の時点で，場所・人物の見当識は正常であったが，時間の失見当識を依然として認めた．自発話が幾分みられるようになり，話の流暢性も改善した．運動維持困難は消失．TMT-B，Stroop課題における文字-色彩干渉課題はなお完遂できなかった．軽度の本態性把握反応を右手に認めたが，利用行動は認められなくなっていた[1]．

III 高次脳機能障害に関する所見のまとめ

1. 運動維持困難
2. 右手優位の本能性把握反応
3. 利用行動

IV 画像所見

入院時に撮像したCTでは右視床前部に低吸収域を認め，ガドリニウム造影T1強調MRIで同部に造影効果をもつ新鮮脳梗塞を認めた(図35-1)．梗塞は視床結節動脈(tuberothalamic artery)の灌流支配域(➡[用語メモ③]参照)に一致していた．MRAでは動脈硬化性の変化を認めたが，主幹動脈の閉塞や狭窄は認めなかった．視床病巣の詳細な検討を行うためにMonro孔(foramen of Monro：FM)-後交連(posterior commissure：PC)ラインに平行に2 mm厚でCT水平断を得たのち，FM後端から後方に2 mm幅でFM-PCラインに垂直な冠状断CTを再構成した．この冠状断CTをAndrew & Watkinsのアトラスに照合し，病巣に含まれる視床構造物を同定した．病巣は，1)乳頭体視床路(mamillothalamic tract)の一部，2)視床前腹側核(ventroanterior nucleus)の大部分，3)背内側核(dorsomedial nucleus)の下部，4)髄内核〔intralaminar nuclei；正中中心核(cetromedian nucleus)，束傍核(parafascicular nucleus)を含む〕，5)下視床脚(inferior thalamic peduncle)，6)視床下核(subthalamic nucleus)の一部，を含んでいた(図35-2)．発症20日後に行われた[123]I-labeled isoprophyl-iodo-amphetamine(^{123}I-IMP)による脳血流SPECTでは右半球全般に血流低下を認めた(図35-3)．

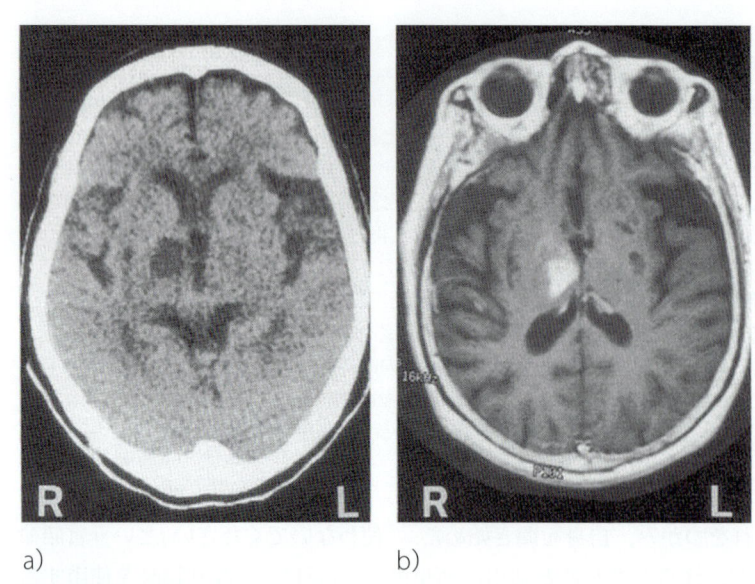

図 35-1 a) 発症後 6 日目の頭部 CT（単純），b) T1 強調 MRI（Gd 造影）

a) 右視床に脳梗塞を認める．
b) 右視床に造影効果をもつ新鮮脳梗塞を認める．
（Hashimoto R, et al. Eur Neurol. 1995; 35: 58-62 より．S. Karger AG, Basel より許可を得て転載）

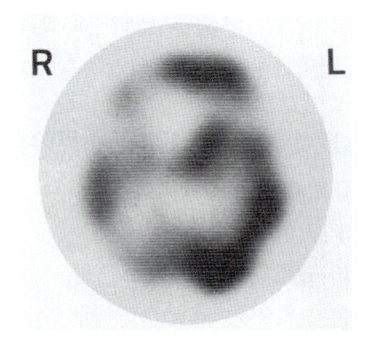

図 35-3 ^{123}I-IMP による脳血流 SPECT
右半球の広範な血流低下を認める．
（Hashimoto R, et al. Eur Neurol. 1995; 35: 58-62 より．S. Karger AG, Basel より許可を得て転載）

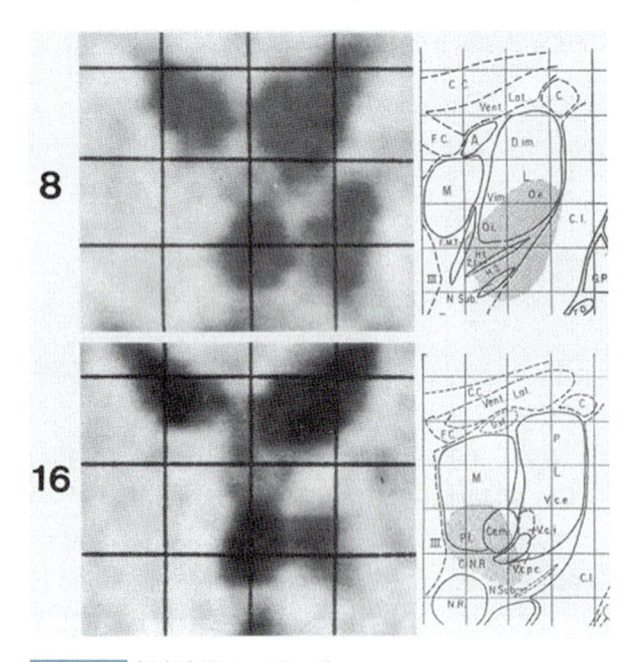

図 35-2 視床病巣マッピング
左は再構成 CT（冠状断），右は同じ部位の Andrew & Watkins の図譜を示す．左の数字は Monro 孔からの距離 mm（後方）を示す．（Hashimoto R, et al. Eur Neurol. 1995; 35: 58-62 より．S. Karger AG, Basel より許可を得て転載）

視床の血管支配（図 35-4） ［用語メモ③］

視床は 4 つの血管によって灌流されている．すなわち，①視床結節動脈（tuberothalamic artery；極動脈 polar artery），②傍正中動脈（paramedian artery），③視床膝状体動脈（thalamogeniculate artery），④後脈絡叢動脈（posterior choroidal artery）である．血管支配領域はバリエーションに富むが，典型的な灌流領域と損傷時の症状[4]について以下に記す．

①**視床結節動脈（tuberothalamic artery；極動脈 polar artery）**は後交通動脈の中央 1/3 から分岐する．視床前方 1/3〜1/2 を主に灌流する．正常人の 1/3 でこの血管は欠損するがその場合は傍正中動脈がこの領域を灌流する．この血管によって灌流される主な視床内構造物は，視床網様体核（reticular nucleus），視床前核群（anterior nuclear group），前腹側核（ventroanterior nucleus：VA），外側腹側核（ventrolateral nucleus：VL）の前方，背内側核（dorsomedial nucleus：DM）の腹側極，髄板内核（intralaminar nuclei）前部，線維束としては，乳頭体視床路（mamillothalamic tract：MTT），扁桃体腹側出力路（ventral amygdalofugal pathway），内髄板（internal medullary lamina）の腹側があげられる．視床結節動脈領域の脳梗塞は多彩な症状を呈することが知られている．初期には意識レベルの変動がみられ，性格変化（多幸症，内省欠如，無為，自発性低下，情動欠如）や時間や場所の失見当識が認められる．健忘（学習障害，近時記憶障害，時間標識の障害）がみられ，左病巣では言語性と視覚性の前向性健忘が，右病巣では視覚性前向性健忘がみられる．左病巣では多彩な失語症状（失名辞，非流暢性失語，理解障害，流暢性失語，意味性あるいは音韻性錯語，新生語，保続）を認めるが，復唱が比較的保たれることを特徴とする．失語症状と視床内構造物損傷部位との関係はまだ十分に解明されていない．この動脈領域のごく小さなラクナ梗塞で，純粋健忘症（意識障害，失語症や全般的な認知機能低下を呈さず，健忘が前景に立つ）を呈することがある．前述のように視床損傷は多彩な高次脳機能障害をきたしうるので，純粋健忘症の診断には，一般知的機能を WAIS 成人知能検査，記憶機能をウェクスラー記憶検査（WMS）などで総合的に評価し，一般知的機能と乖離して記憶機能が低下していることを証明する必要がある．視床性純粋健忘症の責任病巣としては乳頭体視床路，内髄板が重要

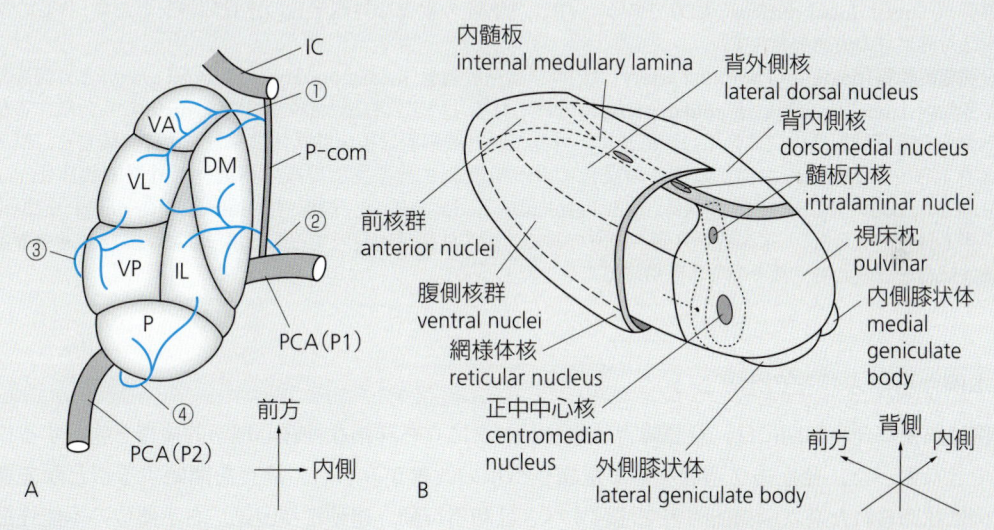

図 35-4 a) 視床の血管支配（左視床を上方からみる），b) 視床の構造（左視床を左外側上方からみる）

a) ①視床結節動脈（tuberothalamic artery），②傍正中動脈（paramedian artery），③視床膝状体動脈（thalamogeniculate artery），④後脈絡叢動脈（posterior choroidal artery），IC：内頸動脈（internal carotid artery），P-com：後交通動脈（posterior communicating artery），PCA(P1)：後大脳動脈 P1 セグメント（posterior cerebral artery P1 segment），PCA(P2)：後大脳動脈 P2 セグメント（posterior cerebral artery P2 segment），DM：背内側核（dorsomedial nucleus），IL：髄板内核群（intralaminar nuclear complex），VA：前腹側核（ventroanterior nucleus），VL：外側腹側核（ventrolateral nucleus），VP：後外側腹側核（ventral posterolateral nucleus），P：視床枕（pulvinar）．

b) 破線は内部構造境界を示す．血管支配の図と合わせると，支配血管梗塞時の損傷視床構造物を大まかに推測することができる．

視されている．乳頭体視床路は，海馬-脳弓-乳頭体-乳頭体視床路-視床前核-帯状回・帯状束-海馬傍回-海馬という Papez 回路を構成している．この回路を構成する構造物の損傷は海馬が損傷されたときと同様の前向性健忘を主症状とする健忘症候群をきたす．内髄板は扁桃体-扁桃体腹側出力路-内髄板-視床背内側核-前頭葉眼窩皮質後方-側頭葉前方-扁桃体という Yakovlev 回路（基底外側回路 basolateral circuit）を構成している．この回路を構成する構造物は記憶内容の自己親近性（familiarity）と関係する可能性があり，内容想起に関与する Papez 回路との違いが注目されている[5]．視床内で乳頭体視床路と内髄板はきわめて近接して走行するのでこれら両者の損傷が併存する場合も多い．

②傍正中動脈（paramedian artery）は脳底動脈先端部から分岐するが，正常人の約 1/3 で共通幹から左右の傍正中動脈が分岐する．左右の傍正中動脈領域が同時に梗塞に陥ることがしばしば認められる．視床背内側部を主に灌流するが，中脳の一部もこの動脈で灌流される．この血管によって灌流される主な視床内構造物は DM，髄板内核〔正中中心核（centromedian nucleus：CM），束傍核（parafascicular nucleus：Pf）を含む〕，VL の一部で，線維束としては内髄板後方があげられる．中脳被蓋部の梗塞を伴うことも多く垂直性眼球運動障害や瞳孔異常を認めることが多い．片側損傷では左損傷で言語性前向性健忘，右で視覚性前向性健忘がみられる．言語症状としては，非流暢性の小声で抑揚のない話し方になりしばしば保続を伴うが，統語と復唱は保たれることが多い．両側損傷では失見当識，混迷，過眠から深昏睡にまでいたる種々の程度の意識障害が初期にみられる．開眼はしているが反応がみられない akinetic mutism を呈することがある．健忘は両側損傷でより重篤となり前向性健忘に加えて逆行性健忘，作話が認められる．病態に対する無感知，著明な発動性低下，精神運動興奮，性格変化などを伴うことがあり，記憶や言語のドメインにとどまらない複合的な高次脳機能障害〔いわゆる視床性認知症（thalamic dementia）〕を呈する．

③視床膝状体動脈（thalamogeniculate artery）は後大脳動脈が後交通動脈と合流した直後の後大脳動脈（P2 segment）から分岐し，視床中〜後外腹側を主に灌流する．この血管によって灌流される主な視床内構造物は後外側腹側核（ventral posterior lateral nucleus：VPL），後内側腹側核（ventral posterior medial nucleus：VPM），中間腹側核（ventral intermediate nucleus：Vim），VL の後方，視床枕（pulvinar）の前方と外側，背外側核（lateral dorsal nucleus：LD）である．VPL，VPM の損傷は対側半身の感覚障害をきたす．VL の損傷は対側半身の失調をきたす．

④後脈絡叢動脈（posterior choroidal artery）は内側後脈絡膜動脈（medial posterior choroidal artery）と外側後脈絡膜動脈（lateral posterior choroidal artery）に分けられる．いずれも後大脳動脈 P2 segment から分岐するが，内側後脈絡膜動脈は後交通動脈合流直後に，外側後脈絡膜動脈は視床膝状体動脈分岐後に分岐する．視床後方 1/3〜1/2 を主に灌流する．この血管によって灌流される主な視床内構造物は外側膝状体（lateral geniculate body：LGB），内側膝状体（medial geniculate body：MGB），髄板内核（intralaminar nuclei）後部（正中中心核後方を含む），視床枕下外側〜後方である．視床枕病巣は投射する頭頂葉〜側頭葉多様式連合野の機能障害を反映して，種々の高次脳機能障害をきたしうる．

V 本例から学ぶ診察のポイント

①本例は脳梗塞発症初期には，意識障害（傾眠）が前景に立ち詳細な神経心理学的検査を施行することができなかった．発症後 2 週間を経て意識レベルの改善がみられ，検査を開始することができた．本例に認められた高次脳機能障害で注目すべきは利用行動，運動維持困難，右手優位の本能性把握反応である．利用行動は誘発型に加えて偶発型も認められた．利用行動以外にも，自発性低下，Stroop 文字-色彩干渉課題や TMT-B の遂行困難，さらに自己の状況に対する内省欠如と多幸症を認め，これらはすべて前頭葉症状と考えられた．

②本例では，運動維持困難と右手優位の本能性把握反応〔障害半球と同側に現れる本能性把握反応であり，同側性本能性把握反応（ipsilateral instinctive grasp reaction：IIGR）とよばれる〕を認めた．運動維持困難と IIGR はいずれも右半球損傷後に多くみられ，選択性注意障害の結果現れると推察されている．利用行動の消失と運動維持困難，本能性把握反射の消失がほぼ同時期に起こっていることから，利用行動と運動維持困難，本能性把握反応の神経基盤は少なくとも一部は共通すると推

> **遠隔機能障害(diaschisis)** [用語メモ④]
>
> 急性脳損傷に際し，その障害部位と線維連絡のある遠隔部位に生じる機能抑制現象をいう．遠隔機能障害をきたした脳部位は，SPECTやPETなどの機能画像で血流・代謝障害を認める．

測される．しかし，運動維持困難と本能性把握反応を呈する患者のすべてが利用行動を呈するわけではない．利用行動は高度に組織化された行為の脱抑制であり，運動維持困難や本能性把握反応はより低次なレベルの運動の脱抑制であると考えられる．

③本例で損傷されていた主な視床核は視床前腹側核，背内側核の一部，髄内核(正中中心核，束傍核)である．前腹側核は視床運動核に属し，基底核・大脳皮質と相互線維連絡があり，複雑な運動遂行機能と運動プログラミングに関係するとされる．背内側核は視床辺縁系核に属し，学習，記憶，情動経験とその発現，自発性や意欲に関係するとされる．正中中心核と束傍核は視床非特殊核に属し同側大脳半球にびまん性に投射し，大脳活動度を調整し，意識レベルの保持や注意機能に関係しているとされる．損傷視床線維束は乳頭体視床路，視床下脚である．乳頭体視床路損傷はPapez回路の離断をきたし，視床下脚に含まれる腹側扁桃体出力路の損傷はYakovlev回路の離断をきたす．本例では，注意障害や併発する言語症状のために詳細な記憶検査を遂行できなかったが，健忘症を併発していた可能性がある．本例では上述のような多くの視床構造物が損傷され，関連する大脳皮質や基底核に遠隔機能障害(diaschisis，➡[用語メモ④]参照)がもたらされた結果，SPECTで広範な右半球の血流低下や脳波での右半球徐波混入を認めたと考えられる．

【参考文献】

1) Hashimoto R, Yoshida M, Tanaka Y. Utilization behavior after right thalamic infarction. Eur Neurol. 1995; 35: 58-62.
2) Lhermitte F. 'Utilization behaviour' and its relation to lesions of the frontal lobes. Brain. 1983; 106: 237-55.
3) Shallice T, Burgess PW, Schon F, et al. The origins of utilization behaviour. Brain 1989; 112: 1587-98.
4) Schmahmann JD. Vascular syndromes of the thalamus. Stroke. 2003; 34: 2264-78.
5) Carlesimo GA, Lombardi MG, Caltagirone C. Vascular thalamic amnesia: A reappraisal. Neuropsychologia. 2011; 49: 777-789.

〈橋本律夫〉

CASE 36

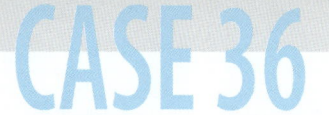

視床・内包

症例36　63歳　右利き男性　教育歴12年　自営業（園芸店経営）

主訴：（家人より）もの忘れする．元気がなくなった．

I 現病歴

　10年前より糖尿病の既往歴あり．2年前の夏頃より家業の園芸店の商品の名前を忘れる，何度も同じことを言うなどの症状が出現．1年前の秋，一過性の意識障害があり，短時間で回復したが，それ以来日付がわからなくなった．近医では初老期認知症の診断．1ヵ月前近医受診し，左視床および右内包の脳梗塞を指摘され，当科紹介となった．

II 初診時現症

　身体所見に特記すべき異常なし．意識は清明で，神経学的には特記すべき異常なし．
神経心理学的所見；
　時間に関する見当識障害，発動性の低下あり．前向性健忘あり．過去の出来事についての想起は不正確．語列挙の低下あり．
　言語所見に明らかな異常なし．失認や失行なし．計算障害なし．視空間認知に明らかな異常なし．

III 高次脳機能障害に関する所見のまとめ

1. 健忘
2. 前頭葉機能の低下

IV 症状診断のポイントと鑑別

　階段状の症状の進行を認め，MRI上皮質下の左右2ヵ所に脳梗塞が観察された．経過からは，血管性の認知症の範疇に入る病態と考えられる．左右両側ともに病巣は小さく，この病巣で症状の説明がつくかどうかが診断のポイントとなる．健忘や前頭葉症状について，詳しく調べ，病巣との対応関係に矛盾がないか検討する．

V 詳細な検討および経過

1. MRI

　T2強調画像およびFLAIRにおいて，左視床背内側核および右内包膝部に限局的な高信号域を認めた（図36-1）．

2. 脳波

　基礎波は8〜9Hzと軽度徐波化していた．覚醒時の脳波で，時折両側前-側頭部に徐波（シータ波）の混入がみられた．

3. 神経心理学的検査所見

①語列挙（1分で想起できる単語数）；動物 13，花 9，語頭音「あ」から始まる単語 8，「ふ」5，「に」8
②Seiral 7's（100から7ずつ引いていく引き算）；3/5

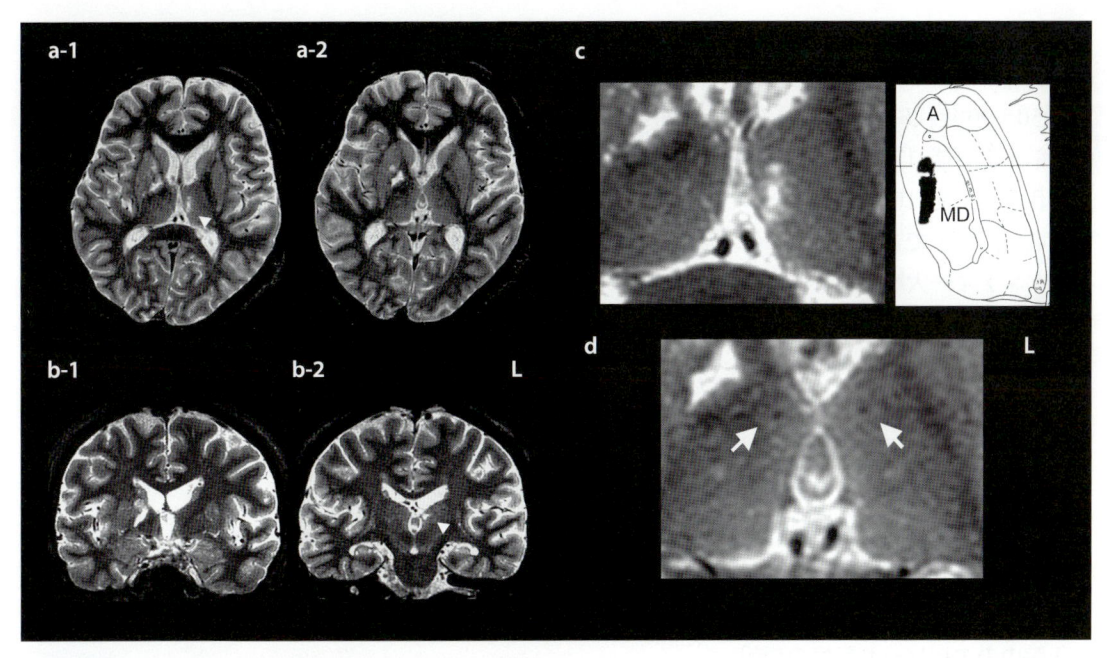

図36-1 初診時から3ヵ月経過後のMRI（STIR画像）
a）水平断，b）冠状断：左視床背内側核と右内包膝部から前脚，淡蒼球に高信号を認める．c）a-1の拡大図：Schaltenbrand and Wahrenのアトラス上に損傷の位置をマップした．Aは視床前核，MDは背内側核．d）a-2の拡大図：視床の病巣は乳頭体視床路（矢印で示した低信号域）には達していない．
（Tanji K, et al. J Neurol Neurosurg Psychiatry. 2003; 74: 104-9 より許諾を得て転載）[1]

③WAIS-R 成人知能検査；言語性IQ 94，動作性IQ 80，全IQ 87
④数唱；順唱5桁，逆唱4桁
⑤ハノイの塔；ルールを言葉で言うことはできるが，施行段階でルールを守ることができない．
⑥Wisconsinカード分類検査（WCST）；カテゴリー1，保続性エラー90.1％

4．記憶に関する検討

①ウェクスラー記憶検査（WMS-R）；言語性MQ 62，視覚性MQ 55，注意・集中力76，遅延再生不可，言語の対連合 容易 3/3/3/4/4/3・難 0/1/0/1/1/1
②Rey 聴覚性言語学習課題（AVLT）（15個の単語を学習，その都度再生，5回行った後再認）；再生 3/5/6/5/5，再認 13/15，誤再認0
③Rey 複雑図形検査；模写 36/36，直後再生 0/36（「描けません」）
④8個の新規顔貌と名前の連合学習（5回）；
再生（学習直後）0/0/1/2/0
再認（5回学習後，学習していないものと合わせて16枚から選択）
名前 8/8，誤再認0，顔 8/8，
顔から名前の想起 0/8，名前から顔の選択（1枚ずつ8択）3/8，顔と名前（カード）のマッチング 2/8
⑤時間順序判断課題（recency judgment）& 再認課題（recognition; verbal）；
まず12個の単語からなる単語リストを1回読み上げ，次にリスト内での提示間隔が等しい4組の単語を取り出し，どちらの単語が先に読まれたかを答えてもらう．そして，残りの4個の単語とディストラクター4個の中から再認課題を行う．6つのリストで施行．

後先判断課題；13/24(54.2%)，再認；22/24(91.7%)

⑥年代の推定異常；

1) 1950〜90年代に活躍したさまざまな有名人の顔写真を見て，名前を想起してもらった．
   名前再生可能 17/32，再生または再認(選択肢の中から選択)可能 30/32，
   年代推定可能 10/17
   ＜名前が再生できたものにおける年代推定の誤答例＞
   　ケネディー大統領　　→　　1990年代
   　マリリン・モンロー　→　　1980年代
   　山下泰裕　　　　　　→　　1950年代

2) 1950〜90年代の社会的な出来事の写真を見て，事件の名前を想起してもらった．
   再生可 14/32，再生または再認可 26/32，年代推定可 5/14
   ＜出来事の名称が再生できたものにおける年代推定の誤答例＞
   　阪神大震災　　　　　→　　1970年代
   　地下鉄サリン事件　　→　　1970年代
   　サリドマイド事件　　→　　1990年代

⑦入院中のエピソード記憶の想起

　前日，外泊した際に知人Bさんに会い，自宅から病院まで車で送ってもらったこと．
　―最後にBさんに会ったのは？
　「ここかな，前の病院かな，見舞いにきてもらったんです」
　―昨日は会いませんでしたか？
　「会ってません」
　―車に乗せてもらったことはないですか？
　「あーあれは何だったかな，店から家に送ってもらったんだね．店にいたときうちのやつが帰っちゃったから，店のトラックで帰ってもよかったんだけど，運転するのイヤだったから乗せてもらった」
　―それはいつですか？
　「入院する前かな」
　―昨日という気はしませんか？
　「しないね」

5．所見のまとめ

①健忘

　＜前向性健忘＞
　・言語性記憶に比して視覚性記憶の低下が目立つ．
　・再認に比して再生が著明に低下．
　・対連合形成，とりわけ難しいペアでの成績低下．
　・時間順序についての記憶の異常．
　＜逆向性健忘＞
　・個々の事象は想起可能な場合でも，それらの年代の想起が不正確(有名人の活躍時期，自伝的記憶，身の回りの出来事)．

　前向性，逆向性とも共通して時間順序の判断が低下．

②前頭葉機能
- 語想起（verbal fluency）の軽度低下．
- 時間に関する見当識の異常．
- ワーキングメモリー，注意力の低下（Serial 7's）．
- 規則を理解していても，同じ誤りを繰り返す（Stroop 課題，ハノイの塔）．
- 規則性の推定ができない，保続（WCST）．

Ⅵ 症状と病巣の関係

1. 視床損傷の影響

　視床は嗅覚を除くすべての感覚系が大脳皮質へといたる経路での中継地点である．小脳や基底核からの入力も，視床を介して大脳皮質に入力される．また，背内側核は，前頭前野を定義するにあたって「視床背内側核から投射を受ける皮質部位」といわれるほど前頭前野と密接な連絡をもつ[2]．このように視床には限局的な構造の中にさまざまなネットワークが凝縮されているため，損傷部位のわずかな違いによって出現する症状は大きく変化する．

　視床の中で記憶に関係する構造は，Papez 回路（または Delay-Brion 系）に属する視床前核と乳頭体視床路，それに前頭前野と密接な連絡をもつ背内側核の 2 系統に分けられる．Papez 回路は，海馬，脳弓，乳頭体，乳頭体視床路，視床前核，帯状回から構成される．海馬が記憶に重要な構造であることはよく知られているが，単独で機能するわけではなく，他の脳部位と同様に回路として機能する．Papez 回路の構造の中で，海馬，脳弓の損傷によって生ずる症状はおおむね均質で，動物の損傷実験では，側頭葉内側面の損傷により生ずる健忘ほどは強くないが，エピソード記憶のモデルとなる課題で障害がみられることが知られている[3]．一方，背内側核については，最近のトラクトグラフィーによる研究で，前頭前野との線維連絡のパターンに基づいて，背内側核がさらに細分化できることが示された[4]．これによれば，背内側核の内側と前頭葉眼窩面，背内側核の尾背側と前頭葉内側，背内側核の外側と前頭前野外側面との間にそれぞれ強い連絡があるということである．

　視床損傷に伴う健忘症例における画像診断上のチェックポイントは，視床前核や乳頭体視床路，背内側核における損傷の有無である．背内側核は，視床内側の，おおむね傍正中部視床梗塞で損傷される部位に対応し，前核は視床の前端なので，いずれも同定は容易である．乳頭体視床路は乳頭体から視床内を通過して視床前核へいたる．乳頭体視床路は，1.5 テスラでも撮影条件によって，3 テスラの MRI では容易に観察できる（図 36-1d）．

2. 内包損傷の影響

　内包は，外側のレンズ核と内側の尾状核および視床の間の白質線維であり，種々の投射線維束からなる．そのうち大きな部分を占めるのが大脳皮質と間脳を連絡する視床脚であり，そのほか種々の投射線維が含まれる．基底核を通る水平断では，内包は「く」の字型を呈し，前方から，前脚，膝部，後脚の 3 つに分けられる[5]．

　このうち前脚と膝部に含まれる前視床脚は，視床背内側核と前頭前野や前頭葉眼窩面を連絡する線維で，視床前頭葉回路により前頭葉機能を維持するうえで不可欠な構造である．内包膝部や前脚の損傷と視床傍正中部の損傷による症状の間には類似性が指摘されており，内包の損傷後に前頭葉の血流が低下することも確認されている[6]．Tatemichi らは，内包膝部にラクナ梗塞をきたした症例において，重篤な認知機能障害をきたした 6 例を報告した[7]．昏迷状態（confusional state），覚醒度の変動，そして注意力の低下，アパシーなど，前頭葉症状と解釈できる症状に加え，記憶障害が観察された．混迷

状態が改善しても記憶障害が残存する例もあり，部位の左右や上下により多様な症状がみられることが知られている[7]．

内包と記憶との関係では，前視床脚とともに内包を構成する下視床脚の役割が強調されることが多い．下視床脚には海馬傍皮質（perirhinal cortex）から視床背内側核への入力線維が含まれるため，下視床脚や視床背内側核の損傷による健忘は，間接的に生ずる海馬傍皮質の機能低下により説明がつくという説だが，異論もある．海馬傍皮質からの入力が集中しているのは背内側核大細胞部の内側に限られるのだが，動物実験において，この部位を損傷しても記憶への影響は軽微であった．一方で，大細胞部全域の損傷では健忘がみられた．したがって，内包損傷により影響を受けるのは海馬傍皮質ではなく，前頭葉との機能連関であると主張されている[3]．本症例において，損傷は下視床脚には及んでおらず，また海馬傍皮質の損傷後にみられる特徴的な症状とされる再認の障害はほとんどみられない．Schniderらが報告した内包前脚損傷後の作話を伴う健忘症例では，背内側核と前頭葉眼窩面および扁桃体を結ぶ回路の損傷に伴う前頭葉症状が健忘の原因と考察されている．内包損傷に伴う記憶障害の原因は側頭葉内側面の間接的な機能低下よりも，視床-前頭前野の回路の機能低下，とりわけSchniderらの症例と同様，前頭葉眼窩面の機能低下の影響と考えられる．

Ⅶ 本例から学ぶ診察のポイント

1. Strategic infarction

本症例においては，記憶および前頭葉機能の遂行に重要な視床背内側核と内包膝部-前脚という前頭葉視床回路の構造にstrategic infarction（➡［用語メモ］参照）が生じたことにより，前頭葉機能障害および健忘をきたしたものと解釈できる．

本症例の視床病巣は左背内側核に限局的であり，乳頭体視床路を含めてPapez回路には損傷がない．したがって，一側の背内側核，対側の内包膝部の損傷で，両側性に生じた前頭葉-視床ネットワークの損傷による前頭葉機能低下が病態の本質と推測される．

2. 前頭葉障害と記憶

一般に，前頭葉損傷では記憶障害は生じないと考えられている．しかし動物実験における両側性で広汎な前頭前野の損傷では，比較的強い記憶障害が生ずることが示されている[8]．動物実験と同様の，両側広範囲かつ選択的な前頭葉損傷がヒトでみられることはまずないので，ヒトにおいて広汎な前頭葉損傷がどのような症状を生ずるのかについては不明な点が多い．本症例のような前頭葉-視床ネットワークの損傷は，前頭葉の広い範囲に影響するため，前頭葉の部分損傷で観察されるものとは別種の前頭葉症状が生ずるものと思われる[3]．

記憶の想起過程は，ただ記憶の貯蔵庫から読み出されるといった単純なものではなく，その折々の必要に応じて，要素的な記憶が再構成されて実現されるものである[9]．Schniderは，眼窩面や前脳基底部に損傷のある症例においてみられる作話を検討した結果，作話がまったく無根拠のものではないことに注目し，過去に生じた出来事の記憶表象は保たれているものの，現在の状況に関係のある記憶を正しく選び取ることができないこと，つまり記憶想起の際のモニタリングの異常がその本質である

---

strategic infarction ［用語メモ］

本症例でみられた梗塞巣のように，正常な脳機能を営むために重要な働きをする比較的小さな部位の脳梗塞で，顕著な症状が出現するものをstrategic infarction（戦略的に重要な部位の梗塞）とよぶ．

と解釈している[10]．例えば今回の検討で調べたような，自伝的記憶の順序や有名人の活躍時期などは，基準になるほかの出来事との関連において，想起されるたびに推論されるものであろう．文脈を踏まえた推論を通して記憶が想起されるためには，ワーキングメモリーも必要だろう．このような記憶の想起の際には前頭葉機能が密接に関与するはずである．本症例と類似した健忘症状を呈するものは，傍正中視床，内包膝部-前脚，前頭葉眼窩面，それに前脳基底部の損傷で報告されている[10]．本症例で記憶の再認が良好であること，それに本症例において記憶の時系列的側面に障害が顕著であることは，Damasio が提唱した前脳基底部の損傷に伴う健忘の特徴と共通点がある[11]．彼らの症例はいずれも前頭葉眼窩面の損傷を伴っており，Schnider の主張と矛盾しない．

血管性認知症の症例において，本症例と同様の前頭葉-視床ネットワークの損傷により認知機能の低下をきたしているものは少なくないと思われる．その中には，病巣が小さいために血管性認知症とは正しく診断されていない症例も多いのではないだろうか．このような症例を理解するためには，病歴や病巣，記憶異常の性状を詳細に検討することにより，発症機序を正しくとらえることが必要である．

【参考文献】
1) Tanji K, Suzuki K, Fujii T, et al. A case of frontal network amnesia. J Neurol Neurosurg Psychiatry. 2003; 74: 106-9.
2) Fuster J. The prefrontal cortex. 4th ed. London: Academic press; 2008.
3) Gaffan D, Parker A. Mediodorsal thalamic function in scene memory in rhesus monkeys. Brain. 2000; 123: 816–27.
4) Klein JC, Rushworth MF, Behrens TE, et al. Topography of connections between human prefrontal cortex and mediodorsal thalamus studied with diffusion tractography. Neuroimage. 2010; 51: 555–64.
5) 高橋昭喜．脳 MRI．東京：秀潤社；2001．
6) Tatemichi TK, Desmond DW, Cross DT, et al. Confusion and memory loss from capsular genu infarction A thalamocortical disconnection syndrome？ Neurology. 1992; 42: 1966–79.
7) 加藤裕司，溝井令一，山元敏正，他．高度の健忘症を呈した右内包膝部梗塞の1例．日老医誌．2008; 45: 220–4.
8) Parker A, Gaffan D. Memory after frontal/temporal disconnection in monkeys: conditional and non-conditional tasks, unilateral and bilateral frontal lesions. Neuropsychologia. 1998; 36: 259–71.
9) Hodges JR. McCarthy RA. Autobiographical amnesia resulting from bilateral paramedian thalamic infarction. A case study in cognitive neurobiology. Brain. 1993; 116: 921–40.
10) Schnider A, Gutbrod K, Hess CW, et al. Memory without context: amnesia with confabulations after infarction of the right capsular genu. J Neurol Neurosurg Psychiatry. 1996; 61: 186–93.
11) Damasio AR, Graff-Radford NR, Eslinger PJ, et al. Amnesia following basal forebrain lesions. Arch Neurol. 1985; 42: 263–71.

〈丹治和世〉

CASE 37

基底核

症例37　59歳，右利き，男性．教育歴12年，会社員(事務職)

主訴：(声が)こもっているような感じ．

I 現病歴

夕刻，会社で休憩後にめまいがして動けなくなった．本人はその後の詳細を覚えていないが，会社の玄関ロビーで倒れているところを同僚に発見された．同僚が話しかけても発語がなかった．右手が動かず尿失禁があったため救急車で当院に搬送され，脳梗塞の疑いで入院した．

II 現症(発症〜5日後)

1. 神経学的所見

意識レベルはJCS I-3．血圧は触診で130，脈拍71/分整．右上下肢不全片麻痺(MMT：上肢1，下肢4)，右顔面神経麻痺．言語理解不良のため感覚障害の有無は不明．失語が疑われた．

2. 神経心理学的所見

①行動；発症当日および翌日にベッドの上に立ち上がろうとするなどの不穏行動がみられた．発症3日後，ベッドから車椅子へ移乗する際にベッド柵を下げずに乗り越えようとするなどの危険行動が認められた．

②言語；発症翌日，声は小さいが名前を辛うじて言えるようになった．発症3日後，標準失語症検査(SLTA)を施行開始した．構音障害はなく発語は流暢だが声量はやや少なかった．聴覚的言語理解は不完全だった．図37-1のSLTAプロフィールに示されるように，主な項目の正答率は，「口頭命令に従う」50％，「呼称」55％，「書字命令に従う」80％，「短文の書取」80％，「まんがの説明」は口頭では段階4，書字では段階3だった．具体的な反応として，呼称課題では，本：「何だこれ…」，犬：「うま(ヒント後は無反応)」，時計：無反応だったがヒント後に正答，金魚：「え〜…(ヒント後に正答)」等々，主に語彙探索障害によると考えられる喚語困難や錯語が認められた．復唱では，家：「どんな？」と応えるなど，理解障害の疑われる反応が生じることがあった．書字では，筆跡の乱れは若干認められるが書字運動自体は右手で滑らかにできた．しかし，錯書が散見され，文字の置換，脱落，書き直しが生じた(図37-2)．

③その他；SLTA施行時，図版右側の絵に対する反応が若干遅かった．

III 高次脳機能障害に関する所見のまとめ

1. 前頭葉機能障害：抑制障害
2. 失語症：流暢性タイプ，中等度〜軽度
3. 右半側空間不注意

IV 詳細な検討および経過

運動機能などはおおむね次のような経過をたどった．発症翌日，右上肢麻痺はMMT 4に改善した．発症2日後，ベッド周囲での起居動作は自立し，右側へのふらつきがあるものの自立歩行可能となった．発症4日後，食事の際に右手でフォーク使用を開始した．発症5日後，下肢機能に問題がなく

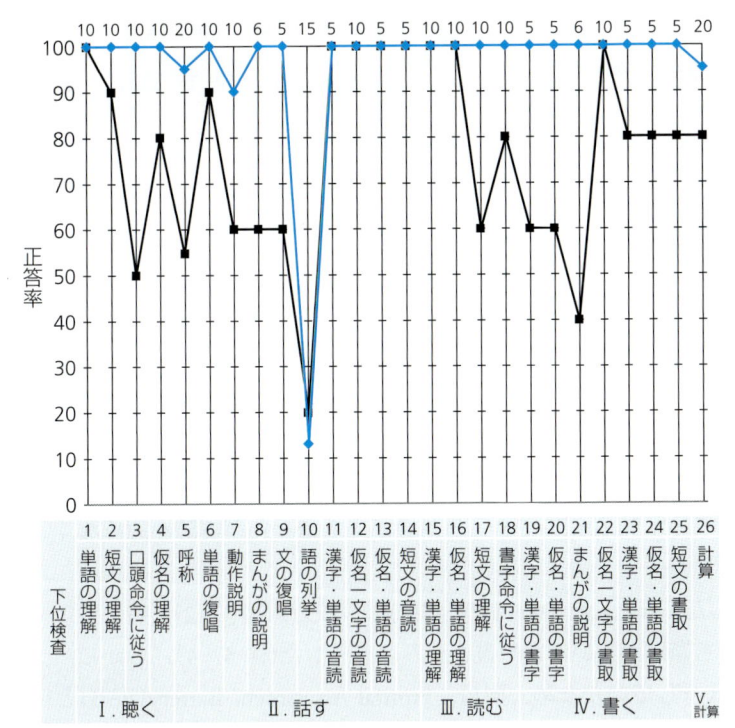

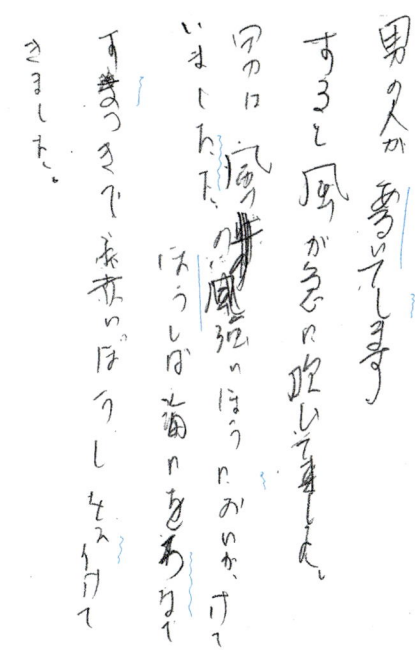

図 37-1 標準失語症検査(SLAT)プロフィール
■…発症 3～5 日後，中等度～軽度の失語症が認められた．
◆…発症 10 週間後，ほぼすべての項目で得点は正常域に達したが，「語の列挙」は依然として低得点だった．

図 37-2 発症 5 日後の自発書字
初回 SLTA「まんがの説明」での書字反応．書字運動自体は滑らかであるが，文字の置換，脱落，書き直しが目立った．筆跡の乱れはごく軽度の脱力によるものと考えられる．

なり階段昇降やジャンプができた．発症 1 週間後，箸使用を開始しほぼ支障なく食事ができた．発症 3 週間後，症状が軽快し退院した．手指の巧緻運動障害なし，触覚消去現象なし．退院後は週 2～3 回の外来リハビリテーションを継続し，発症 11 週間後に復職した．

高次脳機能障害の経過は，神経心理学的諸検査の結果などを含めて時系列的に並べると，次のようになる．

発症 10 日後，レーヴン色彩マトリックス検査は，得点 31/36 点，所要時間 6 分 22 秒で，境界線レベルの得点だった．

発症 11 日後，標準失語症検査補助テスト(SLTA-ST)呼称テストの正答率は，高頻度語 60％(33/55 語)，低頻度語 32％(8/25 語)だった．正答できなかった際は，首を傾げたり考え込んだりして呼称できず「だめですね…」と言うことが多く，喚語困難が持続していた．

発症 2.5 週間後，退院の日程が決まり，復職の意向を受け知的機能検索の目的で WIAS-III 動作性課題を施行した．評価点の低い項目は，絵画配列と符号問題だった．絵画配列では，反応は速いものの正しく配列できたのは 3 題のみだった(表 37-1)．一方，符号問題では反応速度が遅く保続や形態の歪みが生じた．動作性 IQ は 87 だった(表 37-2)．

退院後の発症 3.5 週間後，呼称課題の正答率が 7 割程度に改善したが，動作語課題の「(魚を)焼く」「(野菜を)切る」では，すべて「料理する」と表現した．

発症 7.5 週間後，レーヴン色彩マトリックス検査の得点は 34/36 点で正常値となった．所要時間

表 37-1 WAIS-III 絵画配列結果

	課 題	反 応	所要(制限時間)	得 点
1	家	ABC	1秒(30秒)	1点
2	ホットケーキ	CBDA	35秒(45秒)	0点
3	電車	CDAB	28秒(45秒)	0点
4	入口	ABCDE	33秒(60秒)	1点
5	演説	ABCDE	29秒(60秒)	1点
6	洗濯	ECBDE	35秒(60秒)	0点
7	説得	FACBDE	32秒(90秒)	0点
8	クッキー	DBAC	22秒(90秒)	0点
9	鬼	DEABFC	36秒(90秒)	0点

表 37-2 WAIS-III 動作性検査結果

下位検査	評価点
絵画配列	6
絵画完成	10
積木模様	12
行列推理	9
符号問題	3

も4分13秒に短縮した．

発症 8.5 週間後，絵カード呼称課題で 49/50 語正答でき，日常会話でもほとんど支障を認めなくなった．

発症 10 週間後，再検 SLTA を施行した．ほとんどの項目で正常得点となった(図 37-2)．特に書字能力は向上し，書字「まんがの説明」でも筆跡が整い錯書や書き淀みは消失した(図 37-4)．しかし，依然として「語の列挙」でのみ得点が低下していたため，同日，Frontal Assessment Battery(FAB)と Wisconsin カード分類検査(WCST)を施行した．SLTA と同様，FAB でも"か"で始まる語の列挙」で 1語/分だった．FAB 得点は 14/18 点だった．WCST では，検査者側の応答はほとんど参考にされることがなく，一貫性のない反応をすることが多かった(図 37-5)．達成カテゴリー数は 1 だった．SLTA で認められた語想起の低下は，FAB や WCST の結果なども勘案すると，失語症というよりは前頭葉機能低下による精神的柔軟性の低下あるいは創造性の低下によるものではないかと考えられた．言語機能についてどう思うかと尋ねると，「(声が)こもっているような感じ」と述べ，本人は，喚語ではなく構音に問題があると認識していた．

V 症状と病巣の関係

頭部 CT で左被殻にほぼ限局する出血が認められた(図 37-3)．MRA では出血源となる異常血管は認められなかった．

大脳基底核系には，線条体(被殻・尾状核)，淡蒼球，視床下核，黒質，赤核，外側前庭核が属し，

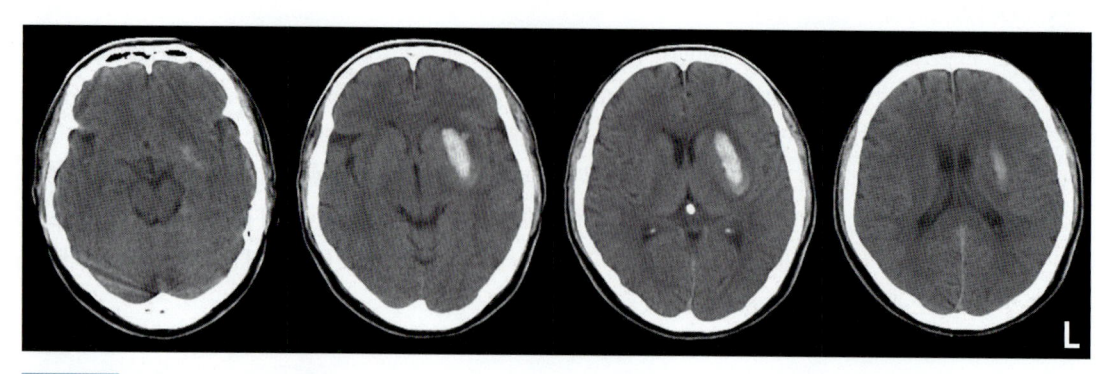

図 37-3 発症当日の CT 画像
左被殻に血腫が認められた．血腫はわずかに上方へ進展し放線冠に及んでいた．

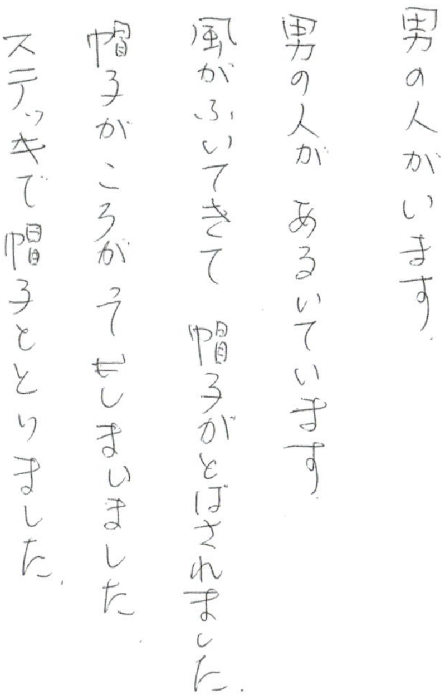

図 37-4 発症 10 週間後の自発書字
再検 SLTA「まんがの説明」での書字反応．筆跡が整い，錯書や書き淀みは認められなかった．

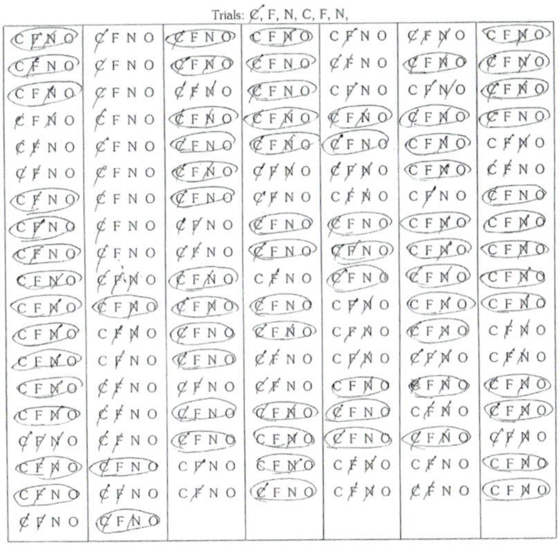

図 37-5 発症 10 週間後の Wisconsin カード分類検査
検査者側の応答はほとんど参考にされることがなく，一貫性のない反応をすることが多かった．達成カテゴリー数は 1 だった．

大脳運動野との無数の線維結合があり，多数の調節回路を形成している．この領域の損傷では，静止時の運動過剰症，筋緊張の変化，特殊な固縮，運動低下症，振戦，姿勢異常などが出現し[1]，構音運動の問題は生じる可能性はあっても，高次脳機能への影響は少ないのが普通である．今回，自覚症状として「こもった感じ」の発声と述べていたことは，基底核損傷による症状ととらえることができるかもしれない．発症当初認められた声量低下が残存した可能性があるが，今回は特に発声の性状などについては検索していない．今後の検討課題としたい．

一方，古くからこの領域は，"Marie の方形"といわれているように，言語機能との関係で論じられていることも事実である[2]．神経放射線学的診断法の発展に伴い，線条体失語や被殻失語という症状名で報告されるようになった[3]が，これらの失語症の臨床像については必ずしも一様ではない．本例の場合も，発語自体は流暢であり再帰性発話も認められないことから Broca 失語の範疇には入らず，古典的な Wernicke 失語ほど多弁ではなく，超皮質性失語群ほど復唱が良好というわけでもなく，また，健忘失語ほど聴覚理解が良好でもない，古典的失語症タイプに分類するのは難しい失語像であった．経過に関しては，血腫量の少ない被殻出血あるいはレンズ核限局損傷では発症後 3 ヵ月未満で失語症が消退する例が多い[4,5]とされ，本例の経過もこれらの報告と合致していた．

発症初期に認められた右半側不注意傾向は，わずかながら放線冠へ血腫が進展していたための症状と考えられる．また，失語症とともに経過中に認められた前頭葉機能障害は，脳血流や脳代謝の測定をしていないために証明困難ではあるが，おそらく前頭連合野と被殻を結ぶ神経回路が影響を被ったために生じた症状なのではないかと考えられる．

Ⅵ 症状診断のポイント

①左被殻病変の場合，意識レベルが高次脳機能の検索に堪えるかどうかを確認したうえで，基本的には言語系機能の低下を疑い，最初に失語症検査を施行する．
②失語症が認められても検査指示を理解できる程度の理解能力であれば，作業処理速度を検索しながら知的機能などの詳細な検査を進める．
③基底核損傷がどのように進展しているかによって，さまざまな皮質症状が生じる可能性がある．本例の場合は，失語症とともに前頭葉機能障害と右半側不注意傾向を呈した．

Ⅶ 本例から学ぶ診察のポイント

　本例は，左被殻におおむね限局した脳出血により，当初は喚語困難や錯語，言語理解障害，書字障害など中等度から軽度の失語症状を認めたが，発症11週間後にはほぼ回復し復職した．本例のように，大脳基底核に限局した出血性病変の場合，言語症状を呈したとしても早期に回復することが多い．ただし，何らかの症状を自覚的に感じている可能性はあり，しばらく経過観察は必要である．今回は自覚症状としての「こもった感じ」を詳細に検索することはできなかったが，今後，検討するべき課題としたい．

　これまで述べたように，基底核内損傷の場合は失語症状の予後は良好なことが多いが，換言すると，このような場合は，急性期に詳細な検索をしなければ症状をとらえることが難しいということになる．その後の社会復帰を見据えるためにも急性期の臨床症状を見逃さないようにしたい．

　なお，本例は，相手が質問を言い終わるか言い終わらないうちに発語反応を開始することが多かった．これを前頭葉機能低下による抑制障害ないしは性急さと考えるべきか，基底核損傷による言語症状ととらえるべきかについては今後さらに検討したい．

【参考文献】

1) Kretschmann H-J, Weinrich W. Neuroanatomie der kraniellen Computertomographie. Stuttgart: George Thieme Verlag; 1984.（久留　裕，真柳佳昭，訳．CT診断のための脳解剖と機能系．東京：医学書院；1986. p.140-2.）
2) 山鳥　重，大平多賀子，芹生美岐，他．左大脳基底核前方部病変による超皮質性感覚失語の3例．脳神経．1984; 36: 261-6.
3) 北條　敬，乙供通則，渡辺俊三，他．線条体失語の臨床と予後．失語症研究．1986; 6: 1159-66.
4) 杉本啓子，峰松一夫，山口武典．左被殻出血による失語症と血腫量－連続例における検討－．臨床神経．1989; 29: 574-8.
5) 佐野洋子，加藤正弘，宇野　彰，他．レンズ核および視床損傷例の失語症状の経過．失語症研究．1993; 13: 296-305.

〈佐藤睦子〉

CASE 38

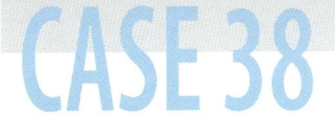

乳頭体・脳弓

症例38 50歳 右利き男性 教育歴12年 公務員

主訴：（家人より）もの忘れ．

I 現病歴

　頭痛で鞍上部の頭蓋咽頭腫を発症し，腫瘍摘出術が実施された．術後，第三脳室内の残存血腫により水頭症を合併したが，一時的な脳室ドレナージの留置により軽減した．また術後に発症した汎下垂体機能低下症と中枢性尿崩症も，デキサメタゾンとレボチロキシンナトリウムの内服，そしてデスモプレシンの点鼻にてコントロールされた．

　しかし術後間もなくから失見当識と著明なもの忘れが明らかとなった．数分前のことも忘れてしまう状態が持続したため，術後約2年目に家人が精査を希望して当科に入院した．

II 初診時現症

　意識清明で診察には協力的だが，健忘に対する病識はまったくない．

　神経学的には日常生活に影響を及ぼさない程度の両耳側半盲を除いて，特記すべき所見は指摘できなかった．

① 順唱 6，タッピングスパン 6
② Mini Mental State Examination（MMSE）；22/30〔時間の見当識（-5），3単語再生（-3）（再認不能で，3単語を提示されたことも忘れている）〕

III 高次脳機能障害に関する所見のまとめ

1. 時間の失見当
2. 前向性健忘

IV 症状診断のポイントと鑑別

　本例では順唱とタッピングスパンは正常範囲内にあり，時間的にも空間的にも即時記憶は保たれている．またMMSEでは言語にも異常を指摘できず，中核症状は前向性健忘であることは明らかと考えられた．

V 詳細な検討および経過

1. WAIS-III 成人知能検査

　言語性IQ 107，動作性IQ 95，全検査IQ 102と全般性知能に低下を認めなかった．

2. WAB 失語症検査

　失語指数98.0，大脳皮質指数98.1と言語，行為，構成，計算に異常を認めなかった．

3. 遂行機能検査[2)]

　Wisconsinカード分類検査（慶応版）では第一段階で達成カテゴリー5，ネルソン型保続3と正常範囲内にあったが，トレイルメーキングテスト（TMT）はTMT-A 56.4秒（同年代の正常値32.0±8.4秒），TMT-B 110.2秒（同年代の正常値76.0±27.9秒）と軽度ながら不良であった．

また，語流暢性は意味性(動物)で 11 個/分(同年代の正常値 16.1 ± 3.6)，音韻性(ふ/あ/ に各 1 分間に想起された語の合計)31 個(同年代の正常値 28.1 ± 9.0)と，意味性で軽度ながら低下していた．

4. 記憶検査

ウェクスラー記憶検査(WMS-R)では言語性記憶指数 64, 視覚性記憶指数 50, 一般的記憶指数 54, 遅延再生指数 50 未満と著明な前向性健忘を認めたのに対して，注意/集中力記憶指数は 105 と正常範囲内の成績を示した．

また，50 枚の単語と顔を 3 秒間づつ提示後，二者択一で回答を求める再認記憶テストでは，各々の正答数は 23 枚と 31 枚であり，両者ともに偶然による正答率の水準であった．

逆向性記憶については 10 年程度の部分的な脱落を認めるものの，手術 2 ヵ月前の交通事故のことを時に想起することが可能であり，逆向性健忘は前向性健忘に比して軽度と考えられた．

4 個のリングを用いたハノイの塔では，初回には 5 試行平均で所要時間 363.0 秒，手数 30.0 手であったものが，その 2 日後には 2 日前の実施の事実をまったく覚えていなかったにもかかわらず，所要時間 79.5 秒，手数 19.6 手に改善しており，手続き記憶は保たれていると考えられた．

作話は自由会話内でまったく指摘できなかったのみならず，confabulation battery[3]でも誘発されなかった．

Ⅵ 症状と病巣の関係

頭部 MRI(図 38-1)[1]では，両側脳弓脚の菲薄化と左側での一部の破壊(図 38-1b の破線矢印)を認

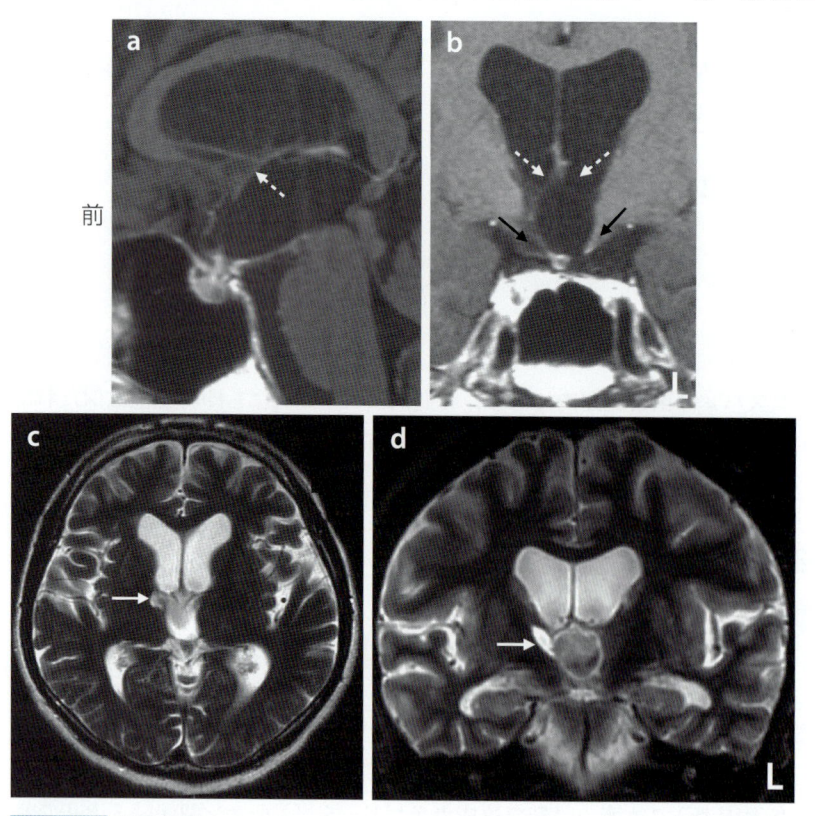

図 38-1 MRI 画像

T1 強調画像の矢状断(a)と冠状断(b), T2 強調画像の水平断(c)と冠状断(d)を示す．
a では左方が前側であり，b〜d では右方が左側を示す．

め，乳頭体は右では囊胞化し，左では萎縮している（図 38-1b の黒矢印）．また右視床に陳旧性梗塞を認める（図 38-1c, d の白矢印）．

一方，第三脳室に頭蓋咽頭腫の遺残と考えられる囊胞様構造物を認め，脳弓体を圧迫している（図 38-1a の破線矢印）が，この構造物は術直後から認められ，その大きさは 2 年の経過でまったく変わっておらず，第三脳室から両側側脳室の開大にも変化を認めない．そのほか，側頭葉内側面と前脳基底部領域に異常を認めない．

右視床梗塞は，おそらく手術操作に伴う灰白隆起動脈の閉塞によるものと考えられる．非言語優位半球側の灰白隆起動脈灌流領域の梗塞は，視覚性前向性健忘と遂行機能障害等の前頭葉機能障害で特徴づけられるとされている[4]．しかし，本例の前向性健忘には様式特異性はなく，非言語優位半球側病変であるにもかかわらず WMS-R の結果からは，むしろ視覚性に比して言語性記憶の障害が強い．また非言語優位半球側病変での前向性健忘報告例が少ないことに留意しなければならないものの，同領域の損傷で重篤な健忘をきたす場合，多くの場合，損傷は両側もしくは優位半球側一側であり，この視床病変のみに本例の前向性健忘の責任を帰すことはできないと考えられる．

以上より，本例における前向性健忘の責任病変は脳弓もしくは乳頭体であることが強く疑われる．

脳弓と乳頭体はいづれも Papez 回路に属する．この回路は，海馬体より脳弓，乳頭体，視床前核，帯状回，帯状束そして海馬傍回を経て海馬体に戻る閉鎖回路であり，記憶に関連するとされている．したがって脳弓と乳頭体の損傷がどの程度健忘の発症に関わるのかは，Papez 回路の記憶への関与を知るうえで非常に重要だと考えられている．

この 2 つの構造が単独に損傷を受けることは稀であるが，乳頭体損傷では Tanaka ら[5]と Dusoir ら[6]の報告が知られており，前者は本例と同様の頭蓋咽頭腫摘出術による損傷で，後者は左の鼻孔を通ったビリヤードのキューによる損傷である．

両者ともに頭部 MRI では両側乳頭体の萎縮が確認され，前者では様式特異性がない著明な前向性健忘を示したのに対して，後者では言語性優位の再認も不良な前向性健忘を呈した．また逆向性健忘は前者では指摘できず，後者でも半年程度の軽いものであった．前者の再認能力については記述がなく不明である．

一方，脳弓損傷では，想起障害を中核として，逆向性健忘と再認障害は軽度である記憶障害を呈し，両側損傷では重篤化するとされている[7-9]．なお脳弓損傷によって側頭葉からの入力が断たれることで乳頭体は萎縮するため，乳頭体の萎縮は脳弓損傷の代用マーカーとなる．近年，第三脳室内コロイド囊胞摘出術に伴う脳弓損傷症例を用いて，乳頭体のほか，海馬や前頭葉等の体積と記憶検査の相関を検討したところ，乳頭体の体積のみが記憶検査の成績と相関することが示されている[10]．

Ⅶ 本例から学ぶ診察のポイント

本例の最大の問題点は，病歴より健忘であることは初めから明らかと思われるかもしれない．しかし家族がもの忘れと話す場合，健忘以外に注意障害（即時記憶障害）を疑う必要があるほか，喚語困難であってももの忘れとの訴えとなることがある．

したがって，まず順唱とタッピングスパンの評価が必要である．順唱は 1 秒に 1 個づつ単調に数字を聴覚的に提示して，提示した順番通りの即時再生を求める．またタッピングスパンは A4 の用紙を 9 個の升目に区切り，やはり 1 秒に 1 ヵ所づつ升目を指でさして，指さした順番通りに升目を指さすことを求める．順唱もタッピングスパンも 5 個が可能ならば，注意はおおむね保たれていると考える．

喚語困難の有無は MMSE の呼称課題の際，呼称を求める物品数を少し増やすほか，親密度の低い物も加えると抽出しやすい．例えば，手指の内で人差し指から薬指の中3本を用いる．

通常の場合，MMSE の3単語再生は Serial 7's の直後に実施するが，Serial 7's がまったくできなかったり 93 で終了してしまうと，3単語を提示してからの時間が非常に短くなり，記憶の評価としては不適当なことになる．そのため最後の図形の模写が終了してから再生を求めるのがよい．また提示する3単語も，あまりに親密度が高い言葉では，本当に記憶されたのか当て推量なのかの判断が難しくなるため，多少工夫することが望ましい．

ここまでで前向性健忘が判明したならば，臨床的に操作的な意味で知的能力に問題がないかを WAIS などで確認するほか，記憶についても言語性と非言語性の記憶課題で差がないかという様式特異性の有無，逆向性健忘の有無と程度，そして再認能力などを評価していく．

一方，脳弓と乳頭体の損傷に特異的な健忘症状はないため，両者の損傷に伴う健忘であるか否かは，側頭葉内側面，前脳基底部および視床に健忘の責任を求めることのできる病変がないことを画像によって見極める必要がある．また両構造の評価は水平断のみでは困難であることが少なくなく，冠状断と矢状断を組み合わせて判断する必要がある．

【参考文献】

1) Iizuka O, Suzuki K, Mori E. Severe amnesic syndrome and collecting behavior after surgery for craniopharyngioma. Cogn Behav Neurol. 2007; 20: 126-30.
2) 安部光代，鈴木匡子，岡田和枝，他．前頭葉機能検査における中高年日本人データの検討— Trail Making Test, 語列挙，ウィスコンシンカード分類検査（慶応版）—．脳神経．2001; 53: 1129-34.
3) Dalla Barba G. Confabulation: Knowledge and recollective experience. Cognitive Neuropsychology. 1993; 10: 1-20.
4) Mori E. Impact of the subcortical ischemic lesions on behavior and cognition. Ann N Y Acad Sci. 2002; 977: 141–8.
5) Tanaka Y, Miyazawa Y, Akaoka F, et al. Amnesia following damage to the mammillary bodies. Neurology. 1997; 48: 160–5.
6) Dusoir H, Kapur N, Byrnes DP, et al. The role of diencephalic pathology in human memory disorder. Evidence from a penetrating paranasal brain injury. Brain. 1990; 113: 1695–706.
7) Gaffan EA, Gaffan D, Hodges JR. Amnesia following damage to the left fornix and to other sites. A comparative study. Brain. 1991; 114: 1297–313.
8) Gaffan D, Gaffan EA. Amnesia in man following transaction of the fornix. A review. Brain. 991; 114: 2611–8.
9) Aggleton JP, McMackin K, Carpenter K, et al. Differential cognitive effects of colloid cysts in the third ventricle that spare or compromise the fornix. Brain. 2000; 123: 800–15.
10) Tsivilis D, Vann SD, Denby C, at al. A disproportionate role for the fornix and mammillary bodies in recall versus recognition memory. Nat Neurosci. 2008; 11: 834-42.

〈飯塚　統, 森　悦朗〉

Chapter 6 白質ほか

CASE 39

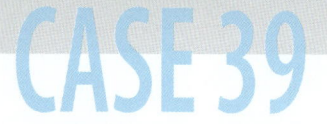

脳梁前部

症例39　41歳，男性，右利き，建設業自営

主訴：左手が思いどおりに動かない．

I　現病歴

　ある日，急に吃音を自覚するとともに，左手が不自然な動きをするようになった．車の運転に際し左手で発進ギアを入れようとするとバックギアに入れてしまう．走行中ハンドルを右に切ろうとすると左手がそれに逆らって左に切ろうとし，慌てて右足でブレーキを踏まなければならない．自宅では，襖を右手で開けると直後に左手で閉めてしまう．この行為を何度も繰り返してしまうために隣室に移動することができず，妻を呼んで襖を開けてもらわねばならなかった．近医を経て発症後40日目に受診した．

II　初診時現症

1．神経学的所見

　意識清明で見当識は良好．脳神経領域には高音域に両側の軽度聴力損失を認めた以外に著見なし．四肢に麻痺はなく，腱反射は正常で左右差なし．病的反射を認めない．上下肢Barré徴候陰性．運動失調は認めないが，上肢の回内・回外試験で左右の非同期性がみられた．知覚に関しては，患者は痛覚が右半身，触覚が左半身で微妙に強く感じると述べるが，二点識別覚，関節位置覚，振動覚を含む表在，深部知覚に明らかな異常はみられない．

2．神経心理学的所見

　吃音を認める．失語・失認はなく，右手には失行を認めない．脳梁離断症候として，右手での図形模写における構成障害，左上下肢および顔面の観念運動性失行，左手の失書，両手間抗争，手指構成の左右伝達障害，聴覚・触覚の両側要素的刺激（それぞれfinger snap・finger touch）に対する左側の「見かけ上の消去現象」[1]（口頭反応で左側が消去されるが挙手反応では消去されない）を認めた．視覚運動失調は認めなかったが，右視野の標的に対する左手反応課題での左手の運動開始困難，および右手反応課題での左手の鏡像動作がみられた．左手による物品・文字の触覚性呼称はいずれも保たれていた．強制把握・視覚探索行為・道具の強迫的使用はみられなかった．

III　詳細な検討および経過

①**WAIS-R**；総合IQ 75（言語性IQ 77，動作性IQ 79）
②**両耳聴検査**；3音節語の刺激で左耳抑制（正答：右34/34，左12/34）を認めた．短母音の刺激では左耳抑制を認めなかった（正答：右40/40，左40/40）．
③**瞬間露出計検査**；左視野の物品絵画・文字・色彩の視覚性呼称はいずれも保たれていた．
④**片側刺激に対する反応時間の測定**[2]；左右一側の視覚（閃光）および聴覚（純音クリック）刺激に対して同側性および交叉性の示指を単純に屈曲させる反応時間は，同側性でも交叉性でも左手の反応が有意に速かった．
⑤**左右一側耳の強度弁別検査**[2]；反応手の違いによる影響が現れ，同じ耳でも左手を用いた場合の強度弁別の方が鋭敏であった．

経過

吃音は次第に目立たなくなり，発病後8週ごろには両手間抗争も消失した．しかしそれと交代するように「意図の抗争」[3]が出現した．患者はしばしば意図した行動の開始の不能または著しい遅延，遂行中の行動の中断，自ら修正することが困難な錯行動，2つの行動意図を折衷するような錯行動（洗面器を持ってトイレに行くなど），行動の反復を呈した．例えば患者は「階段を昇っている途中で降りようという気持ちが湧いてきて立ち止まってしまう」と述べ，10分も20分も身動きできないため妻を呼んでどちらかに連れて行ってもらわねばならなかった．それらは患者の自発的な行動に際してのみ出現して，自動化された行動では出現せず，日常生活に多大な障害は認めなかった．また検査場面など他者の指示による行動も，左手の運動開始困難が時折観察されたものの著しい困難はみられなかった．患者の病感は強く，「わし気が狂うてしもたんと違うやろか」と訴えたが，作為体験や妄想的解釈など精神病を疑わせる所見はみられなかった．

IV 高次脳機能障害に関する所見のまとめ

①合併病変はほとんどみられず，典型的な脳梁前部離断症候をほぼ純粋な形で呈している．
　　吃音
　　左上下肢および顔面の観念運動性失行
　　左手の失書
　　左手の運動開始困難
　　右手での図形模写における構成障害
　　右手反応課題での左手の鏡像動作
　　拮抗失行による両手間抗争
　　手指構成の左右伝達障害
　　聴覚・触覚の両側要素的刺激に対する左側の「見かけ上の消去現象」
②両耳聴検査では言語的負荷が大きいほど左耳抑制が現れた．
③反応時間や強度弁別の結果は，左半球が右半球に比べて刺激の発生や変化に鋭敏であることを示唆していた．
④拮抗失行による両手間抗争が消失するのと交代して意図の抗争が現れた．このことは，右半球内の不随意動作を抑制するシステムの再構成が，両半球の優劣の勾配を減少させ，意図的な行動の場面で両半球の拮抗性を招くことになったものと考えられる．

V 症状と病巣の関係

頭部MRI正中矢状断では左右の脳梁膝部から峡部にわたる梗塞巣を認めた．水平断では左側脳室前角前方の白質および膨大の一部に病変が及んでいたが，両半球の皮質には帯状回・補足運動野を含め病変はみられなかった（図39-1，39-2）．脳血管造影では左右の前大脳動脈は起始部を共有し再開通していることが確認された（➡[診察メモ]参照）．

本例は半球病変を伴わずに両側の脳梁周動脈領域の梗塞を有し，その症候はほぼ純粋に脳梁前部離断の病態を反映していると考えられる（➡[用語メモ]参照）．

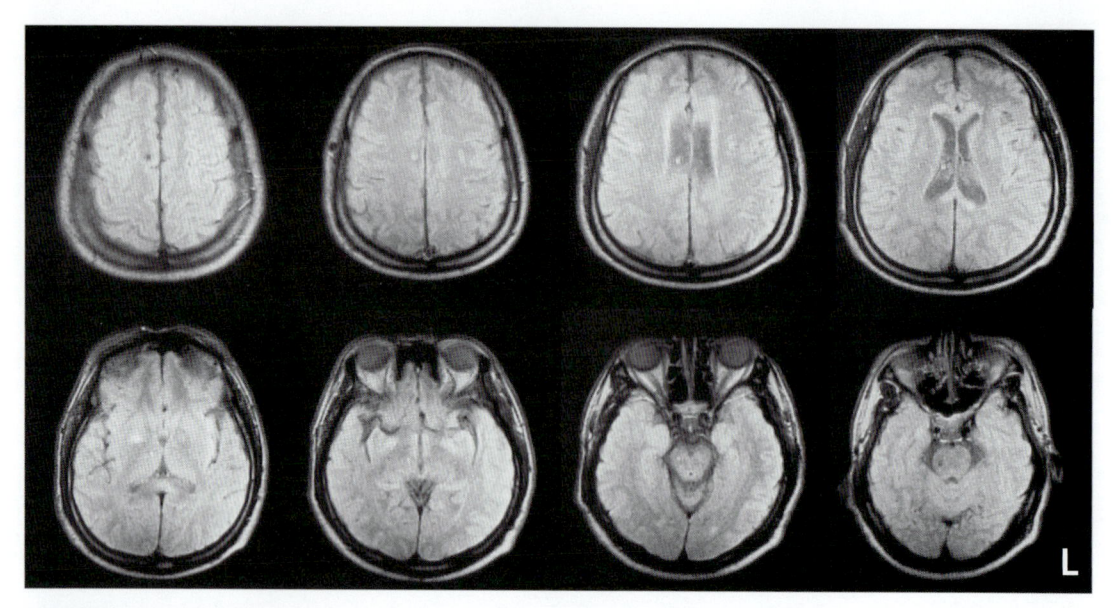

図 39-1 頭部 MRI 水平断

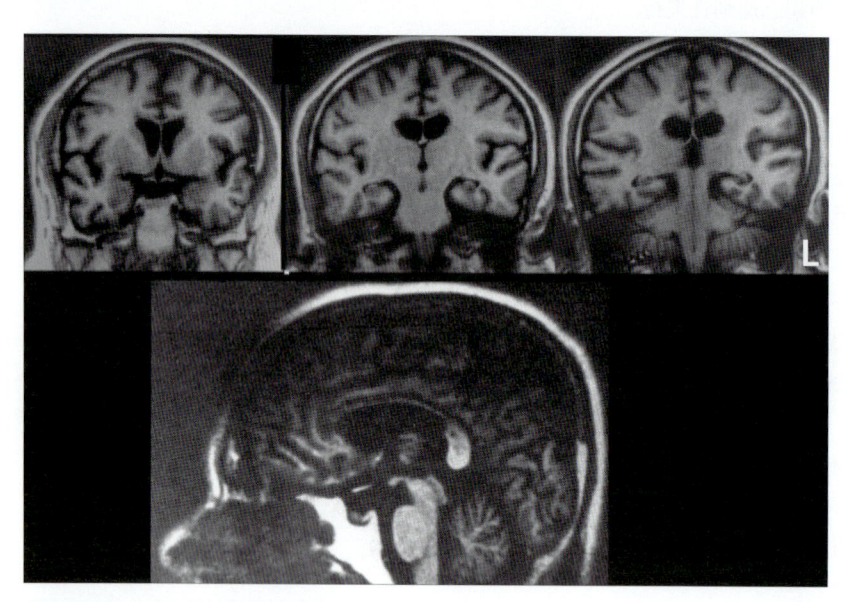

図 39-2 頭部 MRI 冠状断と矢状断

脳梁の機能解剖学　　　　　　　　　　　　　　　　　　　　　　　　　　　　　　[診察メモ]

①脳梁の進化的意義

脳梁は，前交連および海馬（脳弓）交連とともに，左右大脳半球を連絡する交連線維を含む白質である．前交連は左右の嗅球および傍辺縁系（海馬傍回）を連絡し，海馬交連は左右の傍辺縁系（内嗅皮質および周嗅皮質）を連絡している．脳梁は左右の広汎な大脳新皮質を連絡するほか，脳梁幹には島・帯状回，脳梁膨大には海馬傍回の傍辺縁皮質より起こる交連線維が含まれている[5]．

前交連と海馬交連はすべての脊椎動物に存在するが，脳梁は有袋類までは認められず，完全胎盤哺乳類（真獣類）において初めて出現した構造物である[6]．また個体においても，脳梁線維は胎生10～11週で現れ始め，12～13週までに脳梁基盤が形成されるが，髄鞘化の進行は遅く，胎生後期に脳梁尾側の膨大部から始まり，生後思春期に吻側の膝・吻に及んでようやく完成する[7]．このように脳梁が系統発生的にも個体発生的にも遅く出現することは，高次の脳機能との関連を示唆するが，その進化上の意義については，1) 新皮質の発達に伴い左右大脳皮質の短絡路として脳梁が発生したこと，2) 脳梁の発生初期には正中軸周辺の脳内再現の融合（例：中心視野の視覚像など）と左右手の協調性に関与していたこと，3) 異所性の左右半球の連絡が多様な認知機能の発展への素地を作ったこと，そして，4) ヒトのように脳が巨大化した種では交連線維の量的限界と延長による半球間伝達時間の遅延が生じたため結果的に相対的に独立した各半球内の情報処理と半球機能の側性化が促されたこと，が指摘されている[6]．

②脳梁の機能解剖学

脳梁の各部位の名称を図に示す（図39-3）．

脳梁の各部位を通る線維と皮質部位の対応については，霊長類とヒトの解剖組織学的データ（図39-4A）[8]，局所大脳病変による脳梁のWaller変性（図39-5）[9]，脳梁線維の微細組織学的解析（図39-6）[6]，拡散テンソルMRIによるトラクトグラフィ（図39-4B）[10] などの手法による検討がなされてきた．それらの知見は，半球皮質から起こる線維は脳梁内においてもおおむね皮質の分布に対応して吻側から尾側に配列していることを示している．また半球外側面の線維は脳梁背側，半球内側面の線維は脳梁腹側を通る[9]．

脳梁の交連線維の密度は一次感覚・運動野よりも高次の連合野になるほど高く，一次皮質同士を連結する線維は各感覚・運動の身体近位部・中心野に比べ，遠位部・周辺部を連結する線維ほど量が少ない．例えば，手の左右の一次運動野同士には直接の連絡はほとんどみられない．また交連線維は左右半球の相同部位だけでなく異なる部位も連絡しており，半球内連合線維を"まねる"ように対側の連合皮質に連絡する[5]．

脳梁の線維構造は一様でなく，体性感覚・視覚・聴覚および運動に関する一次および二次皮質野を連絡する部位では内径が太く，つまり髄鞘化の進んだ伝導速度の速い線維が多い．一方，より高次の機能に関連する前頭前野および側頭頭頂連合野を連絡する部位は細く，髄鞘化が乏しく伝導速度の遅い線維が多い（図39-6B）[6]．

脳梁伝達の主な働きが，対側半球を鏡像的に興奮させることにあるのか，抑制することにあるのかについては長らく論争の的であったが，現時点の結論として，脳梁伝達は興奮的にも抑制的にも働いていると考えられている[11,12]．そのメカニズムとしては線維の太さの相違による伝導速度の時間差や一側刺激に対する両側の同時賦活に伴う機能的配置の関与

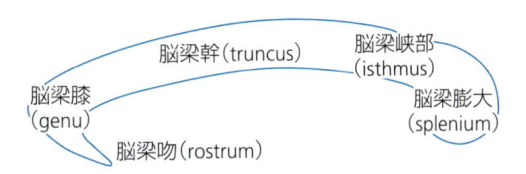

図39-3 脳梁の各部位

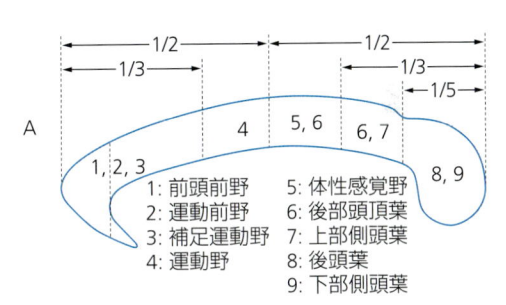

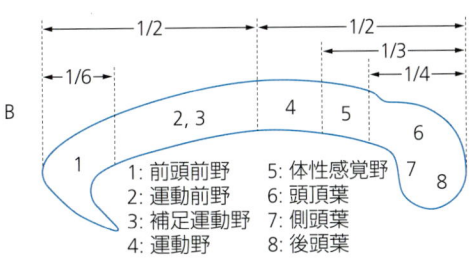

脳梁膝（genu）　脳梁幹（truncus）　脳梁峡部（isthmus）　脳梁膨大（splenium）　脳梁吻（rostrum）

A
1: 前頭前野　　5: 体性感覚野
2: 運動前野　　6: 後部頭頂葉
3: 補足運動野　7: 上部側頭葉
4: 運動野　　　8: 後頭葉
　　　　　　　 9: 下部側頭葉

B
1: 前頭前野　　5: 体性感覚野
2: 運動前野　　6: 頭頂葉
3: 補足運動野　7: 側頭葉
4: 運動野　　　8: 後頭葉

図39-4 脳梁と皮質部位の対応

(A: Witelson SF. Brain. 1989; 112: 799-835[8]，B: Hofer S, et al. Neuroimage. 2006; 32: 989-94[10]) を改変して引用)

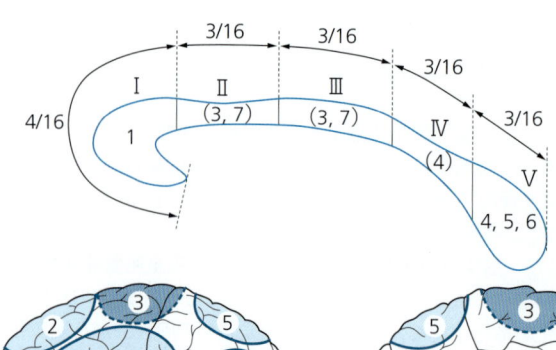

図 39-5 脳梁と皮質部位の対応

（　）内は不確かな脳梁の Waller 変性．
領域 2 の病変に対応する脳梁変性は髄鞘が少ないため確認できない．
(Lacoste MC, et al. J Neuropathol Exp Nerol. 1985; 44: 578-91 を改変して引用)[9]

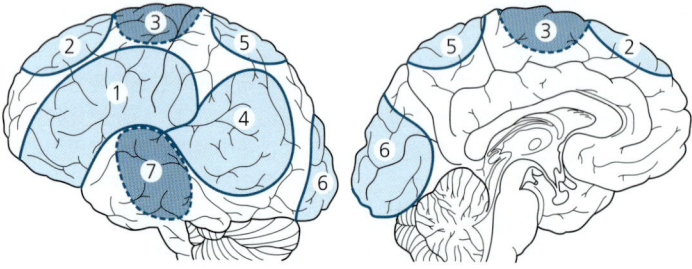

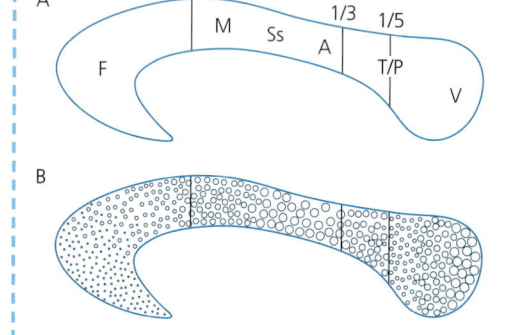

図 39-6 脳梁線維の皮質との対応および線維構成

A) F: 前頭葉，M: 運動野，Ss: 体性感覚，A: 聴覚，
T/P: 側頭頭頂葉，V: 視覚
B) 図の円の大きさが線維の内径を表す．
太いほど髄鞘が豊富．
(Aboitiz F, et al. Braz J Med Biol Res. 2003; 36: 409-20 を改変して引用)[6]

が推測され[13]，動物実験では対側半球に興奮性に伝導された後の抑制性ニューロンの関与も明らかにされている[14]．

③脳梁周辺の血液灌流

脳梁周辺を灌流する動脈の模式図を示す（図 39-7）．脳梁は前方から前大脳動脈の分枝である脳梁周動脈によって灌流され，後方の膨大部は後大脳動脈の分枝である帯状回視床動脈背側脳梁枝によって灌流されている．両者は脳梁峡付近で吻合している．

前大脳動脈は A1-A5 の分画に区分される[15,16]．A1 は内頸動脈から分岐して前交通動脈分岐部までの分画であり，視床下部・下垂体・視交叉を灌流する前内側中心動脈を派生する．A2 は前交通動脈分岐後の脳梁吻～膝の前方に位置する分画であり，尾状核・被殻の前部と内包前脚などを灌流する Heubner 反回動脈，前頭葉内側下面を灌流する前頭眼窩動脈，前頭葉内側前部を灌流する前頭極動脈を派生する．A3-A5 は脳梁および帯状溝に沿って走行し，A3 は脳梁膝周囲，A4 と A5 は脳梁幹上方の部分で A4 と A5 は頭蓋の冠状縫合の垂線で区分される．A3 部で脳梁周動脈 pericallosal artery と脳梁縁動脈 callosomarginal artery が分岐するが，正常変異が多いので A3-A5 の分画は脳梁周動脈・脳梁縁動脈のいずれかより派生する皮質末端部の動脈によって区分される．A3 には前・中内側前頭動脈と脳梁縁動脈，A4 には傍中心動脈，A5 には上・下内側頭頂動脈が含まれ，後内側前頭動脈は A3 あるいは A4 からほぼ同じ確率で派生する[15]．

前大脳動脈の分枝と走行にはきわめて変異が多く，基幹部でさえ 1～3 本の変異がみられ[16]（図 39-8），脳梁周動脈と脳梁縁動脈という主な 2 分枝も明瞭に発達・分化していないことが多い[17]（図 39-9）．また遠位部から対側の半球に分枝を派生する変異が 26% もみられるという[18]．これらにより血管障害の場合，脳梁病変に合併する前頭葉内側面の病変はきわめて多様なものとなり，発現する症状もまた症例ごとに大きく異なることになる．

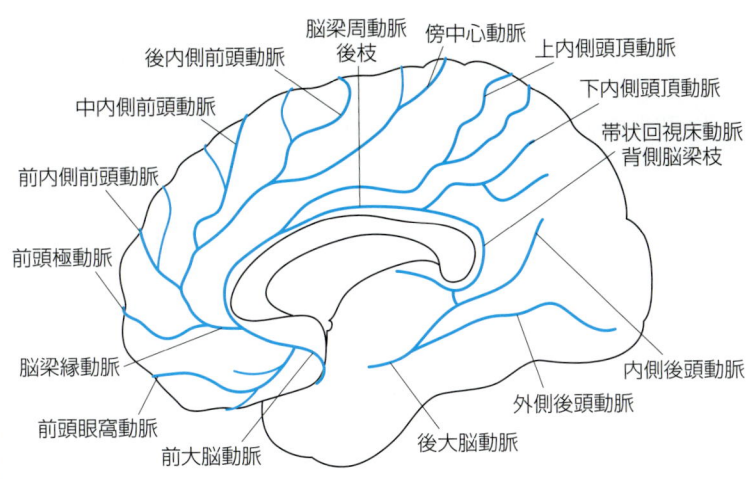

図 39-7 脳梁周辺の動脈

(Nieuwenhuys R, et al. The human central nervous system. A synopsis and atlas. 3rd ed. Berlin: Springer-Verlag; 1988[5]) および Perlmutter D, et al. J Neurosurg. 1978; 49: 204-28[15]) および Niederberger E, et al. J Neuroradiol. 2010; 37: 139-47[16])などを参考に作成)

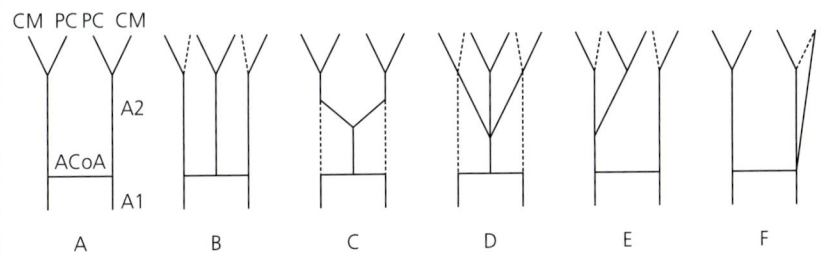

図 39-8 前大脳動脈 A2-A5 分画の正常変異

A: 定型，B: 3 重 ACA，C: 単 ACA 幹，D: 不対 (azygous) ACA，E: 両半球 ACA，F: A2 分画の早期分岐
CM: 脳梁縁動脈，PC: 脳梁周動脈，ACoA: 前交通動脈
(Niederberger E, et al. J Neuroradiol. 2010; 37: 139-47 より引用)[16])

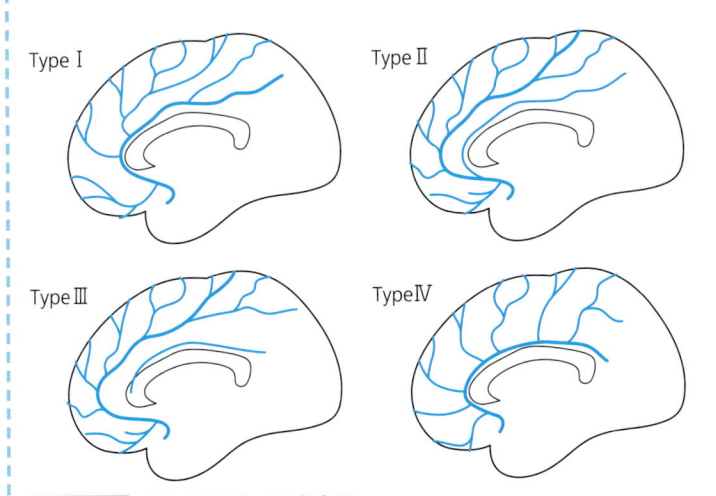

図 39-9 前大脳動脈の正常変異

Type I: 脳梁周動脈＞脳梁縁動脈，Type II: 脳梁周動脈＜脳梁縁動脈，
Type III: 分離した脳梁周動脈，Type IV: 不完全な脳梁縁動脈
(Kleiss E, et al. Anat Anz. 1944-5; 95: 353-72 より再構成)[17])

脳梁前部症候群 ［用語メモ］

①定義・原因疾患
脳梁前部（離断）症候群〔anterior callosal (disconnection) syndrome〕とは，通常，前大脳動脈によって灌流される脳梁吻から膝・幹および峡部まで，つまり膨大を除いた脳梁の前部約4/5の領域に含まれる脳梁部分損傷によって出現する症候を指している．

原因疾患は，脳塞栓や脳出血・脳動脈瘤破裂後の血管攣縮，脳動静脈奇形などの脳血管障害のほか，頭部外傷によるびまん性軸索損傷，脳腫瘍，Marchiafava-Bignami病，多発性硬化症，難治性てんかんに対する脳梁離断術など多彩である．

②症状と病態
脳梁症候は，1) 半球特異的高次機能（左半球の言語，右半球の構成機能）を対側半球が利用できないことによる症候，2) 半球非特異的機能の左右照合・協調障害，3) 左半球の意図的行為と右半球の自動的ないし反応的行為の接続・協調障害，4) 半球間の抑制解除による両半球の拮抗，などとして説明することができる（表39-1）．1) と 2) は従来よく知られている脳梁症候の病態説明であり，脳梁前部症候に限れば，1) は左手の失行・失書・触覚性呼称障害，言語性両耳聴検査による左耳抑制，要素的触覚・聴覚刺激に対する見かけ上の消去現象，右手の構成障害，2) は左右手間の触覚部位定位・手指関節位置の照合障害，左右手の単純な自発的運動（回内回外運動，ボタン押し[19]）の同期障害などを説明しうる．これらの病態解釈は劣位半球や脳梁をただの情報伝導路のように見なしがちな旧来の離断理論に則ったものである．しかし 3) と 4) については各半球の相対的に独立した活動と両半球の力動的関係を考慮に入れた病態解釈である．3) は吃，左手の運動開始困難・鏡像運動，拮抗失行性両手間抗争，4) は意図の抗争，を説明するものである．

これらの病態説明の分類は実は便宜上のものであり，実は筆者は，課題の性質と病態発生後の経過によって両半球の相対的な賦活勾配が力動的に変化するという観点から脳梁症候を包括的に説明することが可能と考えている．左右の半球には独自の機能特性に基づいて異なる種類のほぼ完成された認知が成立しているのであり，脳梁の交連はただの情報の伝導路であるよりも，半球相互の調節システムととらえるべきであろう．これについては著者らの文献を参照いただきたい[1〜4]．

③脳梁前部症候と脳梁損傷部位の関連
脳梁前部症候と脳梁損傷部位の対応を図にまとめる（図39-10）．左手の失行と失書が脳梁幹の損傷によって出現することは古くからの定説であるが，両者が独立しうる症候であるという知見には本邦の杉下[20]やYamadoriら[21]をはじめとする報告[22,23]が貢献している．ただし，失書の病巣がより後方であるという指摘に当てはまらない例も多い[24]．

表39-1 脳梁前部症候

1.	半球特異的機能を対側半球が利用できない症候	
	a	左手失行
	b	左手失書
	c	左手触覚性呼称障害，能動的触覚性読字，受動的運動覚性・触覚性読字
	d	言語性両耳聴検査による左耳抑制
	e	要素的触覚・聴覚刺激への見かけ上の消去現象
	f	右手構成障害
2.	半球非特異的機能の左右の照合・協調障害	
	g	左右手間の触覚部位定位・手指関節位置の照合障害
	h	左右手の単純な自発的運動の同期障害
3.	左半球の意図的行為と右半球の自動的・反応的行為の接続・協調障害	
	i	吃音
	j	左手の運動開始困難・鏡像運動
	k	拮抗失行（両手間抗争）
4.	半球間抑制解除による両半球の拮抗	
	l	拮抗失行（意図の抗争）

注：斜字はいまだ注目されていない脳梁症候

```
左手失行        ━━━━━━━━━
左手失書              ━━━━━━━━
左手触覚性呼称
体性感覚照合障害          ━━━━┄┄┄
DLT 左耳抑制              ┄┄━━━
見かけ上の触覚・
聴覚性消去現象   ┄┄┄┄┄┄┄┄┄
吃音         ┄┄┄┄┄┄
拮抗失行
両手間抗争            ━━━
意図の抗争          ━━━━━━
```

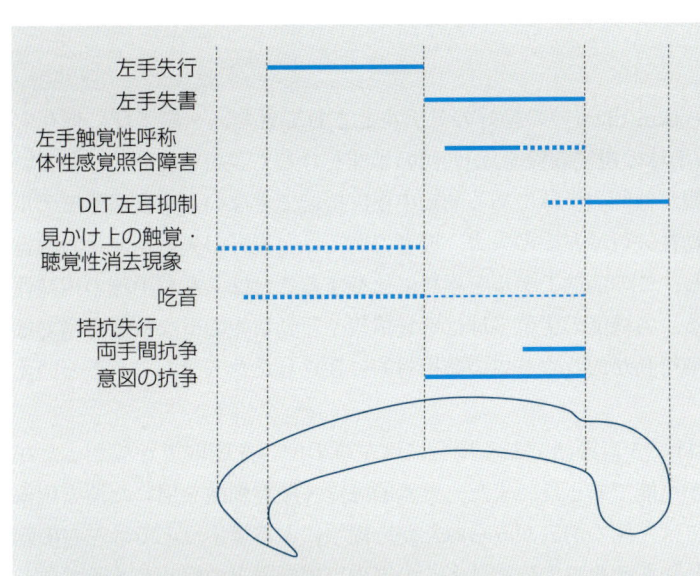

図 39-10 脳梁前部症候と脳梁病変の対応
点線は他の知見や定説となっていないもの．細い点線は例外的な知見．

触覚性呼称障害および他の体性感覚の情報照合障害については，Ihori ら[25]の研究によれば責任病巣として脳梁幹後半部が示唆されるが幹後部 1/4 の腹側部では障害が現れないという．
両耳聴検査(dichotic listening test: DLT)の左耳抑制の責任病巣は，Sugishita ら[26]の単音節子・母音の DLT のデータなどに基づいているが[27]，自験例では単音節母音と 3 音節語を用い，後者にのみ左耳抑制を認めているので直接の比較は困難である．
脳梁性吃音の多くは本邦の報告であり[3, 23, 28]，日本語の音韻構造と表出規則の特徴を反映している可能性がある．脳梁内の責任病巣については脳梁幹前部が重視されているが，いまだ症例が少なく，脳梁幹後半に限局した病変でも出現する例があり，確立された見解ではない．あるいは，手の協調運動障害に関して前方病変と後方病変にはそれぞれ自発的開始と刺激誘発によって特徴的な障害が指摘されているように[19]，吃にも異なるタイプのものがあるのかもしれない．
拮抗失行については Tanaka ら[29]による詳しい検討によって脳梁峡腹側部が責任病巣と考えられている．脳梁のこの部分は上頭頂小葉を連結しており，左半球の意図的な右手動作に伴って，離断されている右半球はより速い反応時間で標的に対し無定形な不随意動作を開始するのだという．ただしこの部分に限局した病変でも両手間抗争を呈さない症例も多い．私見では補足運動野との連絡が断たれるような一定の拡がりを有する病巣が必要ではないかと思われる．また半球病変を伴わずに脳梁のみが損傷されている場合には両手間抗争は比較的短期間に消褪し，代わって意図の抗争が現れうる．意図の抗争は拮抗失行の部分症状であるが，両手間抗争と独立して現れうる症状である．共通病変は脳梁幹後半部である．

④合併する半球病変と症状

脳梁前部症候群に合併する頻度の高い病変は，脳血管障害を原因とする場合，前大脳動脈灌流域の前頭葉内側面から頭頂葉前部内側面である．ただし前大脳動脈領域の脳血管障害は脳血管障害全体の 3～5％にすぎない[30]．先に述べたように，脳梁周動脈と脳梁縁動脈の分岐にはきわめて変異が多く，したがって合併病巣も，脳梁以外の半球病変が見いだせない例から，広範な半球内側面の病巣を合併するものまで多彩である．Alonso ら[31]は脳梁周動脈領域の梗塞を呈した 36 例のうち，脳梁のみの病巣は 1 例，脳梁と前頭葉の合併病巣は 20 例と報告している．そのうち，下肢優位の片麻痺 29 例と最も多く，語の流暢性障害を伴う精神運動緩慢 9 例，錯乱 4 例，視覚あるいは運動無視 5 例，失行 5 例が認められたという．彼らは下肢の片麻痺の原因として傍中心小葉領域の皮質脊髄路に病巣はみられず，補足運動野の病巣に基づくものと主張している．Giroud ら[24]の報告でも片麻痺の合併は多く，今後の検討が注目される．
前頭葉内側面の前部帯状回・補足運動野の合併病巣がみられる場合には，対側の把握反射，本能性把握反応，視覚探索行為，道具の強迫的使用などの不随意動作，および，運動維持困難，運動無視などの症状が出現しうる．これについては本書の当該の章を参照されたい．

Ⅵ 本例から学ぶ診察のポイント

　脳梁離断症状は離断理論（disconnection theory）の絶好のモデルとされてきた．一側半球に偏在する中枢的機能（左半球の言語機能や右半球の視空間機能）が他側の半球を介して表出できない，あるいは，一側半球にもたらされた知覚情報が他側の半球にある認知中枢に接続できないという病態モデルである．前者の例では左手の観念運動性失行や左手の失書，後者の例では左視野の失読や左手の触覚性呼称障害などがあげられる．しかし，この病態モデルを素朴に信奉することは，左右半球の相補性と競合性の実態を見誤るおそれがある．各機能の劣位半球は感覚情報や運動情報の単なる伝導路ではなく，それ自体で一定の水準の認知や行動が成り立っている相対的に独立したシステムであるといえる．

　本例の場合，両耳聴検査の刺激素材が3音節語である場合には左耳の内容を聴取できなかったが，刺激が短母音の場合には両側の聴取が可能であった．また，要素的聴覚・触覚刺激を用いた消去現象の検査において，口頭で答える場合には左側の消去がみられたが，両手による挙手反応では左右の刺激の存在を指摘することができた．しかもそれらの障害は多くの高次脳機能障害の症状がそうであるように「全か無か（all or nothing）」の法則に従わず，あるときには可能で，あるときには不能というものであった．とりわけ脳梁離断の症状は刺激の性質や反応手段によってダイナミックに変動することが特徴であり，いわゆる「劣位」の半球にもかなり完成した知覚の成立していることを前提として患者の病態を検討する必要がある．

【参考文献】

1) 西川　隆，田辺敬貴，奥田純一郎，他．脳梁損傷例における消去現象－"見かけ上の消去現象"および両耳聴検査における知見補遺－．神経心理学．1988; 4: 33-46.
2) 西川　隆，奥田純一郎，田辺敬貴，他．要素的聴覚機能の半球特異性－脳梁梗塞の1症例における検討－．失語症研究．1986; 6: 1071-82.
3) Nishikawa T, Okuda J, Mizuta I, et al. Conflict of intentions due to callosal disconnection. J Neurol Neurosurg Psychiatry. 2001; 71: 462–71.
4) 西川　隆．意図の抗争（conflict of intentions）と前頭葉内側面．神経心理学．2010; 26: 35-46.
5) Nieuwenhuys R, Voogd J, van Huijzen C. The human central nervous system. A synopsis and atlas. 3rd ed. Berlin: Springer-Verlag; 1988.（水野　昇，他訳．図説中枢神経系 第2版．東京：医学書院，1991. p.320-8.
6) Aboitiz F, Montiel J. One hundred million years of interhemispheric communication: the history of the corpus callosum. Braz J Med Biol Res. 2003; 36: 409-20.
7) Luders E, Thompson PM, Toga AW. The development of the corpus callosum in the healthy human brain. J Neurosci. 2010; 30: 10985-90.
8) Witelson SF. Hand and sex differences in the isthmus and genu of the human corpus callosum. a postmortem morphological study. Brain. 1989; 112: 799-835.
9) Lacoste MC, Kirkpatrick JB. Topography of the human corpus callosum. J Neuropathol Exp Nerol. 1985; 44: 578-91.
10) Hofer S, Frahm J. Topography of the human corpus callosum revisited-comprehensive fiber tractography using diffusion tensor magnetic resonance imaging. Neuroimage. 2006; 32: 989-94.
11) Bloom JS, Hynd GW. The role of the corpus callosum in interhemispheric transfer of information: Excitation or inhibition? Neuropsychol Rev. 2005; 15: 59-71.
12) van der Knaap LJ, van der Ham IJM. How does the corpus callosum mediate interhemispheric transfer? a review. Behavior Brain Res. 2011; 223: 211-21.

13) Innocenti GM. Dynamic interactions between the cerebral hemispheres. Exp Brain Res. 2009; 192: 417-23.
14) Palmer LM, Schulz JM, Murphy SC, et al. The cellular basis of GABA$_B$-mediated interhemispheric inhibition. Science. 2012; 335: 989-93.
15) Perlmutter D, Rhoton AL Jr. Microsurgical anatomy of the distal anterior cerebral artery. J Neurosurg. 1978; 49: 204-28.
16) Niederberger E, Gauvrit JY, Morandi X, et al. Anatomic variants of the anterior part of the cerebral arterial circle at multidetector computed tomography angiography. J Neuroradiol. 2010; 37: 139-47.
17) Kleiss E. Die arteria cerebralis anterior. Anat Anz. 1944-5; 95: 353-72.（from Bergman RA, Afifi AK, Miyauchi R. Anterior cerebral artery. Anatomy atlases, A digital library of anatomy information; www.anatmyatlases. org）
18) Stefani MA, Schneider FL, Marrone AC, et al. Anatomic variations of anterior cerebral artery cortical branches. Cln Anat. 2000; 13: 231-6.
19) Eliassen C, Baynes K, Gazzaniga MS. Anterior and posterior callosal contribution to simultaneous bimanual movements of the hands and fingers. Brain. 2000; 123: 2501-11.
20) 杉下守弘, 山田量像三, 吉岡真澄. 脳梁幹後半の説断例に認められた左手の失書. 臨床神経. 1975; 15: 218-25.
21) Yamadori A, Osumi Y, Ikeda H, et al. Left unilateral agraphia and tactile anomia. Disturbances seen after occlusion of the anterior cerebral artery. Arch Neurol. 1980; 37: 88-91.
22) Kazui S, Sawada T. Callosal apraxia without agraphia. Ann Neurol. 1993; 33: 401-3.
23) 萩原宏毅, 武田克彦, 斎藤史明, 他. 失書のない左手の失行と吃音様症状を呈した右前大脳動脈梗塞による脳梁離断症候群の一例. 臨床神経. 2000; 40: 605-10.
24) Giroud M, Dumas R. Clinical and topographical range of callosal infarction: a clinical and radiological correlation study. J Neurol Neurosurg Psychiatry. 1995; 59: 238-42.
25) Ihori N, Kawamura M, Fukuzawa K, et al. Somesthetic disconnection syndrome in patients with callosal lesions. Eur Neurol. 2000; 44: 65-71.
26) Sugishita M, Otomo K, Yamazaki K, et al. Dichotic listening in patients with partial section of the corpus callosum. Brain. 1995; 118: 417-27.
27) Pollmann S, Maertens M, von Cramon DY, et al. Dichotic listening in patients with splenial and non splenial callosal lesions. Neuropsychology. 2002; 16: 56-64.
28) 遠藤教子, 福迫陽子, 河村　満, 他. 脳梁の梗塞性病変による症候性吃音. 音声言語医学. 1990; 31: 388-96.
29) Tanaka Y, Yoshida A, Kawahata N, et al. Diagonistic dyspraxia. Clinical characteristics, responsible lesion and possible underlying mechanism. Brain. 1996; 119: 859-73.
30) Kazui S, Sawada S, Naritomi T, et al. Angiographic evaluation of brain infarction limited to the anterior cerebral artery territory. Stroke. 1993; 24: 549-53.
31) Alonso A, Gass A, Rossmanith C, et al. Clinical and MRI patterns of pericallosal artery infarctions: the siginificance of supplementary motor area lesions. J Neurol. 2012; 259: 944-51.

〈西川　隆〉

CASE 40

脳梁膨大部

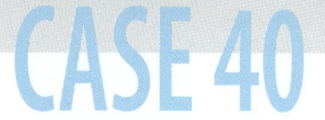

症例40　14歳　左利き男性

主訴： 特になし．

I　現病歴

頭痛のため近医受診．CTにて脳梁膨大部に脳出血を認め，保存的に治療した．脳動静脈奇形からの出血であることがわかり，2ヵ月後に塞栓術施行．塞栓術後，神経学的には異常を認めなかったが，精査のため当科受診．

II　初診時現症

意識清明で診察には協力的である．病歴聴取では言語・記憶に明らかな異常なし．神経学的には異常所見なし．視力は左右とも1.5，視野欠損なし．利き手の矯正歴があり，エジンバラ利き手検査は＋70．

①順唱　6桁
②Mini Mental State Examination（MMSE）；30/30
③語列挙課題；動物 18，語頭音 7
④脳梁離断症状スクリーニング（➡［診察メモ］参照）

左右の手で，書字，立方体模写，行為（ジェスチャー，パントマイム），触覚性呼称，手掌での触覚読みを行った．左手での失書・観念運動性失行・触覚性呼称障害・触覚性読字障害はなく，右手での構成障害も認められなかった．交叉性触点定位，手指肢位の対側手による模倣も，左右両方向ですべて正答した．

III　高次脳機能障害に関する所見のまとめ

診察上は明らかな異常を認めなかったが，病巣部位から脳梁離断症状について精査を進めた．

IV　症状診断のポイントと鑑別

脳梁離断症状は，刺激の入力と，出力を一側半球に限定した場合にのみ認められる．したがって，日常生活において気づかれることはほとんどなく，患者が訴えることはない．本例においても，以下のような検討により初めて明らかになった．

V　詳細な検討および経過

1. タキストスコープによる検討

モニターの正中を固視させ，以下の刺激を左右視野に各8個ずつ，100 ms間ランダムに呈示した．刺激としては漢字1文字単語，仮名2文字単語，仮名1文字，アラビア数字1文字，線画，色の6種類を用いた．反応として，口頭での音読・呼称，刺激直後に左右の手での書字（線画に関しては書称），単語に関しては左右の手で対応する線画の指示をさせた．

その結果，左視野に呈示した漢字単語の音読，左視野に呈示した仮名の右手での書字に低下が認められた（図40-1）．それ以外の条件では，左視野でも異常はみられなかった．

脳梁離断症状のスクリーニング（表40-1） ［診察メモ］

脳梁離断症状で特別な装置を使わなくても検出できるものを整理しておく．最低限の診察として，左右の手で書字，筆算，立方体の模写，ジェスチャー・パントマイムはやっておく．脳梁膨大部病巣の場合は，パソコンを利用したタキストスコープで左右視野別に検討しておくのが望ましい．

①左右対称的な機能の離断

1) 交叉性触点定位検査
　閉眼させて，手指の各指節を検者が触り，患者は対側の同部位を拇指で示す．例えば，左の示指の第2指節を検者が触れた場合，患者が右手示指の第2指節を右手拇指で触ることができれば正解である．

2) 手指肢位の対側手での模倣
　閉眼させて，検者が患者の片手で特定の手指肢位をとらせ，患者には対側手で同じ形を作らせる．例えば，検者が患者の左手をキツネの形にした場合，患者が右手でキツネの形を作れれば正解である．

②左右非対称的な機能の離断

1) 左手にみられる症状
　左手を制御する右半球が左半球と離断されたことによる症状．触覚読みは，閉眼させ，手掌に数字などの文字をなぞり書きし，口頭で答えさせる．左手の観念運動性失行は口頭命令，模倣のどちらでも認められる．手指肢位形成困難は，閉眼にて，例えば「左手の親指を立てよ」と命じられてもできない状態である．視覚的に模倣すれば可能である．

2) 右手にみられる症状
　右手を制御する左半球が右半球と離断されることによる症状．右手の構成障害は描画や積木などにおいてみられる．左手で同じ課題を行わせて比較するとよい．

3) 左視野にみられる症状
　左視野に短時間（100〜150 ms）呈示した文字や絵について，音読，読解，呼称，計算をさせる．これらは右半球ではほとんど処理できないため，障害が認められる．

4) 右視野にみられる症状
　右視野に呈示した模様や顔の認知やマッチングは，左視野に呈示した場合より効率が悪い．

表40-1 主な脳梁離断症状

左右大脳半球で対称的な機能			
左手-右手	交叉性触点定位		
左手-右手	手指肢位の対側手での模倣		
左右大脳半球で非対称的な機能			
左手	失書 失算（筆算） 触覚性呼称障害 触覚読みの障害（agraphesthesia） 手指肢位形成困難（口頭命令） 観念運動性失行	右手	構成障害 左半側空間無視
左視野	失読 失算（暗算） 呼称障害	右視野	顔の認知・マッチングの障害 図形の認知・マッチングの障害

2. 両耳分離聴検査

　両耳に同時に異なる刺激を与え，分離して聴き取る能力を調べた．刺激としては，1音節，2音節単語，数字1つ，数字2つ，環境音の5種類を用い，聴取できたものを口頭で答えさせた．いずれの刺激においても，左右の耳で明らかな差はなく，言語音の聴き取りが左耳で低下する傾向は認められなかった．

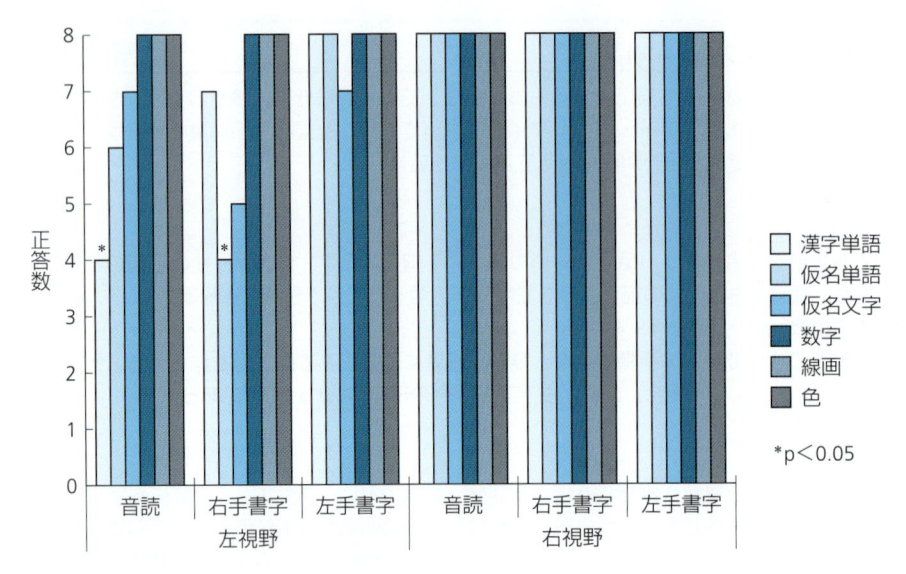

図 40-1 タキストスコープによる検討
左視野での漢字の音読と仮名の右手書字が有意に低下している．
（Suzuki K, et al. Neurology. 1998; 51: 1390-4 より作成）[1]

Ⅵ 症状と病巣の関係

　タキストスコープの結果から，左視野から右後頭葉に入った文字情報は左半球に伝わりにくいことがわかった．MRI では脳梁膨大部腹側から左大鉗子に限局した病巣を認めた（図 40-2）．脳梁膨大部は主に左右の後頭葉を結ぶ交連線維からなり，視覚情報の伝達に関わっていると考えられるが，その腹側は特に文字情報の伝達に特化している可能性が示唆された．本例では左視野に呈示した線画の呼称障害はみられず，同じ視覚情報でも画像刺激は左半球に伝わっていたと考えられる．両耳分離聴検査では左右差を認めず，聴覚情報の左右半球での離断はないことが示唆された．

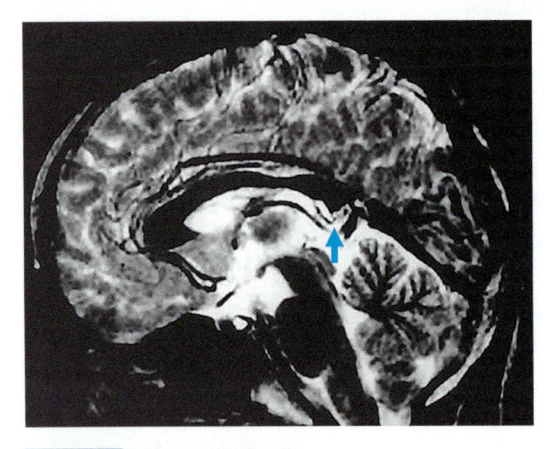

図 40-2 MRI T2 強調画像
脳梁膨大部腹側から左大鉗子にかけて，病巣を認める．矢印が病巣部位．
（Suzuki K, et al. Neurology. 1998; 51: 1390-4 を改変）[1]

Ⅶ 本例から学ぶ診察のポイント

①本例では自覚症状はなく，通常の診察でも明らかな異常を検出できなかった．病巣から生じうる症状を予測し，適切な診察・検査を行うことにより，症状が明らかになった．

②脳梁離断症状は，入力と出力を一側大脳半球に限定することで初めてみえてくる症状である．脳梁の部位により離断される情報は異なるため，出現しうる症状は違うが，詳細はまだわかっていない．脳梁体部から峡にかけての病巣では運動，感覚，聴覚の連合に関わる症状として，左手の観念運動性失行や失書，右手での構成障害，両耳分離聴検査で左耳での言語音の聴取低下などがみられる．脳梁膨大部病巣では左視野での失読や呼称障害がみられるが，本例のように視覚情報の中でも乖離が認められる場合がある．脳梁膝部病巣では，両手の非対称的な共同運動に障害が認められることがあるが，脳梁後方の病巣に比べて離断症状は目立たない[2]．

【参考文献】

1) Suzuki K, Yamadori A, Endo K, et al. Dissociation of letter and picture naming resulting from callosal disconnection. Neurology. 1998; 51: 1390-4.
2) Berlucchi G. Frontal callosal disconnection syndromes. Cortex. 2012; 48: 36-45.

〈鈴木匡子〉

CASE 41

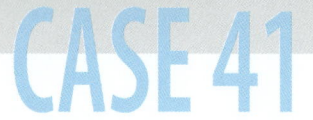

びまん性軸索損傷

症例41　26歳　右利き女性　教育歴15年　保育士

主訴：（家人より）もの忘れ．

I　現病歴

軽自動車を運転中に交差点で側方よりトラックに激突され，救急搬送された．脳挫傷，外傷性くも膜下出血と右前額部，顔面裂創，肋骨骨折，血胸の診断で，胸腔ドレナージ，気管挿管・人工呼吸器の管理下で集中治療室にて治療を受けた．意識障害は12日間続いたが，徐々に覚醒してきたため，リハビリテーションを目的に17病日転院となった．

II　初診時現症

脳神経系に異常なし．運動麻痺はなく，感覚系も正常であった．意思疎通に問題はなく，コミュニケーションは良好であった．日時や場所に関する見当識障害を認めたが古い記憶は保たれていた．行動面では，易怒性などはみられなかったが，周囲に甘えることが多く，意欲の低下もあり，日常生活さえも他人に依存的であった．また，思考も短絡的で，将来を予測して複数の計画を立てたり，相手の反応に合わせて行動するということは不可能であった．

①順唱 6桁，逆唱 3桁
②Mini Mental State Examination（MMSE）；21/30　日付 −2，場所 −2，注意と計算 −3，再生 −1，図形 −1

Galveston Orientation and Amnesia Test（GOAT）[1]　　　［診察メモ］

GOATは外傷後健忘などで，経時的に見当識や近時記憶を評価するのに有用な評価法である．

(1) 名前を言って下さい？（姓名共に言えないと減点 2）
　　誕生日はいつですか？（年月日を言えないと減点 4）
　　どこにお住まいですか？（市町村を言えないと減点 4）
(2) ここはどこですか？（a. 市町村を言えないと減点 5）
　　　　　　　　　　　（b. 建物「病院，リハセンターなど」と答えないと減点 5）
(3) いつこの病院に入院しましたか？（日付を正しく言えないと減点 5）
　　どうやってここに来ましたか？（交通手段を正しく言えないと減点 5）
(4) 事故に遭ってから，思い出せる最初の出来事は何ですか？（もっともらしいことを正しく言えないと減点 5）
　　その出来事について，詳しく述べて下さい（関連した詳細を正しく言えないと減点 5）
(5) 事故に遭うまでに，思い出せる最近の出来事について述べて下さい（もっともらしいことを正しく言えないと減点 5）
(6) 今，何時ですか？（30分ずれるごとに減点 1で，最大 5）
(7) 今日は何曜日ですか？（1日ずれるごとに減点 1で，最大 3）
(8) 今日は何日ですか？（1日ずれるごとに減点 1で，最大 5）
(9) 今，何月ですか？（1ヵ月ずれるごとに減点 1で，最大 15）
(10) 今年は何年ですか？（1年ずれるごとに減点 10で，最大 30）

100点から，上記の配点にしたがって減点することで評価する．75点以下の場合に外傷後健忘が続いていると評価される．

③GOAT（➡[診察メモ]参照）；65/100　見当識，受傷後のことに関する項目で減点
④レーヴン色彩マトリックス検査；33/36
⑤Wisconsin カード分類検査；達成カテゴリー数 6, Milner 型保続数 0, Nelson 型保続数 0

Ⅲ 高次脳機能障害に関する所見のまとめ

1. 見当識障害
2. 記憶障害
3. 注意障害
4. 遂行機能障害
5. 性格変化

Ⅳ 症状診断のポイントと鑑別

　本症例の特徴は，前向性健忘に由来する見当識障害や逆向性健忘があるものの，病識は比較的保たれており，作話はなかった．また，視覚性認知機能は保たれていた．このため，MMSE や GOAT の点数は低いものの，礼節やコミュニケーション能力も保たれていたため，一見すると障害を見逃して，正常と診断してしまう可能性がある．しかし，職場では，予測のできない行動をしがちな年少の子供達をしっかり管理し，全体をうまくまとめていたという病前のエピソードから考えると，症例の依存性や行動力の低下は際立っており，その異常を見落とさず，詳細に評価する必要がある．

Ⅴ 詳細な検討および経過

①WAIS-III 成人知能検査；言語性 IQ 90，動作性 IQ 78，全 IQ 83，言語理解 97，知覚統合 99，作動記憶 81，処理速度 60
②ウェクスラー記憶検査（WMS-R）；言語性記憶 81，視覚性記憶 84，一般的記憶 78，注意/集中力 74，遅延再生 61
③遂行機能障害症候群の行動評価（BADS）；総プロフィール 16/24，標準化された得点 90，年齢補正した標準化得点 86，全体的区分-平均下．
　鍵探し検査（図 41-1）では系統だった探索は困難であり，動物園地図検査（図 41-2）では何とか達成できたものの時間を要した．
④ギャンブリング課題（➡[診察メモ]および図 41-3 参照）；残金 12 万円，good deck 31, bad deck 69，所要時間 24 分 54 秒．1 万円と 5 千円の山があるのは理解しているが，罰金についてのルー

ギャンブリング課題修正版[2,3]　　　　　　　　　　　　　　　　　　　　　　　　[診察メモ]

市販のトランプ（1 組 52 枚）を 4 組使用し，1 組の山ごとに「い」「ろ」「は」「に」と名づけて，被検者の前に等間隔で並べる．被検者は，カードを引くたびに「い」「ろ」「は」「に」のトランプの山ごとに決められた報酬が与えられ，その後，用紙に定められたスケジュールに従って罰金（ペナルティ）が課せられる．4 組のトランプの中には，引き続けると最終的に損をする bad deck と，引き続けると最終的に得をする good deck の 2 種類があり，カードは 100 回引いたところで検査終了とする．これは，どのカードを引くかによって，どのような報酬とその後の罰が与えられるかということを学習する課題であり，カード選択に伴う結果の予測を含む認知的な処理が要求される．健常例では施行を重ねるにつれ good deck を引くことが徐々に学習されるが，前頭葉眼窩部損傷例では bad deck の総選択数が多く，特に後半での選択が多い．

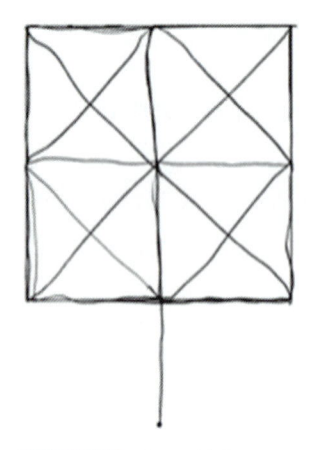

図 41-1 鍵探し検査

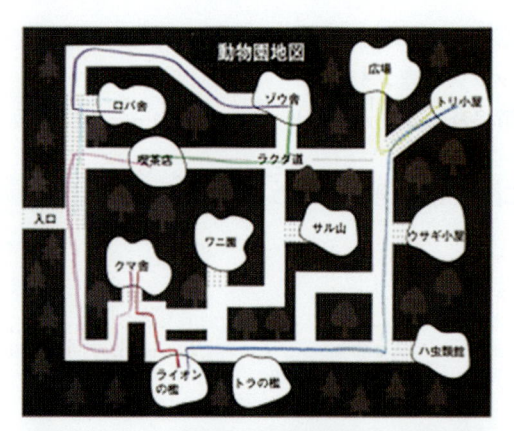

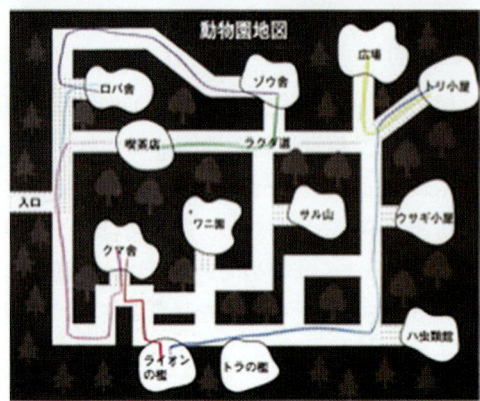

図 41-2 動物園地図検査

ルはわからなかった．「ろ」の山を最も多く選んだ理由を尋ねると，報酬が多いからと答えた．

⑤ **聴覚性検出課題**；聴覚的に呈示された語音の中から指定された語音を選んでいく検査（図 41-4 参照）．正答数 34/50, 全反応数 48, 正答率 68％, 的中率 71％であった．

⑥ **Symbol Digit Modalities Test（SDMT）**；9 種類の記号に対応する数字を制限時間（90 秒）内にできるだけ多く記入する検査（図 41-5 参照）．33/90 秒, 誤答数 4, 正答数 29/110, 達成率 26％

⑦ **Paced Auditory Serial Addition Test（PASAT）**；連続的に読み上げられる 1 桁の数字を，先に述べられた数字に順次暗算で足していく検査．2 秒条件, 正答数 12/60, 正答率 20％．1 秒条件, 正答数 7/60, 正答率 12％

言語性記憶，視覚性記憶のいずれにも低下がみられ，遅延再生では顕著な低下がみられていた．いずれの課題でも，処理速度は低下しており，注意の分配や選択，注意の持続が障害され，正答率や達成率だけでなく，的中率にも低下を認めた．

VI 症状と病巣の関係

本症例は受傷直後より意識障害が続き，回復後は，記憶障害，注意障害，遂行機能障害に加え，情報処理能力の障害などを認めた．情報処理能力の障害は，重度の頭部外傷後，最もよくみられる障害のうちの一つである．これらは SDMT や PASAT, WAIS-III などで調べることができる．また，情報の速い処理を必要とする WAIS-III の動作性課題やトレイルメーキングテストなどでも，その障害

図 41-3 ギャンブリングテスト

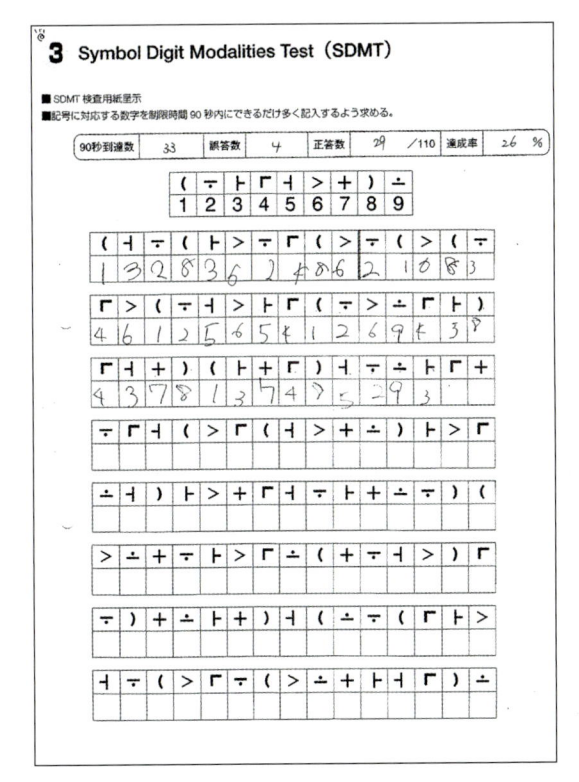

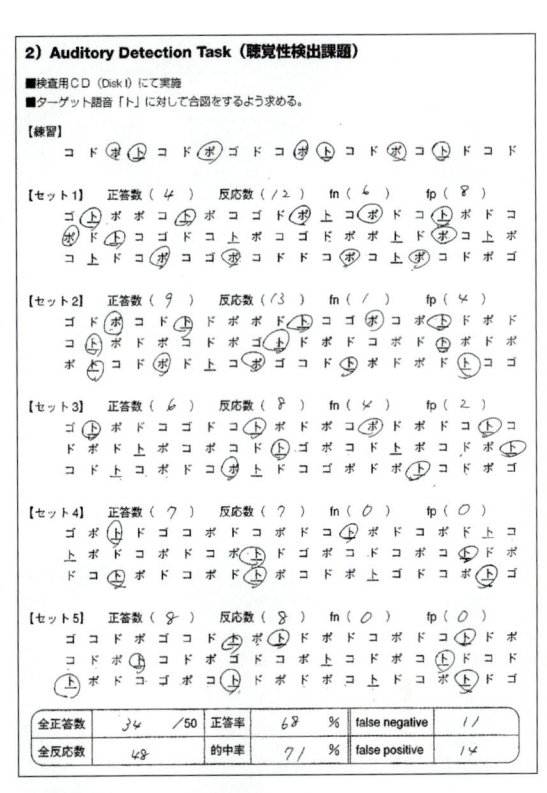

図 41-4 聴覚性検出課題

図 41-5 Symbol Digit Modalities Test(SDMT)

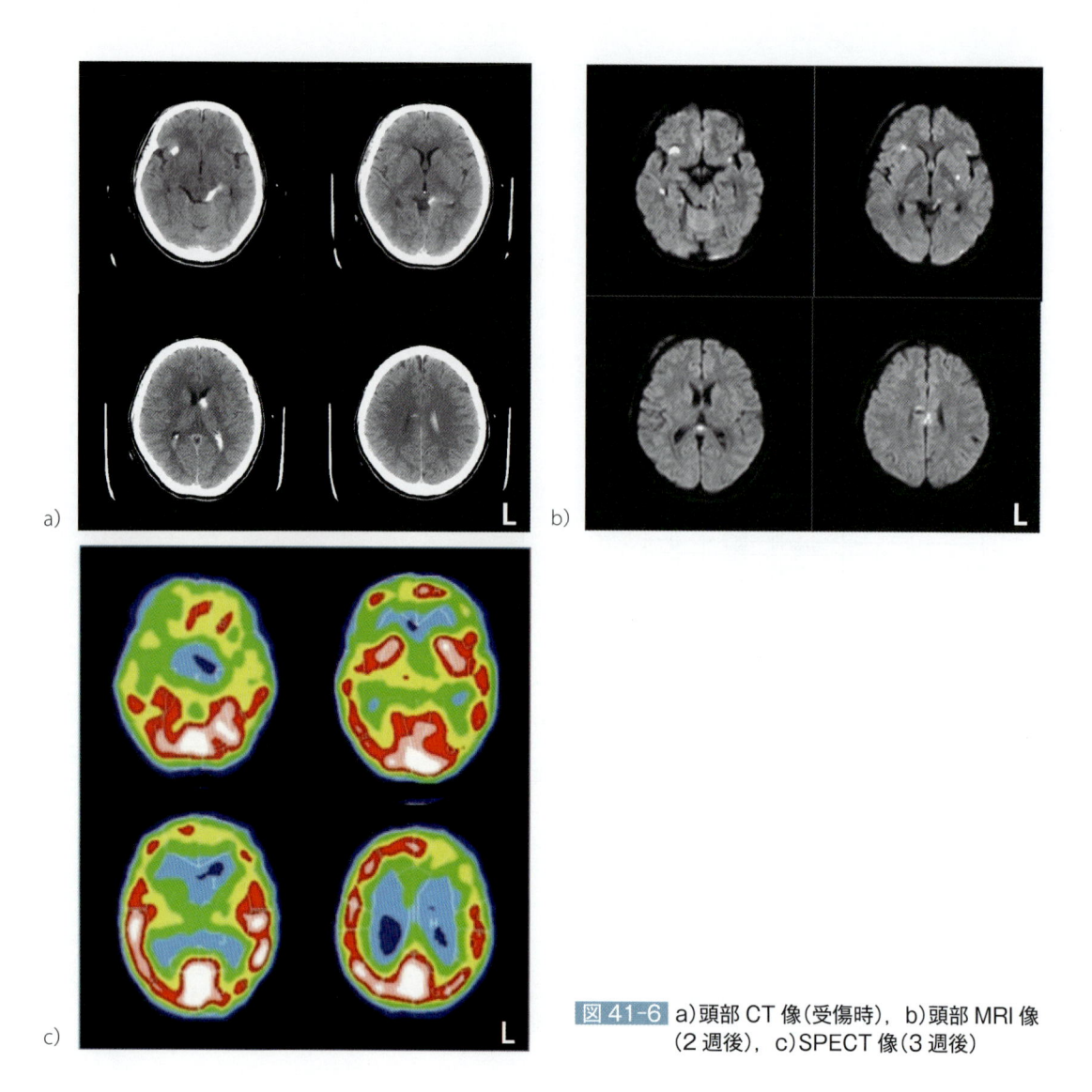

図 41-6 a) 頭部 CT 像（受傷時），b) 頭部 MRI 像（2 週後），c) SPECT 像（3 週後）

を検出することができる．受傷時の CT では外傷性くも膜下出血と右前頭葉に挫傷性の小血腫を認め，MRI では左基底核や脳梁にも散在性の病変を認めている．SPECT でも前頭葉皮質に血流低下を認めている（図 41-6）．急性期の意識障害や意識回復後の記憶障害，遂行記憶障害，注意障害，情報処理能力の低下は，前頭葉，側頭葉の損傷と剪断力によるびまん性の神経線維の損傷によって引き起こされるものと考えられる．

VII 本例から学ぶ診察のポイント

頭部外傷における損傷部位は加わる外力の大きさと方向により決まるが，脳挫傷は前頭葉底面，側頭葉外側面と内側面，側頭極に好発する．びまん性軸索損傷では剪断力による神経線維の断裂が生じるため，脳深部とりわけ脳梁や中脳背側，基底核などの白質に損傷を認めることが多く，脳室内出血を伴うことも珍しくない．局所性損傷では損傷部位に一致した神経脱落症状や神経心理学的症状を示すことが多いが，びまん性軸索損傷では損傷部位を画像上とらえることが難しいため，臨床症状との比較は困難なことが多い．また一見，局所性損傷のようであっても広範に障害を受け，病理学的には

表 41-1 （狭義の）高次脳機能障害 診断基準

I. 主要症状
1. 脳の器質的病変の原因となる事故による受傷や疾病の発症の事実が確認されている．
2. 現在，日常生活または社会生活に制約があり，その主たる原因が記憶障害，注意障害，遂行機能障害，社会的行動障害などの認知障害である．

II. 検査所見
MRI，CT，脳波などにより認知障害の原因と考えられる脳の器質的病変の存在が確認されているか，あるいは診断書により脳の器質的病変が存在したと確認できる．

III. 除外項目
1. 脳の器質的病変に基づく認知障害のうち，身体障害として認定可能である症状を有するが，上記主要症状(I-2)を欠く者は除外する．
2. 診断にあたり，受傷または発症以前から有する症状と検査所見は除外する．
3. 先天性疾患，周産期における脳損傷，発達障害，進行性疾患を原因とする者は除外する．

IV. 診断
1. I〜III をすべて満たした場合に高次脳機能障害と診断する．
2. 高次脳機能障害の診断は脳の器質的病変の原因となった外傷や疾病の急性期症状を脱した後において行う．
3. 神経心理学的検査の所見を参考にすることができる．

なお，診断基準のIとIIIを満たす一方で，IIの検査所見で脳の器質的病変の存在を明らかにできない症例については，慎重な評価により高次脳機能障害として診断されることがありうる．またこの診断基準については，今後の医学・医療の発展を踏まえ，適時，見直しを行うことが適当である．

びまん性損傷を伴っていることも少なくない．このような患者は受傷直後より意識障害をきたし，回復後には記憶障害，遂行記憶障害，注意障害，情報処理能力の低下などをきたす[4]．

　厚生労働省は患者への支援対策を推進するために，行政的にこれらの認知機能障害を「（狭義の）高次脳機能障害」とよぶことにしている（表41-1）．要約すると，外傷や疾病による脳の器質的病変による記憶障害，注意障害，遂行機能障害，社会的行動障害などの認知障害の結果，日常生活または社会生活に制約をきたした状態である[5]．

【参考文献】

1) Levin HS, O'Donnell VM, Grossman RG, et al. The Galveston orientation and amnesia test: a practical scale to assess cognition after head injury. J Nerve Ment Dis. 1979; 167: 675-84.
2) Bechara A, Damasio AR, Damasio H, et al. Insensitivity to future consequences following damage to human prefrontal cortex. Cognition. 1994; 50: 7-15.
3) 加藤　隆, 加藤元一郎, 鹿島晴雄．ギャンブリング課題—前頭葉眼窩部機能障害を検出する検査法．脳と精神の医学．2001; 12: 157-63.
4) 前島伸一郎, 大沢愛子．神経疾患と高次脳機能障害外傷性脳損傷．神経内科．2008; 68 Suppl 5: 147-54.
5) 長岡正範．高次脳機能障害について—高次脳機能障害支援モデル事業．失語症研究．2002; 22: 206-14.

〈前島伸一郎，大沢愛子〉

CASE 42

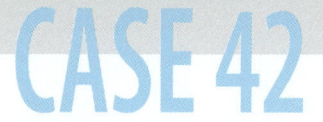

水頭症

症例42a　71歳　右利き男性　教育歴9年　左官業，農業

主訴：（家人より）うまく歩けない．

I 現病歴

50代より高血圧症の既往歴あり．

5年前，自動車の自損事故を起こし，運転をやめた．4年前には，隣組の組長挨拶が下手になり辞めた．3年前頃より，畑仕事をしなくなり，歩行困難が出現し徐々に増悪し，転倒して下腿骨骨折を受傷した．同時期から頻尿傾向が出現した．ここ2年くらいは家で何をすることもなく座っていることが多くなった．かかりつけ医から歩行障害を指摘され，精査目的に当院に入院した．

II 初診時現症

意識は清明であるが，話しかけても返事がないか非常に遅い．病識が欠如している．脳神経系は正常，上下肢に左右対称の paratonic rigidity が認められたが，振戦や腱反射の亢進や低下は認められなかった．両手で強制把握が認められた．姿勢反射障害があり，歩行は開脚位ですり足，歩幅は小刻みで軽度のすくみが認められた．

高次脳機能診察時には集中がすぐに途切れ，「もういい」との発言を繰り返していたが，様子をみて励行した．住所を尋ねるとその直前に聞いていた名前を再度答えたり，家族の名前を聞くとその直前に聞いていた住所の一部を再度答えたりした．家族の名前や関係は覚えているが，成人した孫を中学生だと言い，現在の年齢や職業などは覚えていなかった．

①順唱 3桁，タッピングスパン 3個
②Mini Mental State Examination（MMSE）；17/30〔見当識 −4，三単語想起 −2，計算 −5，文章の筆記 −1，立方体の模写（図42-1）−1〕
③語列挙（動物 10，語頭音 ふ 7，あ 4，に 2）
④Frontal Assessment Battery（FAB）；4/18（図42-2）
⑤トレイルメーキングテスト（TMT）；TMT-Aでは，かなりゆっくりと進んでいたが，約5分で「もういい」と途中でやめてしまった（図42-3）．TMT-Bでは，練習の段階ですべての線で間違い，そ

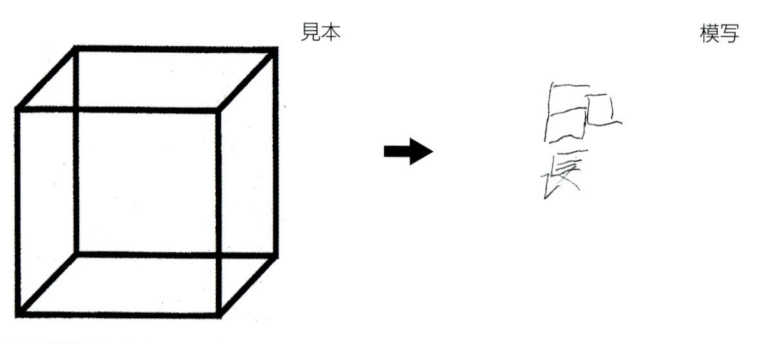

見本　　　　　　　　　模写

図42-1 立方体の模写

模写が稚拙であるばかりでなく，模写を行っているうちに，指示していないのにもかかわらず，模写の前に行った住所氏名の書字の一部の漢字「長」を書き始めてしまった．保続と考えられる．

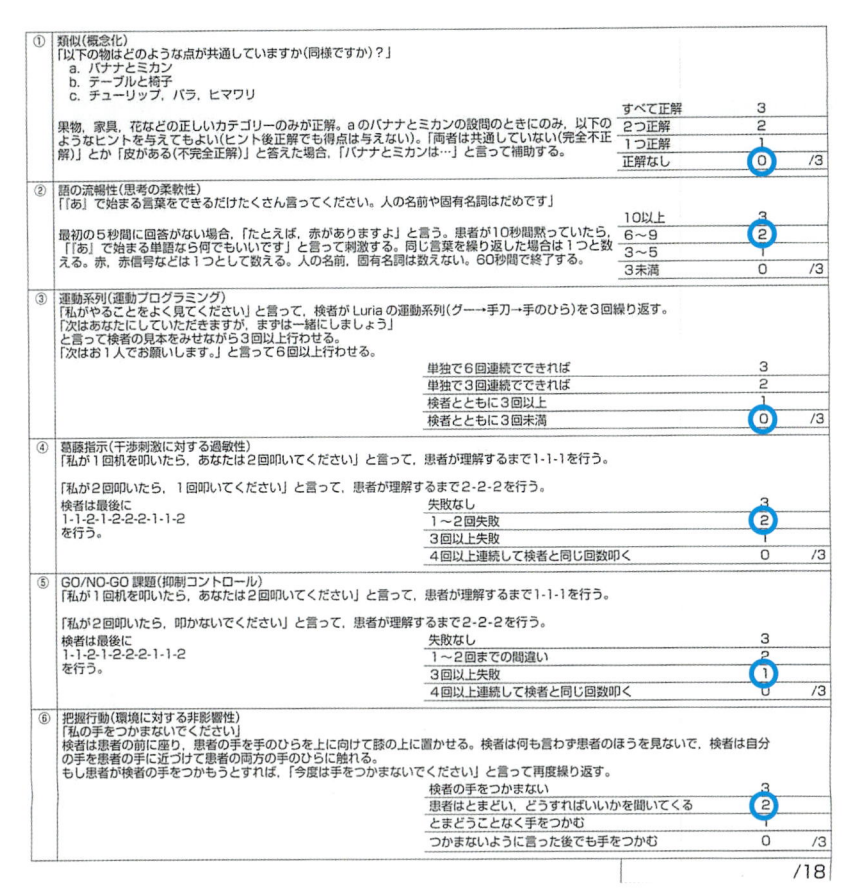

① 類似（概念化）
「以下の物はどのような点が共通していますか（同様ですか）？」
　　a．バナナとミカン
　　b．テーブルと椅子
　　c．チューリップ，バラ，ヒマワリ

果物，家具，花などの正しいカテゴリーのみが正解。aのバナナとミカンの設問のときにのみ，以下のようなヒントを与えてもよい（ヒント後正解でも得点は与えない）。「両者は共通していない（完全不正解）」とか「皮がある（不完全正解）」と答えた場合，「バナナとミカンは…」と言って補助する。

すべて正解	3
2つ正解	2
1つ正解	1
正解なし	⓪ /3

② 語の流暢性（思考の柔軟性）
「「あ」で始まる言葉をできるだけたくさん言ってください。人の名前や固有名詞はだめです」

最初の5秒間に回答がない場合，「たとえば，赤がありますよ」と言う。患者が10秒間黙っていたら，「「あ」で始まる単語なら何でもいいです」と言って刺激する。同じ言葉を繰り返した場合は1つと数える。赤，赤信号などは1つとして数える。人の名前，固有名詞は数えない。60秒間で終了する。

10以上	3
6～9	②
3～5	1
3未満	0 /3

③ 運動系列（運動プログラミング）
「私がやることをよく見てください」と言って，検者がLuriaの運動系列（グー→手刀→手のひら）を3回繰り返す。
「次はあなたにしていただきますが，まずは一緒にしましょう」
と言って検者の見本をみせながら3回以上行わせる。
「次はお1人でお願いします。」と言って6回以上行わせる。

単独で6回連続でできれば	3
単独で3回連続でできれば	2
検者とともに3回以上	1
検者とともに3回未満	⓪ /3

④ 葛藤指示（干渉刺激に対する過敏性）
「私が1回机を叩いたら，あなたは2回叩いてください」と言って，患者が理解するまで1-1-1を行う。
「私が2回叩いたら，1回叩いてください」と言って，患者が理解するまで2-2-2を行う。
検者は最後に
1-1-2-1-2-2-2-1-1-2
を行う。

失敗なし	3
1～2回失敗	②
3回以上失敗	1
4回以上連続して検者と同じ回数叩く	0 /3

⑤ GO/NO-GO課題（抑制コントロール）
「私が1回机を叩いたら，あなたは2回叩いてください」と言って，患者が理解するまで1-1-1を行う。
「私が2回叩いたら，叩かないでください」と言って，患者が理解するまで2-2-2を行う。
検者は最後に
1-1-2-1-2-2-2-1-1-2
を行う。

失敗なし	3
1～2回までの間違い	2
3回以上失敗	①
4回以上連続して検者と同じ回数叩く	0 /3

⑥ 把握行動（環境に対する非影響性）
「私の手をつかまないでください」
検者は患者の前に座り，患者の手のひらを上に向けて膝の上にのせる。検者は何も言わず患者のほうを見ないで，検者は自分の手を患者の手に近づけて患者の両方の手のひらに触れる。
もし患者が検者の手をつかもうとすれば，「今度は手をつかまないでください」と言って再度繰り返す。

検者の手をつかまない	3
患者はとまどい，どうすればいいかを聞いてくる	②
とまどうことなく手をつかむ	1
つかまないように言った後でも手をつかむ	0 /3

/18

図 42-2 FABの結果
運動のプログラミング；LuriaのFist-edge-palmの施行では，検者と一緒に施行しても間違えてしまい3回連続してできず，0点であった．抑制のコントロールも不良で，把握反射も認められた．
（Duboisらの英語版をもとに数井裕光翻訳）

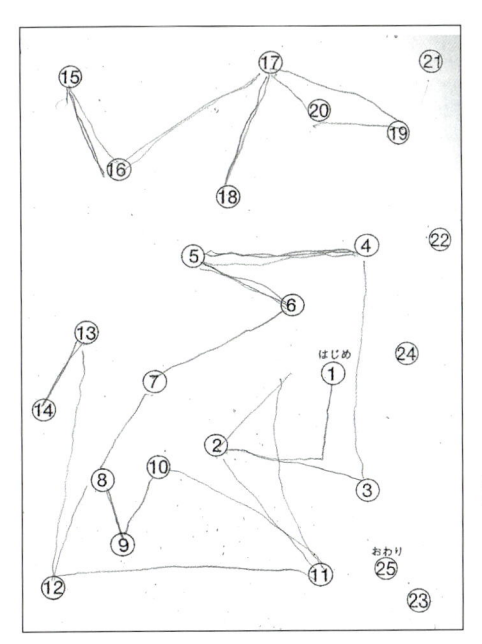

図 42-3 TMT-Aの結果
1から25まで番号順に線でつなぐ課題であるが，隣り合った番号を行ったり来たりしてしまったり（保続），誤りを指摘してもつなぐべき番号が途切れたりした．約5分後に「疲れていやだ」と言って中止した．

の都度ルールを教示していたが理解できなかった可能性が高く，本施行は「もういやだ」と拒否した．

III 高次脳機能障害に関する所見のまとめ

1. 病識の欠如
2. 全般性注意の低下
3. 精神運動速度遅延
4. 語列挙の低下
5. 保続
6. 健忘
7. 複雑な計算，構成など難しい課題は不可

IV 症状診断のポイントと鑑別

会話やすべての課題に対する取り組みから，病識の欠如，全般性注意の低下，精神運動速度遅延，保続があると判断した．集中力の低下があることから，すべての課題の遂行が困難な傾向があった．生活内では健忘が明らかになるような自発的な言動や行動自体が減って，「一日中ほとんど何もしないで座っている」（家人談）という意欲の低下と注意の低下が前景に立っていた．また，日常生活上のスケジュールがわからず，離れて暮らす娘や孫の年齢や職業を覚えていないことから，健忘もあると考えられた．

V 経過

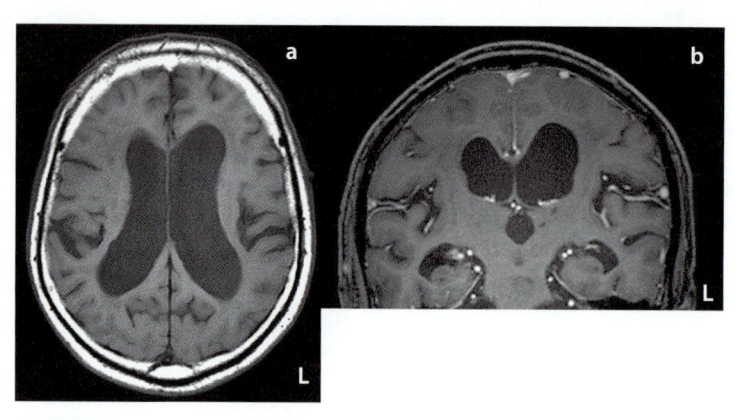

脳 MRI における明らかな側脳室拡大と，それに比して高位円蓋部の脳溝やくも膜下腔の拡大が認められるという所見から，特発性正常圧水頭症（iNPH）が疑われた（図 42-4）．脳脊髄液所見は正常であった．脳脊髄液を 30 mL 排除（タップテスト）したところ，11 日後には MMSE は 21 点（＋ 4 点）となり，TMT-A は 192 秒，2 個のエラーで遂行できるようになり，TMT-B もテスト全体の 4/5 で脱落するも 15 分間続けることができ，FAB は 10/18（＋ 6 点）となった．全体として注意集中力

図 42-4 症例 42a の脳 MRI
a) T1 強調画像水平断において，Evans index（側脳室前角最大幅/同じ断面での頭蓋内腔最大幅）＝ 0.38 ＞ 0.3 であり，側脳室拡大が明らかである．
b) T1 強調画像（造影）冠状断において，高位円蓋部の脳溝やくも膜下腔が，側脳室拡大の割に狭小化していることがわかる．この症例ではシルビウス裂開大は認められない．

と精神運動速度が改善したことが，得点に反映されたと考えた．歩行では 3m Up & Go において，タップテスト前後で時間が 50% 程度短縮，歩数も 22% 減り改善が認められ，総合的にタップテストが著効したと考えた．脳室腹腔シャント術後には，Evans index は 0.32 まで小さくなり（側脳室の縮小がみられ），歩行・高次脳機能検査ともタップテスト後程度の成績となり，頻尿の回数が減少した．家族による評価では，表情に少し活気が出たが，座ってばかりいて何もしない日常生活の様子はあまり変化がないとのことであった．

症例42b 71歳　女性　教育歴12年　主婦

主訴：（家人より）転びやすい．

I 現病歴

60代より高血圧，高脂血症，甲状腺機能低下症の既往歴を有し，薬物療法を続けている．

2年半ほど前，立ち上がり困難を主訴に家人に連れられ近医を受診したが，受診時には症状が認められず，経過観察とされた．2年前から頻尿や尿失禁が，1年ほど前には易転倒性が出現した．たびたび鍋を焦がすことを夫が心配し，当科に紹介され精査のため入院した．

II 初診時現症

意識清明．歩行障害などの精査をするという入院の目的について説明しても，本人の訴えは腰痛の話題ばかりでそれ以外の病識は低下していた．脳神経系は正常．左上肢に増強法で固縮を認めた．腱反射正常で，病的反射は認められなかった．下肢近位筋で軽度の筋力低下が認められたが，筋萎縮は明らかでなかった．歩行はほぼ正常だが，すり足傾向と方向転換時の不安定性が認められた．

①**順唱** 4桁，**タッピングスパン** 4個
②**MMSE**；27/30
　〔計算 −2　計算の途中で引く数を間違えてしまった，立方体の模写が稚拙 −1（図42-5）〕
③**語列挙**（動物 14，語頭音「か」7）

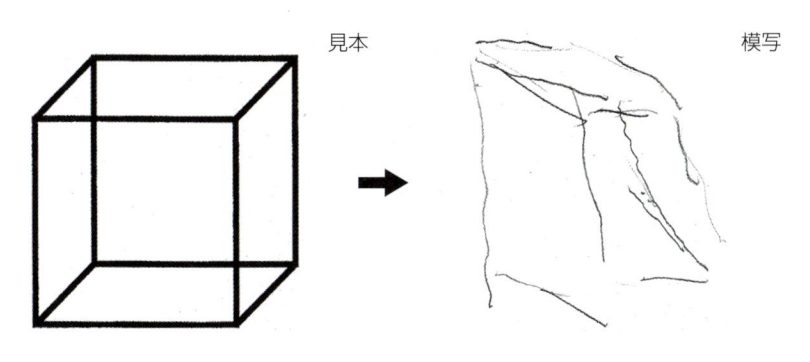

図 42-5 立方体の模写

模写は稚拙で，何度か施行しても，全体的な歪みと奥の横線が引けない傾向があった．
言語機能のテストがほぼ正常範囲であっただけに，構成の障害を疑う契機となった．

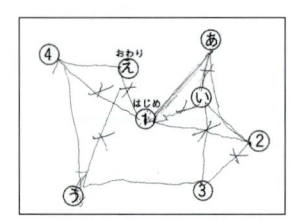

a）タップテスト前：練　習

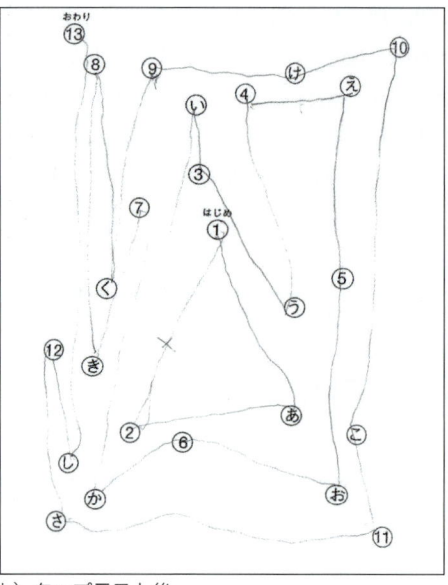

b）タップテスト後

図 42-6 TMT-B の結果
a）タップテスト前：タップテスト前では，練習においても前の番号に戻ることを繰り返し，また何度説明しても数字とひらがなを交互に結ぶことができなかったため，本施行はしなかった．
b）タップテスト後：タップテスト 5 日後，本施行も 177 秒で，1 つのエラーのみで遂行できた．数字-ひらがなのセット転換ができるようになった．

④**FAB**；12/18

運動プログラミング（Luria の fist-edge-palm）は模倣でも間違いが多く 0/3 点，two-one tapping は 2 回間違い，2/3 点であった．

⑤**TMT**（図 42-6a）

TMT-A は 52 秒かかり，エラー数 2，TMT-B は練習課題で何度説明しても数字と数字，もしくはひらがなとひらがなを結んでしまったため，本施行はしなかった．

⑥**Rey 複雑図形検査**の模写は非常に稚拙であった．Osterrieth による評価法の得点　6.5/36

⑦**レーヴン色彩マトリックス検査**；14/36（所要時間 6 分 23 秒）

⑧**counting-backward test**（➡［用語メモ］参照）；間違いなし，forward（順唱）6 秒，backward（逆唱）10 秒．

---

counting-backward test[1]　　　　　　　　　　　　　　　　　　　　　　　　　　　　　　　　　　　　［用語メモ］

被検者に数字を 1 から 20 まで順唱させ，また 20 から 1 まで逆唱させ，間違いについて記載したり，逆唱と順唱に所要する時間の差を検討したりする検査である．Kanno らによると，iNPH 患者 20 人で，逆唱において間違いの発生した数字（first error score）の中央値は 5.3（1～17，範囲）で，アルツハイマー病患者の中央値 0.8（0～10，範囲）に比べて，有意に間違いが生じやすかった．また逆唱と順唱に要した時間の差が大きいことを示した[1]．この検査と同様に，iNPH 患者では順唱が行えるのにもかかわらず，逆唱が遂行できない（止まってしまう，異常に時間がかかる，間違いが多い）場合があることも報告されている[2]．

Ⅲ 高次脳機能障害に関する所見のまとめ

1. 病識の低下
2. 視空間認知機能障害
3. セット変換の障害
4. ワーキングメモリーの障害

Ⅳ 症状診断のポイントと鑑別

　腰痛だけにこだわり，方向転換時にふらついて転倒の危険があることには無関心で，病識の偏り（低下）が認められた．MMSE の総得点，語列挙や FAB 総得点，TMT-A は正常範囲であった．しかし，FAB の運動プログラミングがまったくできないこと，TMT-B で数字-ひらがなの変換がまったくできないことから，運動を含めセット変換の障害があると考えられた．立方体や Rey 複雑図形検査の模写の稚拙さが目立つため視空間認知機能を疑った．レーヴン色彩マトリックス検査では，ルールは理解していると思われるのに迷うことなく間違い回答を選ぶため，これも図形の認識の障害を反映しているのではないかと推察した．couting-backward test（➡ [用語メモ] 参照）では，基準値はないが逆唱と順唱の差が 4 秒とやや目立つ印象で，ワーキングメモリーが境界域である疑いがもたれた．

Ⅴ 詳細な検討

① ウェクスラー記憶検査（WMS-R）；言語性記憶指標 79，視覚性記憶 77，一般的記憶 76，注意集中 112，遅延再生 79
　言語性も視覚性も記憶の低下がみられた．視覚性記憶が言語性記憶と比較して特に低下しているということはなかった．スクリーニングではわからなかったが，この検査により記憶の低下があることが明らかになった．

② WAIS-R 成人知能検査；言語性 IQ 98，動作性 IQ 81，全 IQ 89
　言語性 IQ に比較して動作性 IQ が低下していた．積木課題と組合せ課題では最も簡単な課題以外は制限時間を超えても意味のある図形を作ることができず，異常が明らかであった．

③ 遂行機能障害症候群の行動評価（BADS）；総プロフィール得点；12/24
　年齢補正した標準化得点 74 と低下しており，ルールを覚えながらの課題遂行に困難が認められ，遂行機能の障害に加えてワーキングメモリーの障害があると考えられた．

Ⅵ 経過

　視知覚についてさらに検討するため，標準視知覚検査を施行したが，どの課題も一定の傾向なく即答ですべて間違えるため有意味な検査とならなかった．これは，すべての高次脳機能検査において，日によりパフォーマンスに差があったので，できない日に苦手な課題が課されたこと，病識や検査に対する無関心が関与したのではないかと思われた．全般的な視覚認知の障害があるとは考えられた．
　脳 MRI では側脳室拡大は高度とはいえないが，高位円蓋部の脳溝・くも膜下腔は狭小化しているといえる所見から iNPH が疑わしいと考えられた（図 42-7）．頭頂後頭葉に萎縮が明らかではなかった．脳血流 SPECT でも明らかな血流低下部位は認められなかった．脳脊髄液所見は正常であった．
　30 mL 排除（タップテスト）後に，3m Up & Go で変化はなかったものの，5 日後に FAB の fist-edge-palm が検者と一緒にできるようになった．また，TMT-B（図 42-6b）では，タップテスト前は

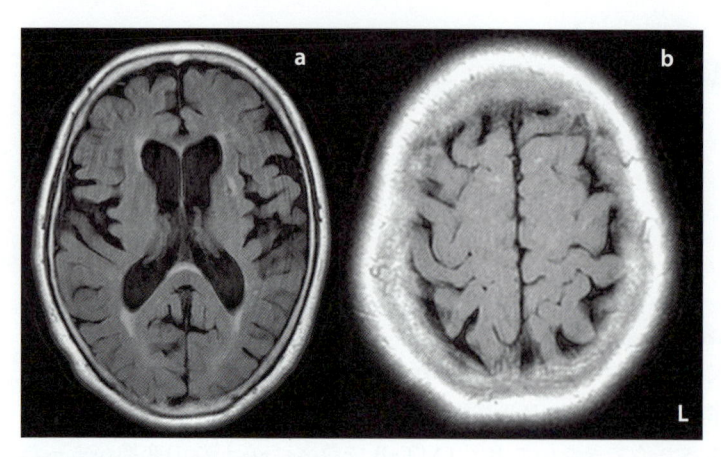

図 42-7 症例 42b の脳 MRI
a) FLAIR 水平断において，Evans index ＝ 0.31 と軽度の側脳室拡大が認められる．
b) a より高位水平断でも，頭頂葉や後頭葉に萎縮は認められず，円蓋部のくも膜下腔が広いとはいえない．
 a と b 合わせて，iNPH が疑われる所見である．

練習課題もできなかったのに，タップテスト後は本施行を遂行できた．症状に日による変動がある患者ではあったが，これらは変動の範囲とはいえないほどの大きな変化と考えられた．しかし，病識の偏りが強く，本人は腰痛にはこだわるがそれ以外は健康であるとの考えが覆せず，手術を拒否したためシャント術は見送られた．

VII 症状と病巣の関係

　iNPH では，高次脳機能障害の症状と病巣の関係や機序が明らかになってはいないが，本 2 症例はタップテスト後の認知機能の変化が明らかであったため，脳脊髄液循環障害による可逆的な認知機能低下であることが示唆された．ただし，iNPH においてはタップテストによって認知機能の改善がみられることは多くはないとも報告され[1]，タップテストを iNPH の補助診断とすると偽陰性も少なくない[2]．iNPH 診療ガイドライン第 2 版では，タップテストは iNPH の診断に必須との位置づけではなくなっている[3]．

2 つの症例から学ぶ診察のポイント

　症例 42a は進行した症例，症例 42b は病初期の症例であった．
①両症例に共通することとして，まず病識の低下があげられる．進行した症例 42a では，日常の行動から認知症の存在は明らかであるが，一見正常に見える症例 42b であっても，腰痛だけにこだわり，その他の障害に無関心なのは奇異であり，病識の障害があると考えられた．症例 42b では病識低下からシャント術を拒否し，治療の妨げになった．このような病識の低下は病初期からあると思われるので注意が必要である．
②両症例に共通する第 2 の点は，セット変換障害である．①も②も前頭葉機能の障害に含まれる．症例 42a のように，進行した症例では，注意集中の低下や精神運動速度低下のため，複雑な検査を用いた評価は困難である．病初期の症例 2 でもセット変換障害は明らかであることから，この障害は比較的早い段階から出現する可能性があり，同様の報告もある[4]．
③症例 42b では，視空間認知障害が認められた．iNPH では注意の低下や検査時のパフォーマンス

のばらつき(変動)が目立つため，結果の解釈には注意が必要であるものの，アルツハイマー病患者に比べて視知覚や視空間認知の障害が認められやすいという報告もあり[5, 6]，病初期から出現する可能性がある．

④ 症例 42a と 42b を比較すると，進行度が違うこともあって，高次脳機能障害の症状についても初診時の違いが大きかった．症例 42a では，前頭葉機能障害が明らかであったが，症例 42b では MMSE は正常範囲で精神運動速度低下もなく，認知機能のスクリーニングレベルでは高次脳機能障害があるとは気づかれない可能性があった．iNPH では，おそらく進行度によって，MMSE など認知機能のスクリーニングでは異常がとらえられにくい症例から，無為に近いような高度の認知症を呈する症例まで差異が大きい．

⑤ 症例 42b では，認知機能のスクリーニングでは正常範囲であった．我々は iNPH と同様の画像所見を呈するのにもかかわらず，認知機能スクリーニングを含めて明らかな症状のない高齢者(asymptomatic ventriculomegaly with features of iNPH on MRI：AVIM)を対象に認知機能の検討を行い，語列挙低下と運動プログラミングの障害を見いだした[7]．iNPH では，日常生活で3徴(歩行障害，認知症，排尿障害)が明らかになる前に，語列挙，運動プログラミング，セット変換，ワーキングメモリや遂行機能などの前頭葉機能や視空間認知機能などが障害される可能性がある．しかし，今回の症例のように病識が低下していると主訴がないため気づかれにくく，スクリーニング検査では見逃されやすい場合もあると考えられるため，注意が必要である．

【参考文献】

1) Kanno S, Saito M, Hayashi A, et al. Counting-backward test for executive function in idiopathic normal pressure hydrocephalus. Acta Neurol Scand. 2012; 126: 279-86.
2) 大槻美佳, 佐々木秀直, 岸本利一郎, 他. 特発性正常圧水頭症における認知機能障害の特徴―タップテスト前後, シャント術1カ月後での比較. IRYO. 2006; 60: 448-452.
3) Walchenbach R, Geoger E, Thomeer RT, et al. The value of temporary external lumbar CSF drainage in predicting the outcome of shunting on normal pressure hydrocephalus. J Neurol Neurosurg Psychiatry. 2002; 72: 503-6.
4) 日本正常圧水頭症学会, 特発性正常圧水頭症診療ガイドライン作成委員会. 第1章 特発性正常圧水頭症の診断 V本ガイドラインでの診断基準. In: 日本正常圧水頭症学会, 他編. 特発性正常圧水頭症ガイドライン第2版. 東京: メディカルビュー社; 2010. p.34-5.
5) 菅野重範, 森 悦郎. iNPH と高次脳機能障害. Clin Neurosci. 2012; 30: 417-9.
6) Saito M, Nishio Y, Kanno S, et al. Cognitive profile of idiopathic normal pressure hydrocephalus. Dement Geriatr Cogn Disord Extra. 2011; 1: 202-11.
7) Iseki C, Takahashi Y, Wada M, et al. Subclinical declines in the verbal fluency and motor regulation of patients with AVIM(Asymptomatic Ventriculomegaly with Features of Idiopathic NPH on MRI): A case-controlled study. Intern Med. in Press.

〈伊関千書〉

CASE 43

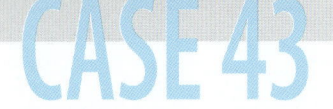

小脳

症例43 61歳　右利き男性　教育歴12年　公務員

主訴：（家人より）不注意である．促されないとすぐに行為を
やめてしまう．

I 現病歴[1]

　庭仕事をしているときに，突然の頭痛と嘔吐，めまいが出現した．近医を受診し，小脳出血の診断で開頭血腫除去術を受けた．術後，不穏状態が続いたが，徐々に改善し，6週後に自宅復帰に向けたリハビリテーションのため，当院へ転院となった．

II 初診時現症

　脳神経系所見では軽度の眼振を認めるが，複視はなし．運動麻痺はなく，腱反射は正常で病的反射の出現はなかった．感覚系も正常であった．左上下肢と体幹に強い運動失調を認め，右上下肢にも軽度の運動失調を認めた．見当識障害は重度で，日時や場所を答えることはできなかった．古い記憶は比較的保たれ，幼少時のことや自分の職業の内容，病前に孫と遊んだことなども覚えていた．作話はなかった．日常生活場面において，著しい注意障害を認め，車椅子をこぐとさまざまな箇所にぶつかったり，話の途中でブレーキをかけずに急に立ち上がったりと，注意の適切な分配が困難であった．また，促されないとすぐに行為をやめてしまうなど，注意の持続も困難であった．意欲，発動性も著明に低下しており，日常生活にも促しが不可欠であった．

①順唱8桁，逆唱2桁
②Mini Mental Examination（MMSE）；23/30（見当識，注意と計算，再生の項目で低下）
③仮名ひろいテスト；1/2 min
④Rey 聴覚性言語学習検査（➡［診察メモ①］参照）；即時再生 5-4-4-5-4/15，遅延再生 1/15
⑤レーヴン色彩マトリックス検査；17/36
⑥Frontal Assessment Battery（FAB）（➡［診察メモ②］参照）；14/18
⑦言語流暢性検査（➡［診察メモ③］参照）；〈カテゴリー/分〉動物 6　果物 12　乗物 8，〈語頭音/分〉し 6，い 8，れ 6
⑧Wisconsin カード分類検査は課題が十分に理解できず困難であった．
⑨トレイルメーキングテスト（TMT）；TMT-A 2分42秒，TMT-B 5分36秒

III 高次脳機能障害に関する所見のまとめ

1. 見当識障害
2. 注意障害（ワーキングメモリー）
3. 視空間認知障害
4. 遂行機能障害

IV 症状診断のポイントと鑑別

　本症例の特徴は，意欲や自発性に乏しく，多彩な認知障害を呈しており，一見，認知症や正常圧水頭症後の知的機能低下と似ているが，即時記憶は良好であり，遠隔記憶や一般知識も保たれていたこ

聴覚性言語学習検査（Auditory Verbal Learning Test）の活用[2]　　［診察メモ①］

聴覚的言語性記憶検査の一つで，被検者にその単語の自由再生を行うことにより，即時記憶容量を測定したり，学習曲線を示して，学習戦略あるいはその欠如を明らかにすることができる．具体的には，15個の単語（リストA）を聞かせて記銘させた後に，その単語の自由再生を行わせ，これも連続して5回繰り返す（それぞれ順に第1試行～第5試行とし，これを即時再生とする）．第5試行の後，リストAとは異なる15単語（リストB）の記銘と自由再生を1回のみ行い，その後再び，今度は15単語を呈示することなくリストAを自由再生させる（第6試行）．第6試行を遅延再生とし，これに引き続き，リストAの15単語を含む45単語を呈示し，リストAの中にあった単語か否かを答えさせる（再認）．さらに，30分後にリストの呈示なしにリストAを自由再生させ，これを第7施行（30分後再生）とする．

Frontal Assessment Battery（FAB）の活用[3, 4]　　［診察メモ②］

Frontal assessment battery（FAB）は前頭葉機能の諸要素を多面的にスクリーニングするためにDubois（2000）によって考案されたものである．本邦では著者の許諾を得て高木らが邦訳している．ベッドサイドで道具を必要とせず，5～10分程度でチェックできるので，臨床的に有用である．類似性（概念化），語の流暢性（心の柔軟性），運動系列（運動プログラミング），葛藤指示（干渉刺激に対する敏感性），GO-NO-GO課題（抑制コントロール），把握行動（環境に対する非影響性）などの6項目で構成されている．

言語流暢性検査（語列挙）の活用[5]　　［診察メモ③］

最もよく用いられる神経心理学的検査の一つであり，言語機能や前頭葉機能を反映するといわれる．動物，果物，乗り物など指示されたカテゴリーの単語をできるだけ多く述べる意味カテゴリー流暢性課題（category fluency test：CFT）と「し」「い」「れ」などの文字から始まる単語をできるだけ多く述べる文字流暢性課題（letter fluency test：LFT）がある．これらは，諸外国において前頭葉機能検査の一部に入れたり，認知症の診断や重症度をみる補助検査として使われている．

とから，全般的な認知機能低下とは言い難かった．また，適切な注意の分配や持続が困難であった．順唱が8桁に対して，逆唱は2桁と，大きく乖離し，日常生活においても複数の指示の同時処理が困難であったことからワーキングメモリー（➡［用語メモ］参照）の障害と思われた．加えて，日時や場所の見当識障害や近時記憶障害は認めたが，いずれも前向性健忘に由来すると思われた．

V 詳細な検討および経過

①ウェクスラー記憶検査（WMS-R）；言語性55，視覚性50未満，一般記憶50未満，注意・集中力87，遅延再生50未満．
言語性記憶，視覚性記憶ともに重度に障害されており，遅延再生も困難である．

②WAIS-R 成人知能検査；言語性IQ 89，動作性IQ 61，全IQ76
言語性課題が良好に保たれているのに対し，動作性課題の成績は不良である．特に構成能力の影響が強く出る積木模様や符号課題では，顕著な低下を認めた．

③遂行機能障害症候群の行動評価（BADS）は総プロフィール8点，標準得点51点，年齢補正した得点48点で遂行機能障害のレベルは「障害あり」に分類される．

ワーキングメモリー　　［用語メモ］

ワーキングメモリー（working memory）は，情報や記憶を一時的に保ちながら操作するための構造や過程を指す構成概念である．他の認知機能と相互作用を及ぼし合っている．作業記憶，作動記憶ともよばれる，

当初は意欲に乏しく，日常生活にも促しが必要であったため，起床後の整容・更衣を始め，訓練時間や病棟での自主訓練などを組みこみ，規則正しい日常生活が送れるように，計画表の作成とその実施を徹底させた．また，リアルオリエンテーション訓練やattention process training[6]を実施したところ，注意障害の軽減を含む全般的な精神機能の改善がみられた．退院時にはMMSは26/30，レーヴン色彩マトリックス検査は30/36，WAIS-Rは言語性IQ 105，動作性IQ 69，全IQ 89となった．しかし，遂行機能障害や見当識障害は重度で，訓練が日常生活に汎化されなかった．家族による監視の下，8週後に自宅へ退院となった．

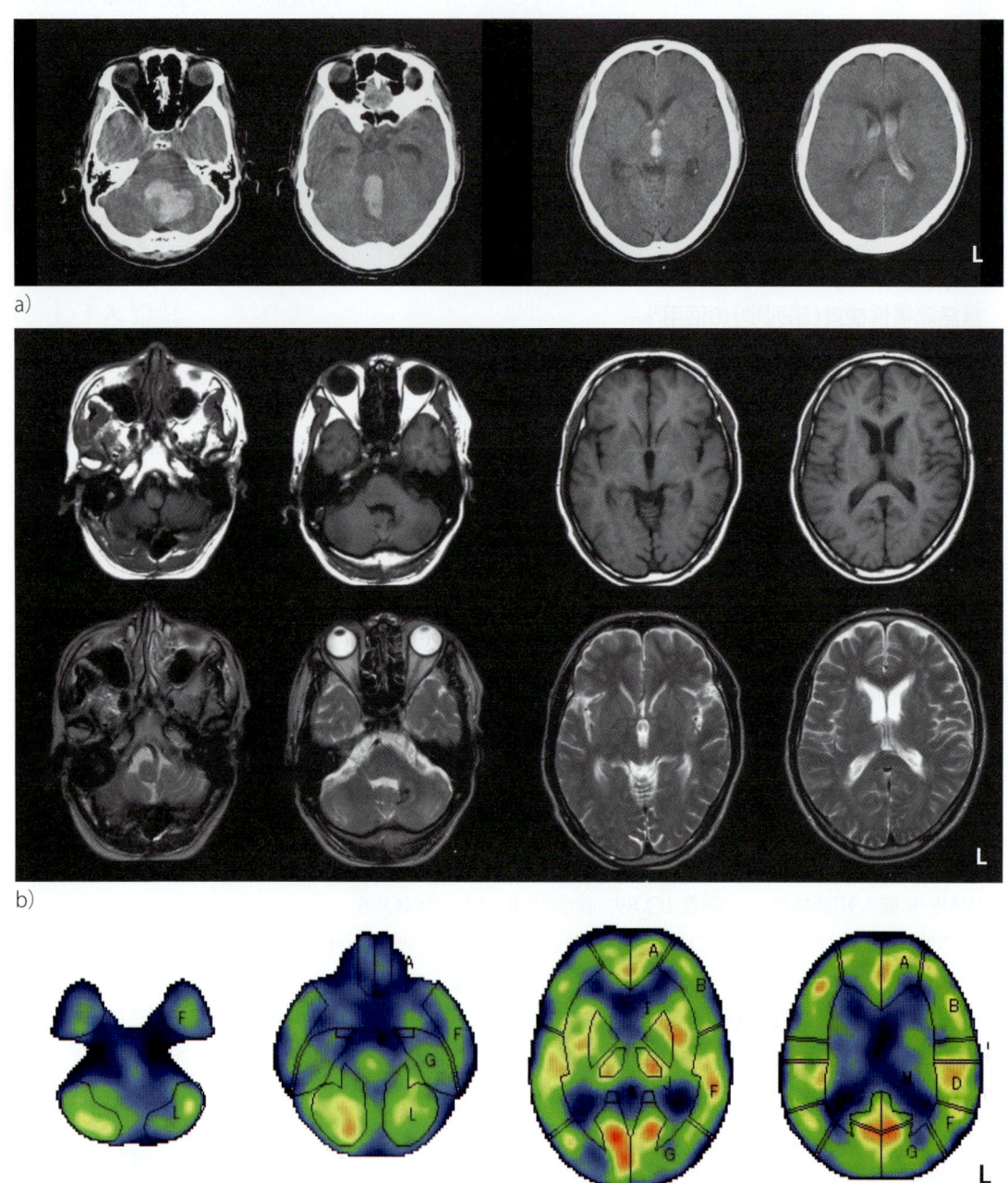

図43-1　頭部の a)発症時のCT，b)発症2ヵ月後のMRI(上段：T1強調画像，下段：T2強調画像)，c)発症2ヵ月後のSPECT

Ⅵ 症状と病巣の関係

主として前頭葉を中心とした大脳皮質の機能低下が示唆された．発症時のCTでは小脳虫部から半球にかけて血腫を認める（図43-1a）．2ヵ月後のMRIでは同部位に限局した陳旧性の出血巣を認めるが（図43-1b），SPECTでは大脳半球に及ぶ広範な局所脳血流低下を認めた（図43-1c）．すなわち，本症例でみられた大脳皮質症状は，テント下病変によって二次的に生じた機能低下であると考えられた．

Ⅶ 本例から学ぶ診察のポイント

従来，小脳は運動制御のための神経機構であるといわれてきたが，最近は，小脳が言語や記憶など認知機能に関与することが明らかになっている．すなわち，小脳病変で，言語障害や視空間認知の障害，遂行機能障害，感情の変動などがみられることがある．この病態は，cerebellar cognitive affective syndrome（CCAS）と呼ばれており，小脳と大脳皮質の間の神経回路の損傷によって生じると推定されている．CCASの20例を報告したSchmahmannら[7]によれば，CCASは小脳の障害で生じるが，なかでも認知・行動障害は小脳後方領域の損傷でより強く，感情障害は虫部と関連があると述べている．その機序として，大脳皮質と小脳の間の神経回路の損傷によって運動制御と同様に行動の制御も障害されると考えられている．小脳は大脳連合野，特に前頭葉背外側部との線維連絡という解剖学的知見があり[8]，視床を介する求心性線維は運動野のみならず前頭前野背外側部（area 46）へも投射する．本症例のSPECTでは血腫を認めた小脳虫部から半球だけでなく，反対側の大脳皮質に広範な局所脳血流の低下を認めた．小脳は大脳半球と密接に関連し，そのネットワークに障害がみられた場合にCCASをはじめとする多彩な高次脳機能障害が生じる可能性がある．

【参考文献】

1) 大沢愛子，前島伸一郎．小脳を中心としたテント下病変の高次脳機能．高次脳機能研究．2008; 28: 192-205.
2) 大沢愛子，前島伸一郎，種村 純，他．もの忘れ外来を受診した高齢者の言語性記憶に関する研究．高次脳機能研究．2006; 26: 320-6.
3) Dubois B, Slachevsky A, Litvan I, et al. The FAB: A frontal assessment battery at the bedside. Neurology. 2000; 55: 1621-6.
4) 高木理恵子，梶本賀義，神吉しづか，他．前頭葉簡易機能検査（FAB）—パーキンソン病における検討—．脳神経．2002; 54: 887-902.
5) 大沢愛子，前島伸一郎，種村 純，他．"もの忘れ外来"における認知症と言語流暢性課題．高次脳機能研究．2006; 3: 327-33.
6) Sohlberg MM, Mateer CA. Effectiveness of an attention-training program. J Clin Exp Neuropsychol. 1987; 9: 117-30.
7) Schmahmann JD, Sheman JC. The cerebellar cognitive affective syndrome. Brain. 1998; 121: 561-79.
8) Middleton FA, Strick PL. Anatomical evidence for cerebellar and basal ganglia involvement in higher cognitive function. Science. 1994; 266: 458-61.

〈大沢愛子，前島伸一郎〉

和文索引

あ

アルツハイマー病　38, 61, 134
アルツハイマー病評価尺度
　　（ADAS）　62

い

異書性失書　149, 151, 181
意図の抗争　237
意味記憶　70, 82
意味記憶障害　195
　　――，人物の　85
　　――，物品の　84
意味性認知症　82

う

ウィスコンシンカード分類検査
　　（WCST）　22, 228
ウェクスラー記憶検査
　　（WMS-R）　27, 77
運動維持困難　214
運動開始困難　236
運動性失書　151
運動プログラミング　260
運筆　17

え

エピソード記憶　68〜70, 82
遠隔記憶　70
遠隔機能障害　219
縁上回　54, 158, 172

お

重さ（の感覚）　90
音韻性錯語　5, 49, 141

か

海馬傍皮質　224
角回　54, 139, 158, 172
　　――症候群　58
角回性失読失書　183

学習効果　62, 64
学習障害
　　――，人名の　80
下視床脚　224
仮名の純粋失読　184
仮名ひろいテスト　21
喚語困難　49, 227
喚語障害　7, 16
漢字に著明な純粋失読　184, 200
漢字の失読失書　184
漢字の文字想起障害　58
観念運動性失行　50, 173
　　――，左手の　236, 247
観念性失行　50, 173

き

記憶
　　――の分類　68, 82
　　――，意味　70, 82
　　――，エピソード　68〜70, 82
　　――，遠隔　70
　　――，逆向性　232
　　――，近時　69
　　――，自伝的　70
　　――，即時　231
　　――，陳述　82
　　――，手続き　71, 82
偽性アテトーゼ　128
吃音　236
拮抗失行　237
基本的体性感覚　90
逆向性記憶　232
逆向性健忘　26, 31
逆唱　129, 131
ギャンブリング課題　251
　　――，アイオワ　22
強迫性障害　41
強迫的言語応答　37
極動脈　217
近時記憶　69
近時記憶障害　61

く

九九　162
くも膜下出血　25, 31

け

計算障害　136
計算手続き　162
言語機能マッピング　76
言語性近時記憶障害　200
言語性即時記憶障害　149, 200
言語流暢性検査　265
幻視　205
健忘
　　――，逆向性　26, 31
　　――，前向性　26, 31, 231, 232
　　――，前脳基底部　26, 31
健忘失語　57
健忘症候群　26
健忘症状　68

こ

交叉性触点定位　247
構成失行　130
構成障害　130
　　――，右手の　236, 247
抗てんかん薬　79
行動性無視検査（BIT）　108
行動の自動性と意図　36
後頭葉顔領域　211
硬膜下電極　76
後脈絡叢動脈　218
交連線維　248
語音認知障害　54
語義失語　85
語性錯語　49
語性錯書　52
語長効果　183, 201
古典的失行　173
固有名詞　80

さ

錯語
　　——，音韻性　　5, 49, 141
　　——，語性　　49
　　——，錯文法性　　143
錯書　　135
　　——，語性　　52
　　——，字性　　52
　　——，類音的　　85
錯読
　　——，類音的　　85
錯文法性錯語　　143
作話　　26
左方探索能力　　111
左右失認　　136
算術的事実　　162

し

視運動性失調　　96
視覚　　127
視覚失調　　114
視覚性運動失調　　103
視覚性失語　　192
視覚性失認　　192
　　——，知覚型　　192
　　——，統覚型　　192
　　——，統合型　　192
　　——，連合型　　192
視覚性注意障害　　95〜97
視覚性物体失認　　193
視覚性模索　　33
時間的勾配　　70
色彩失認　　209, 211
視空間認知機能　　263
視空間認知障害　　96, 132, 262
自己修正　　143
視床結節動脈　　217
視床膝状体動脈　　218
視床前核　　223
視床の血管支配　　217
視床の構造　　217
字性錯書　　52
肢節運動失行　　128, 173
持続性注意障害　　22

失語　　226
　　——，健忘　　57
　　——，語義　　83
　　——，視覚性　　192
　　——，失名辞　　51, 57
　　——，深層　　143
　　——，線条体　　229
　　——，超皮質性感覚　　51
　　——，伝導　　51, 144
　　——，被殻　　229
失行
　　——，観念運動性　　50, 173
　　——，観念性　　50, 173
　　——，拮抗　　237
　　——，構成　　130
　　——，肢節運動　　128, 173
失構音　　3, 7, 16
失行性失書　　151
失語症　　226, 230
　　——分類　　10
失算　　103, 162
　　——，左手の　　247
失書　　136
　　——，異書性　　149, 151, 181
　　——，運動性　　151
　　——，失行性　　151
　　——，純粋　　16, 102, 182
　　——，左手の　　236, 247
失読
　　——，失認性　　193
　　——，純粋　　182, 201, 202
　　——，深層　　85
　　——，全　　200
　　——，表層　　85
失読失書　　60, 149, 182
　　——，角回性　　183
　　——，漢字の　　184
　　——，側頭葉後下部型の　　184
失認　　192
失認性失読　　193
失名辞失語　　51, 57
自伝的記憶　　70
自動性意図性乖離　　143
四分盲　　209
熟知相貌　　208
手指失認　　136

純粋語聾　　44
純粋失演算　　165
純粋失構音　　2
純粋失書　　16, 102, 182
純粋失読　　182, 201, 202
　　——，仮名の　　184
　　——，漢字に著明な　　184, 200
　　——，後頭葉後部型　　202
　　——，紡錘状回型　　202
　　——，脳梁膨大部型　　201
消去現象　　91
小脳　　267
書字障害　　7, 16
書字の神経機構　　17
触覚性呼称障害
　　——，左手の　　247
触覚による形の認知　　91
触覚による局在　　90
触覚による物体識別および呼称　　91
触覚読み　　247
初頭効果　　64
人格変化　　22
親近性効果　　62, 64
信号変換　　162
新造語　　49
深層失語　　143
深層失読　　85
身体に対する半側無視　　115
心的イメージ　　137
深部感覚　　169
人物の意味記憶障害　　85
人名の学習障害　　80

す

遂行機能障害　　61
遂行機能障害症候群の行動評価（BADS）　　22, 251, 261
数学的概念　　162
数学的規則　　162
数字の概念　　135

せ

接近行為　　143
セット変換障害　　262
前向性健忘　　26, 31, 231, 232

前交通動脈瘤	26, 30	
前視床脚	224	
全失読	200	
線条体	228	
線条体失語	229	
前大脳動脈	240	
前頭前野	223	
前頭側頭型認知症	38	
前頭側頭葉変性症	38, 39	
前頭頂間溝	106	
前頭葉機能	263	
前頭葉機能障害	226, 230, 262	
前脳基底部	30	
前脳基底部健忘	26, 31	
全般性注意の低下	258	
線分二等分試験（検査）	94, 111, 114	
線分抹消試験	113	

そ

相貌失認	185, 193, 211
即時記憶	231
即時記憶障害	155
側頭葉後下部型の失読失書	184
側頭葉内側面	68, 73, 74
素材の認知	90
ソマティックマーカー仮説	23

た

体性感覚	90
――由来の拙劣化	128
体性感覚障害	127
体性感覚誘発電位（SEP）	92
大脳基底核	228
大脳性色覚障害	192
大脳性の拙劣症	128
タキストスコープ	246
タップテスト	258, 262
多発性硬化症	127
単純ヘルペス脳炎	68

ち

知覚型視覚性失認	192
逐字読み	181
地誌的失見当	174, 185, 186
知能	71

注意障害	233, 264
――，視覚性	99〜101
――，持続性	22
中心回領域	126
中心後回	92, 127
――におけるヒエラルキー	93
中心前回	5, 127
中側頭回	54
聴覚性言語学習検査（AVLT）	265
聴覚性検出課題	252
聴覚性失認	44
聴覚的言語把持検査	50
聴覚誘発磁界	46
超皮質性感覚失語	51
陳述記憶	82

つ

つかむ動作	103
積木	131

て

手続き記憶	71, 82
伝導失語	51, 144

と

統覚型視覚性失認	192
道具の強迫的使用	34
統合型視覚性失認	192
同時失認	94, 97
――，腹側型	209, 211
同側性本能性把握反応	34, 218
到達運動	170, 173
頭頂間溝	99
頭頂葉	99
特発性正常圧水頭症	258
同名性半盲	56
時計描画	94, 95
トレイルメーキングテスト（TMT）	21, 256, 260

な

内側側頭葉てんかん	79
内側頭頂間溝	106
なぞり読み	182, 200

に

日常生活場面・訓練場面での評価	109
二点識別覚	90, 169
乳頭体視床路	223
乳頭体損傷	233
認知症	131
――，意味性	82
――，前頭側頭型	38

の

脳弓損傷	233
脳磁図	46
脳動脈瘤クリッピング術	25
脳梁	239, 249
脳梁離断症状（症候）	236, 246, 247
脳梁縁動脈	240
脳梁周動脈	237, 240
脳梁前部症候群	242
脳梁膨大部	248

は

把握障害	103
把握反射	34
背側経路	132
背背側の流れ	105, 195
半身パラフレニー	206
半側空間無視	94〜96, 108, 112, 113, 117, 204, 205
半側身体失認	115, 116
半側（空間）不注意	226, 230

ひ

被影響性の亢進	39
被殻	228, 230
被殻失語	229
皮質基底核変性症	134
皮質電気刺激	77
皮質盲	203, 204
皮質聾	44
左角回〜後頭葉	18
左上頭頂小葉	17
左側頭葉外側	74
左側頭葉後下部	18

左側頭葉前部	79	片麻痺		モントリオール簡易認知機能	
左中前頭回後部	17	——に対する病態失認		検査（MoCA）	153, 154
筆順障害	17		114, 116		
びまん性軸索損傷	254	——否認	204	**ゆ・よ**	
描画試験	111	——無関心	204	指分離能力	127
表在感覚	169	——無認知	204	葉性萎縮	85
病識の欠如	258	**ほ**		要素的症状	9
病識の低下	262			抑制障害	22, 226
標準高次視知覚検査（VPTA）		紡錘状回顔領域	211	**り**	
	57, 209	傍正中動脈	218		
標準失語症検査（SLTA）		母指探し試験	125	離断理論	244
	51, 83, 143, 226	保続	204, 258	立方体の模写	256, 259
標準注意検査法（CAT）	20	本能性把握反応	34	リバーミード行動記憶検査	
表層失読	85			（RBMT）	21, 157
病巣対側上肢に対する認識	117	**ま**		流暢性発話	51
病巣対側身体に対する認識	109	街並失認		利用行動	214, 215
病態失認	204		177, 186, 187, 193, 211	両耳聴検査	236
病態否認	206	抹消試験（検査）	94, 95, 110	両耳分離聴検査	247
病的把握現象	33, 34	**み**		両手間抗争	236
ふ		見かけ上の消去現象	236	**る**	
複合感覚	169	右側頭葉前部	79	類音的錯書	85
複合的体性感覚	90	道順障害	175〜177, 186	類音的錯読	85
腹側型同時失認	209, 211	未知相貌	208	**れ・わ**	
腹側経路	132	**も**		レーヴン色彩マトリックス検査	
腹側の流れ	105, 194	文字数効果	183, 201	（RCPM）	50, 227
腹背側の流れ	105, 194	文字想起障害	58	連合型視覚性失認	192
符号課題	157	模写	130	ワーキングメモリー	225, 265
物品の意味記憶障害	84	模写試験	110		
へ		もの忘れ	81		
ベントン視覚記銘検査（BVRT）		模倣行動	37〜39		
	129				

欧文索引

A

allographic agraphia　151
Alzheimer's Disease Assessment
　Scale（ADAS）　62
anosognosia　204
Anton 症候群　204, 205
apraxic agraphia　151
asymptomatic ventriculomegaly
　with features of iNPH on MRI
　（AVIM）　263
ataxie optique　103, 125
Auditory Verbal Learning Test
　（AVLT）　265
Autobiographical Memory
　Interview（AMI）　28
automatico-voluntary
　dissociation　143

B

Barré 徴候　169
Behavioural Assessment of the
　Dysexecutive Syndrome
　（BADS）　22, 64, 251, 261
Behavioural Inattention Test
　（BIT）　108
BIT 通常検査　108
　——の結果の解釈　110
Broca 失語　9, 11
Brodmann 野
　——1 野　92
　——2 野　92
　——3 野　92

C

cerebellar cognitive affective
　syndrome（CCAS）　267
Clinical Assessment for Attention
　（CAT）　20
closing-in 現象　129, 131
conduite d'approche　143

counting-backward test　260
Creutzfeldt-Jakob 病　134

D

Delay-Brion 系　223
diaschisis　219
Digit Symbol-Coding　157

E

Eckman　210
Exner の書字中枢　16

F

Frontal Assessment Battery
　（FAB）　228, 256, 265
frontotemporal dementia（FTD）
　　38
frontotemporal lobar
　degeneration（FTLD）　38, 39
fusiform face area（FFA）　211

G

Galveston Orientation and
　Amnesia Test（GOAT）　250
Gerstmann 症候群
　　136, 137, 149, 155
global alexia　200
grasp reflex　34

I・J

idiopathic normal pressure
　hydrocephalus（iNPH）
　　258, 261
instinctive grasp reaction　34
ipsilateral instinctive grasp
　reaction　34, 218
Judgment of Line Orientation
　（JLO）　98

L

letter-by-letter reading　181

Luria の fist-edge-palm　260
Luria の論理文法的構造　164

M・N

Montreal Cognitive Assessment
　（MoCA）　153, 154
motor impersistence　214
numb clumsy hands　127

O

occipital face area（OFA）　211
optische Ataxie　103, 125

P

Papez 回路　223, 233
paramedian artery　218
paraphrasing　143
pathological grasping
　phenomena　34
piecemeal approach　130
Pointing Span Test　50
polar artery　217
posterior choroidal artery　218
posterior cortical atrophy　134
preshaping　170, 173

R

RBMT　21, 157
Rey 聴覚性言語学習検査
　（RAVLT）　28, 62
Rey 複雑図形検査
　　22, 28, 62, 69, 95

S

semantic dementia（SD）　82
semantic hub　87
sensory evoked potential（SEP）
　　92
Standard Language Test of
　Aphasia（SLTA）
　　51, 83, 143, 226

stimulus-bound behavior	39	
strategic infarction	224	
Symbol Digit Modalities Test（SDMT）	96, 252	

T

thalamogeniculate artery	218
TMT	260
tuberothalamic artery	217

U・V

useless hand syndrome	127
utilization behavior	35, 214, 215
visual groping	33
Visual Perception Test for Agnosia（VPTA）	57, 209

W

WAB 失語症検査	8, 13, 57
WAIS-III 成人知能検査	77
WAIS-R 成人知能検査	77, 261
Wernicke 領域	54
Wisconsin Card Sorting Test（WCST）	22, 228
WMS-R	27, 77

症例で学ぶ高次脳機能障害	
―病巣部位からのアプローチ―	ⓒ

発　行	2014 年 9 月 30 日　初版 1 刷
	2015 年 7 月 25 日　初版 2 刷
編著者	鈴　木　匡　子
発行者	株式会社　　中外医学社
	代表取締役　　青　木　　滋
	〒162-0805　東京都新宿区矢来町 62
	電　話　　03-3268-2701（代）
	振替口座　　00190-1-98814 番

印刷・製本／三和印刷　　　　　＜HI・KN＞
ISBN978-4-498-22822-1　　　Printed in Japan

JCOPY　＜(社)出版者著作権管理機構　委託出版物＞

本書の無断複写は著作権法上での例外を除き禁じられています．
複写される場合は，そのつど事前に，(社)出版者著作権管理機構
（電話 03-3513-6969，FAX 03-3513-6979，e-mail: info@jcopy.
or.jp）の許諾を得てください．